Tu cerebro tiene hambre

5 grandes cambios que te ayudarán a perder grasa y ganar salud

Dra. Marián García

Boticaria García

Tu cerebro tiene hambre

5 grandes cambios que te ayudarán a perder grasa y ganar salud

Con prólogo del doctor Javier Butragueño

Planeta

Av. Diagonal, 662-664, 08034 Barcelona
www.planetadelibros.com

Ilustraciones de interior: © Dímeloengráfico, © Freepik
Diseño de interior y maquetación: Dímeloengráfico

Primera edición: enero de 2024
Segunda impresión: febrero de 2024
Depósito legal: B. 20.581-2023
ISBN: 978-84-08-28233-4
Preimpresión: Realización Planeta
Impresión: Egedsa
Printed in Spain – Impreso en España

PEFC Certificado
Este libro procede de bosques gestionados de forma sostenible
PEFC
PEFC/14-38-00305
www.pefc.es

A Irene, por hacer TRIS
y aparecer a mi lado.

Índice

Prólogo

La primera vez que vi a Marián fue en el Congreso Nacional de la Sociedad Española para el Estudio de la Obesidad (SEEDO) de 2022. En pocos segundos, y aunque no estaba pasando por mi mejor momento personal, percibí y sentí la extraordinaria energía que irradiaba cuando iba de un lado a otro; una personalidad que deslumbra con una misión clara: explicar de manera sencilla lo difícil.

Allí estaban reunidos los mejores investigadores y clínicos del ámbito de la obesidad, pero en este vasto universo de la ciencia, la medicina y la salud, hay personas que tienen el don de convertir conceptos complejos en historias apasionantes y cautivadoras que resuenan en la sociedad de manera mucho más amable y sencilla. Marián, más conocida como Boticaria García, es uno de esos seres excepcionales que pueden conseguirlo, y creo que así lo ha conseguido en este libro. Farmacéutica, nutricionista y divulgadora científica, es capaz de sumergirte en un viaje educativo apasionante, experimentando un aprendizaje que va más allá de los sentidos. Su capacidad para despertar la curiosidad y hacer del conocimiento científico un deleite es un talento que pocos tienen.

Su innato deseo de conectar con los demás y su habilidad para simplificar ideas utilizando metáforas y dichos populares la convierten en una especie de cuentacuentos moderno que te envuelve y del que siempre quieres escuchar más. Estoy convencido de que, cuando vayáis leyendo poco a poco el libro, entenderéis por qué digo esto.

En esta era de sobrecarga informativa, sobre todo en el ámbito de la salud, figuras como Boticaria son vitales. Es su luz, su forma de escribir y de expresarse la que guía entre la confusión, ofreciendo claridad y encendiendo en nosotros una chispa de genuina voluntad por aprender y hacer crecer nuestro conocimiento. Porque, más allá de ser una gran divulgadora, Boticaria es una inspiración para el universo científico y educativo, capaz de transformar nuestra percepción de la ciencia y mostrar que con carisma y pasión puedes revolucionar la manera de compartir la información científica.

Con cada capítulo deja una huella profunda, moviendo a la gente a mirar el mundo con ojos más críticos y más amables, y con ganas de aumentar su nivel de educación en salud. Ella entiende lo esencial: educar no es solo transmitir datos, sino encender una chispa interna. Busca que cada persona se enamore del maravilloso proceso de leer y aprender y, especialmente, de entender el fascinante mundo que habita en nuestro interior. Desde las señales que nos manda el cerebro hasta los miles de bichitos que conviven en nuestro intestino, desde el adipocito incomprendido al músculo olvidado, desde la importancia del sueño al avance de la farmacología para la obesidad. La verdad es que no deja un cabo suelto en este libro, que toca con maestría mitos, polémicas, *fake news* sobre el sobrepeso, la obesidad y la salud, y que, además, nos ofrece herramientas que podemos aplicar desde el primer capítulo.

La magia con la que ha escrito este libro no se limita a lo que sabe, sino a cómo lo comparte y lo expresa. Es esa conexión humana lo que transforma la ciencia en una historia viva, una aventura abierta a todos y para todos. Un viaje divertido y reflexivo que comienza con la curiosidad y termina en el profundo entendimiento de nuestros sistemas. Este libro no solo nos ayudará a descubrirnos a nosotros mismos, sino que nos mostrará que tenemos una gran responsabilidad para mejorar nuestro estado de salud.

En este libro no solo te toparás con ciencia jugosa y bien sazonada, sino que te embarcarás en un viaje digno de un relato de aventuras..., pero sin necesidad de sombrero ni látigo, y con la siempre chispeante Boticaria García como tu guía. Presta atención o podrías terminar pensando más en tus neuronas hambrientas que en la cena. Es probable que, en cada página de *Tu cerebro tiene hambre,* sueltes una carcajada mientras absorbes datos fascinantes. ¡Prepárate para reír, aprender y quizá tener una poca (o mucha) hambre cerebral!

Doctor Javier Butragueño
Coordinador del grupo de ejercicio
y obesidad de la Sociedad Española
de Obesidad (SEEDO)

Introducción

Seamos sinceros: todo el mundo sabe que el brócoli es bueno y que las palmeras de chocolate son primas hermanas de Satanás. La teoría sobre lo que debemos hacer para *adelgazar* la tenemos todos clara. Pero ¿qué pasa con la práctica? ¿Por qué para algunos perder peso es misión imposible?

Durante años nos han vendido que todo se soluciona haciendo algo tan simple como comer menos y movernos más. Por aquello de las *gallinas que entran por las que salen*. Según esta teoría, el que no *adelgaza* es porque no quiere. Porque no tiene fuerza de voluntad.

Y un jamón.

La realidad es que no eres tú, son tus adipocitos, que viven inflamados, y tu microbiota, que anda revolucionada. Lo que nadie te cuenta es que la verdadera razón por la que es tan difícil perder peso y, sobre todo, mantenerlo, es que tu cerebro tiene hambre, tus músculos están tristes y, por si fuera poco, en lugar de alcohol, que nos cantaba Ramoncín, lo que corre por tus venas son litros de cortisol, la hormona del estrés.

Los verdaderos culpables de que cada vez nos cueste más transformar nuestro cuerpo en un lugar más amable (y duradero) donde vivir son estos jinetes del apocalipsis —tus adipocitos, tu microbiota, tu cerebro hambriento, tus músculos mustios, tus genes, el cortisol a raudales y otros acólitos que ya iremos conociendo—, y no solo la falta de voluntad para clavarte medio paquete de galletas Príncipe a media tarde.

El problema es que es muy difícil arreglar algo si no sabemos cómo funciona. Se habla mucho, por ejemplo, del eje intestino-cerebro, pero siempre nos olvidamos de invitar a la fiesta al tercero en discordia: el músculo, que, así, entre nosotros, es el *new black*. En estas páginas, entre otras cosas, vas a encontrar el motivo definitivo para ponerte las zapatillas, porque la Santísima Trinidad de nuestra salud es el eje intestino-cerebro-músculo. Y es que recientemente se ha descubierto que los músculos no solo nos sirven para *quemar grasa* y para estar *buenorros,* sino que también son los encargados de producir *superquinas,* la mejor medicina natural que existe. Lo malo es que las superquinas no están a la venta, hay que ganárselas. Pero no adelantemos acontecimientos.

En este libro vamos a desentrañar todos estos misterios (y más) y a aprender las mejores estrategias basadas en la evidencia científica para perder grasa y ganar años —y calidad— de vida.

En primer lugar, conoceremos a los protagonistas de nuestra mente, «tripas» y músculo, y daremos respuesta a las preguntas del millón: ¿qué podemos hacer frente al hambre emocional?, ¿son para mí los medicamentos para la obesidad que triunfan en TikTok?, ¿cuáles son *los pilares de la dieta*?, ¿qué ejercicios podemos hacer, a ser posible, sin salir de casa, para cambiar el cortisol que corre por nuestras venas por las codiciadas superquinas?, ¿podemos desafiar nuestros genes o algunos tenemos el michelín preinstalado desde la cuna?

Una vez hechas las presentaciones, abriremos la caja de herramientas para explicar, paso a paso, qué pequeños cambios podemos introducir hoy mismo para conseguir —¡y mantener!— un peso saludable y una forma física que ya quisieran muchos *crossfiteros* de fotito diaria en Instagram.

Pero, antes de empezar, cambiemos el chip: la dieta, en realidad, fue un invento genial de los griegos.

La palabra *dieta* viene del latín *diaeta,* y esta, a su vez, del griego *díaita* (δίαιτα), que significa 'modo de vivir' o 'régimen de vida'. Aunque parezca un término acuñado por Jane Fonda, Hipócrates ya usaba el concepto *dieta* con sus pacientes unos cuatrocientos años antes de que naciera Jesucristo. Y lo hacía considerando la alimentación y la actividad física como algo inseparable.

Para los griegos, la palabra *dieta* no simbolizaba una lista de alimentos prohibidos y recomendados, ni una aplicación móvil donde la comida se clasifica como un semáforo. La dieta, para los griegos, era simple y llanamente un estilo de vida que debía enfocarse a mejorar la salud física y mental, sin tanta floritura ni tanto suplemento milagroso. Los romanos también le dieron alguna vuelta al asunto y acuñaron el famoso *mens sana in corpore sano.*

Pero de los griegos y los romanos hoy solo nos quedan las ruinas. Literalmente.

¿Qué ha ocurrido para que en estos 2.500 años hayamos ido simplificando el mensaje hasta que algunos gurús afirmen, sin despeinarse, que la clave para transformar nuestro cuerpo reside en cosas tan anecdóticas como enchufarse un chupito de vinagre antes de la comida, comer alcachofas para *depurarnos* o beber *kombucha* como si no hubiera un mañana?

Ante tal reduccionismo, creo que a Hipócrates le hubiera entrado la risa floja.

La realidad es que en estos 2.500 años nuestro mundo ha cambiado mucho.

Los griegos no tenían Burger King ni Glovo para recibir la comida en casa sin despegarse del sofá. Los romanos no tenían Instagram, ni *tablets,* ni Netflix para pasarse la tarde, también en casa, sin despegarse del sofá. Y tampoco tenían un porcentaje tan alto de trabajos sedentarios ni teletrabajo para pasarse el día, también en casa, sin despegarse de la silla. En nuestra sociedad, en cambio, triunfa la dieta del sedentarismo y la comida ultraprocesada. Poco movimiento y mucha comida rápida. Gran paradoja.

El problema es que nos estamos volviendo caseros, como los flanes. Y, también como los flanes, nos estamos volviendo *flojos* por dentro.

De aquellas sabias enseñanzas griegas sobre la dieta nos queda ya lo mismo que del Partenón de Atenas: las ruinas. Así que, en homenaje a Hipócrates (y un poquito a Ken Follett), vamos a construir, con los últimos avances científicos en mano, nuestro Partenón de la salud sostenido por *los pilares de la dieta.*

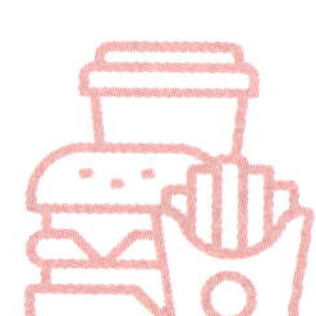

El Partenón de la salud

Nuestro Partenón particular consta de cinco partes, que representan los cinco ámbitos de nuestra vida y nuestro cuerpo sobre los que podemos actuar para vernos y, sobre todo, encontrarnos mejor.

Sin que sirva de precedente, empecemos esta casa por el tejado:

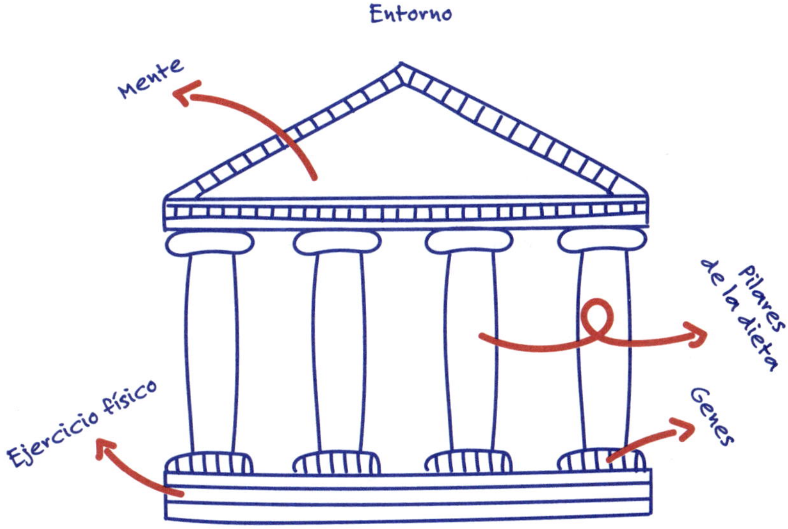

* **Frontón.** El frontón del Partenón, la parte superior, corresponde a la mente. Nuestro cerebro es el órgano que gestiona el hambre emocional y otros factores que afectan a la obesidad y al sobrepeso, como el estrés o el sueño. En el capítulo uno no solo meteremos mano a todos estos factores, sino que también explicaremos trece herramientas para gestionarlos, sin dejar de meternos en ningún charco. Desde explicar la ciencia que hay detrás del *mindful eating*

hasta aclarar qué son y qué no son los nuevos fármacos para el tratamiento de la obesidad que tienen a las Kardashian rendidas a sus pies.

- **Pilares.** Este frontón se sostiene sobre *los pilares de la dieta,* una nueva propuesta de intervención nutricional *made in Boticaria* con formato sueco y sabor mediterráneo. Irresistible. La encontrarás en el capítulo 2 junto con *el semáforo de las dietas,* para que podamos diferenciar entre las dietas que sí, las dietas que no y las dietas que, como la canción, *depende.*
- **Base.** Estos pilares de la dieta se elevan sobre la base del Partenón y de este templo que es nuestro cuerpo: la actividad física. En el capítulo 3, gracias a la colaboración del doctor Javier Butragueño, encontrarás el Tris, el Tras y el Cucú-tras. Una sencilla propuesta de ejercicios aeróbicos y de fuerza para empezar a dar cariño a tus músculos y que no estén tan tristes. Y sin moverte del salón de tu casa.
- **Piedra.** Por mucho que nos esmeremos con la estructura, el material también importa, y la piedra con la que está construido nuestro Partenón es ni más ni menos que nuestra genética. Suele decirse, con razón, que la genética carga el arma, pero los hábitos aprietan el gatillo. Por eso, en el capítulo 4, hablaremos de epigenética y de cómo el entorno afecta a nuestros genes. También nos pondremos la bata de laboratorio para entender qué es eso de la nutrición personalizada.
- **Acrópolis.** Por último, si el Partenón representa nuestra estructura interna, la acrópolis que lo rodea sería el entorno en el que vivimos y sobre el cual podemos ejercer una influencia limitada. En el capítulo 5 explicaremos *cómo*

hemos cambiado y por qué en este mundo moderno es más necesario que nunca reforzar nuestro Partenón.

Un poquito de mitología

El Partenón de Atenas es un templo griego dedicado a Atenea, diosa de la sabiduría, de la razón, de la justicia, de la inteligencia, de la estrategia, de la ciencia... y sí, también de la guerra. La diferencia es que, mientras el dios *masculino* de la guerra, Ares, tenía un temperamento terrible —era explosivo, bruto, violento, agresivo y amante del conflicto—, Atenea dirigía todas las batallas de manera inteligente y ordenada.

Y ahí está la clave. Queramos o no, vivimos bajo una continua amenaza. El mundo se ha convertido en un lugar hostil para mantener la paz en nuestro cuerpo. Ni las ciudades, ni los horarios, ni los supermercados, ni la publicidad..., ¡ni siquiera muchas de las dietas que nos recomiendan!, están diseñados para proteger nuestra salud metabólica y nuestra salud mental.

Nuestro entorno, gobernado por Ares, nos reta con batallas diarias contra las que debemos lidiar para mantenernos sanos. Por eso necesitamos a una patrona como Atenea, diosa de nuestro Partenón, que sepa luchar contra la adversidad de manera inteligente, ordenada y con una estrategia basada en la ciencia.

1.

Tu cerebro tiene **HAMBRE**

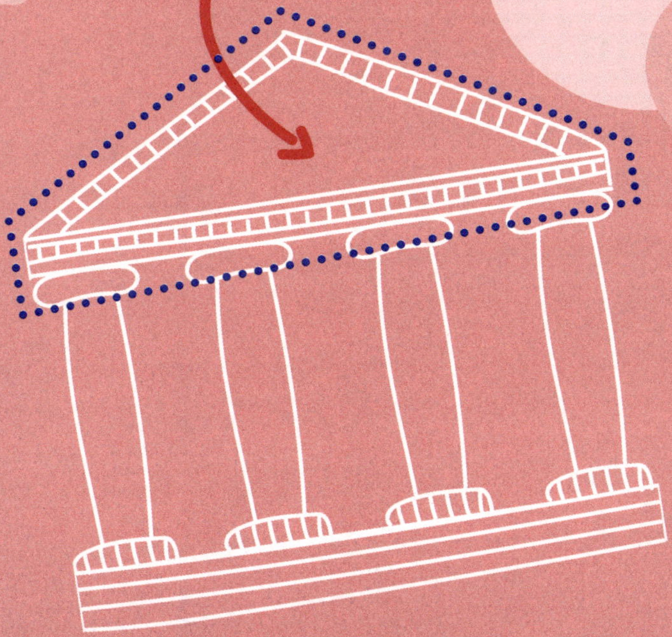

Todos sabemos que mantener un peso saludable es algo mucho más fácil de decir que de hacer, y que hay que luchar contra enemigos poderosos, como los antojos de chocolate a horas intempestivas, los hábitos enquistados, la falta de tiempo para hacer ese estofado de tofu con kale que has visto en Instagram o la insoportable presión social. Además, la ciencia se ha puesto manos a la obra para estudiar qué cambios podemos introducir para tener más éxito y ha llegado a una conclusión clara: esto de la dieta saludable no es café para todos. Es hora de quemar en la hoguera la prehistórica *dieta del cajón*.

¿Por dónde empezamos entonces? Tan importante como entrenar los músculos es entrenar el cerebro.

Así que, en primer lugar, comenzamos por el autoconocimiento. Y no me refiero al autoconocimiento barato que rezuman las frases inspiradoras de los gurús del *coaching,* sino al autoconocimiento psicológico ¡y también fisiológico! No queda otra, tenemos que sacar la lupa para ver cómo funciona nuestro cerebro por dentro. Es importante entender cómo se cocinan nuestras emociones y poner cara y nombre a las hormonas, como el cortisol, y a sus primos segundos, los neurotransmisores, como la dopamina. Solo así podremos ser más conscientes de lo que nos está pasando por dentro y tomar el control.

Recuerda: no hay un único camino hacia el éxito, pero este capítulo te ayudará a entender por qué tienes hambre y qué puedes hacer para controlarla. En definitiva, te ayudará a tener una mejor relación con la comida, que es la gran asignatura pendiente.

Érase una vez el cerebro: explicación para un niño de diez años

Imaginemos un coche, como el coche fantástico, que funciona de manera autónoma con un piloto automático. Cuando va quedando poca gasolina, desde el depósito se envía una señal y el piloto automático para a repostar, llena el tanque y continúa su camino. Hasta que no vuelvan a bajar las reservas y el piloto automático vuelva a recibir la señal desde el depósito, el coche no volverá a repostar.

Imaginemos ahora que en ese coche gobernado por el piloto automático viaja también un copiloto caprichoso, enganchado a los bocatas de gasolinera, que es capaz de ponerse al volante, apagar el piloto automático y tomar el control cuando le apetece. Este copiloto caprichoso puede parar en la gasolinera, aunque en el depósito aún haya gasolina y no se haya enviado ninguna señal para repostar, simplemente porque está aburrido.

Ya que está, antes de seguir su camino, el copiloto caprichoso compra una garrafa de gasolina para llenar el tanque. Pero, como tenía el depósito casi lleno, mete la garrafa con el resto de la gasolina en el maletero, por si le hace falta más adelante.

No ha pasado ni una hora cuando decide parar de nuevo, porque ha visto un área de servicio que ya conoce de viajes anteriores donde tienen un bocata de jamón estupendo. Ya puestos, además del bocata, compra otra garrafa, llena el depósito, que todavía estaba casi lleno, y mete la garrafa con la gasolina que le ha sobrado en el maletero. Y así una y otra vez, hasta que el maletero está tan lleno que tiene que empezar a meter las garrafas en los asientos de atrás.

Cada vez que el copiloto caprichoso se aburre o tiene antojo de bocata, repite esta misma operación. Con el tiempo, en el maletero y en los asientos de atrás ya no cabrán más garrafas y acabará guardándolas por todos los rincones posibles del coche..., incluso dentro del capó, donde esas garrafas estorbarán al motor, impidiendo que funcione bien. Si esto ocurre, existe incluso el riesgo de provocar un accidente.

¿Podemos hacer algo para frenar al copiloto caprichoso y que deje de repostar cuando todavía tiene el depósito casi lleno?

La buena noticia es que en ese coche también viaja un copiloto responsable, que intenta hacerle ver al copiloto caprichoso que realmente no necesita más gasolina y convencerlo de que, si está aburrido, en lugar de parar a por más gasolina ponga música o charle con él para distraerse.

La mala noticia es que el copiloto responsable suele estar dormido o no siempre es lo suficientemente persuasivo. Y, como en la canción, el copiloto caprichoso quiere más gasolina, le encanta la gasolina, y seguirá repostando y llenando el coche de garrafas hasta romperlo.

Mientras tanto, en nuestro cuerpo pasa algo muy parecido...

Cuando necesitamos más energía, se activa el piloto automático, que en nuestro cuerpo se llama *sistema homeostático,* y aparece el hambre fisiológica. Pero también podemos tener hambre aunque estemos saciados y nuestros depósitos no envíen ninguna señal. Me refiero a esa hambre atroz que nos entra a algunos cuando estamos estresados o aburridos, gobernada por el sistema hedónico, que es nuestro copiloto caprichoso.

Cuando nos entra este tipo de hambre, nuestra fuerza de voluntad, el copiloto responsable, tiene poco que hacer. El copiloto caprichoso es arrollador y está acostumbrado a salirse con la suya. Al comer en exceso, la grasa —como las garrafas de gasolina— se irá acumulando, primero en las zonas más típicas y luego junto a nuestros órganos más sensibles.

¿Qué podemos hacer para que el copiloto caprichoso no nos lleve a gripar el motor?

Normalmente creemos que la solución pasa por que el copiloto responsable se ponga al volante y haga dos cosas:

- Que nos prohíba volver a repostar hasta que hayamos gastado las garrafas acumuladas. Es decir, que nos fuerce a comer menos.
- O que pise el acelerador y conduzca durante muchas horas para consumir más combustible de lo habitual e ir gastando las reservas poco a poco. En otras palabras, que nos obligue a hacer más ejercicio de mayor intensidad durante más tiempo.

Parece fácil, pero no lo es tanto.

Como veremos a lo largo de este libro, hay muchos factores que influyen en esta ecuación y frente a los que el copiloto responsable, nuestra fuerza de voluntad, tiene poco que hacer. Empezando porque no todos los coches son iguales.

Cada modelo tiene sus características y necesitará un plan personalizado, con un tipo de gasolina, un mantenimiento y un estilo de conducción diferentes. Por no mentar que, si el coche ya tiene una edad o la etiqueta de impacto ambiental, lo tendrá mucho más complicado.

Cada individuo es único y deshacernos de las garrafas de gasolina —y de nuestras lorzas— es un desafío mucho más complicado de lo que parece. Por desgracia, los seres humanos no solo tenemos hambre fisiológica y, como vamos a ver a continuación, nuestro cerebro puede tener hambre independientemente de lo que diga el estómago.

Cinco razones por las que nuestro cerebro tiene hambre

El ser-humano-cotidiano tiene hambre una o varias veces al día «porque toca». El problema es que también puede tener hambre aunque no toque.

En general, hay cinco tipos de hambre que nuestro cerebro tendrá que gestionar como buenamente pueda. Y, por supuesto, por si todo esto no nos estuviese complicando la vida lo suficiente, podemos tener más de un tipo de hambre a la vez.

1. **El hambre-hambre.** Cuando nuestro cerebro detecta que los depósitos de energía están bajos, envía una señal de auxilio, un SOS en forma de hambre para que comamos y rellenemos los depósitos. Esta es el hambre física o fisiológica que aparece, por ejemplo, cuando llevamos

con un mísero café en el cuerpo desde el desayuno y al mediodía nos empiezan a rugir las tripas. Cuando tenemos hambre-hambre, el piloto automático tiene el control y el coche va como la seda.

2. **El hambre emocional.** Lo malo es que el estrés, la ansiedad o el aburrimiento también pueden provocar sensación de hambre, aunque no tengamos hambre-hambre de la buena. Si lo que tenemos es hambre emocional, nuestro cerebro puede desear comida y disfrutar de ella, aunque los depósitos de energía estén llenos y nos sintamos completamente saciados. En estos casos, recurrimos a la comida como una forma de afrontar o satisfacer estas emociones. En ese momento el copiloto caprichoso está a los mandos.
3. **El hambre ambiental.** Además, como si fuéramos el perrito de Pávlov, ciertos estímulos ambientales, como oler o ver comida, o incluso el mero hecho de pensar en nuestro plato favorito, puede darnos hambre. Es el hambre «culo veo, culo quiero», el que te hace pedir postre aunque estés lleno, porque «la tarta de queso de este sitio está brutal». Huelga decir que, cuando tenemos hambre ambiental, el que está al volante es, una vez más, el copiloto caprichoso.
4. **El hambre hormonal.** Pero es que, aunque el copiloto caprichoso se esté portando de lujo, un exceso de grasa acumulada en el cuerpo puede hacer que las hormonas que regulan el hambre y la saciedad dejen de funcionar correctamente y que no nos sintamos saciados aunque hayamos comido más que suficiente, como les ocurre a algunas personas con obesidad. Como si se nos estropeara el piloto automático y empezara a mandar señales para repostar, aunque el depósito esté lleno. Esta hambre hormo-

nal es difícil de gestionar a las bravas, porque el copiloto responsable no está recibiendo la información adecuada y, viendo al copiloto caprichoso tan formal, piensa que lo que tenemos es hambre-hambre y que lo que procede es comer.

5. **El hambre Dragon Khan.** Y ahí no acaba la cosa, porque, cuando comemos y se absorbe el azúcar de los alimentos en la sangre, se pueden producir verdaderas montañas rusas de glucosa, con grandes subidas y caídas. Esas caídas tan pronunciadas motivan a nuestro cuerpo a ir a la caza y captura de más alimentos azucarados para elevar de nuevo los niveles de glucosa y restablecer el equilibrio. Aparece el clásico «antojo de dulce» o «mono de chocolate».

Como veis, no todos los tipos de hambre son iguales ni se pueden controlar de la misma forma, por lo que es importante entender cómo funciona cada uno para poder gestionarlo mejor. Sobre todo, es importante entender quién está detrás de esas señales que desencadenan los distintos tipos de hambre.

Protagonistas: hormonas y neurotransmisores

Detrás de todos los tipos de hambre que hemos descrito hay docenas de hormonas y neurotransmisores que son los responsables o, mejor dicho, los culpables de enviar las señales que los provocan.

Pero antes de entrar en el meollo, hagamos las presentaciones.

¿Qué son las hormonas y los neurotransmisores?

Son moléculas mensajeras que viajan por nuestro cuerpo a través del eje intestino-cerebro-músculo. Sí, también se mueven por ese gran olvidado que es el músculo. Estas moléculas entregan paquetes y mensajes a nuestros órganos y tejidos para que puedan desarrollar funciones tan importantes como regular el azúcar y el hambre o ponernos tristes —o contentos—, según toque.

Aunque desempeñan un papel parecido, las hormonas y los neurotransmisores no son hijos del mismo padre. Los neurotransmisores transmiten señales rápidas entre las neuronas y permiten dar respuestas inmediatas, mientras que las hormonas se liberan al torrente sanguíneo, suelen actuar más a largo plazo y regulan funciones que afectan a todo el organismo.

Ambos sistemas trabajan muy bien en equipo y colaboran para mantener el equilibrio y dar respuesta a todo lo que nos sucede: si comemos, si dormimos, si nos movemos, si nos reímos, si lloramos...

Podríamos decir que las hormonas son las mensajeras de Amazon, que te traen a casa en furgoneta cosas que necesitas en tu día a día, como una cafetera o unos auriculares, y los neurotransmisores son los motoristas de Glovo, un sistema más rápido e inmediato que nos provee de lo que necesitamos para salir del paso en muy poco tiempo, como unas *pizzas* para cenar con amigos.

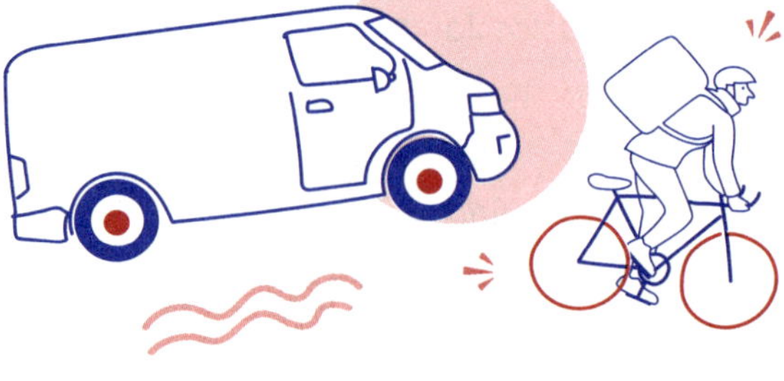

Hormonas: las repartidoras de Amazon

La mayoría de las hormonas suelen salir de las glándulas y viajan a través de la autopista de la sangre en busca de su lugar de destino, que puede estar bastante alejado de su punto de partida.

Muchas de las hormonas están relacionadas entre sí. Podríamos decir que forman una gran familia: las *primas hormonas*.

En lo que al hambre se refiere, hay dos tipos de hormonas cuyos nombres quizá te suenen a chino o directamente no te suenen: las *hormonas del hambre* y los *péptidos del hambre*. Eso sí, a partir de ahora, grábate su nombre a fuego, porque, además de ser *trending topic* en TikTok, se ha descubierto que tienen un papel fundamental en el sobrepeso y la obesidad.

* **Las hormonas del hambre.** Las más populares son las primas leptina y grelina, que gobiernan la saciedad y el hambre, respectivamente. Se encargan de regular el *equilibrio energético*, algo que suena muy técnico, pero no es más que el balance entre lo que comemos y lo que gastamos, una ecuación que, como ya adelantamos, no siempre cuadra.

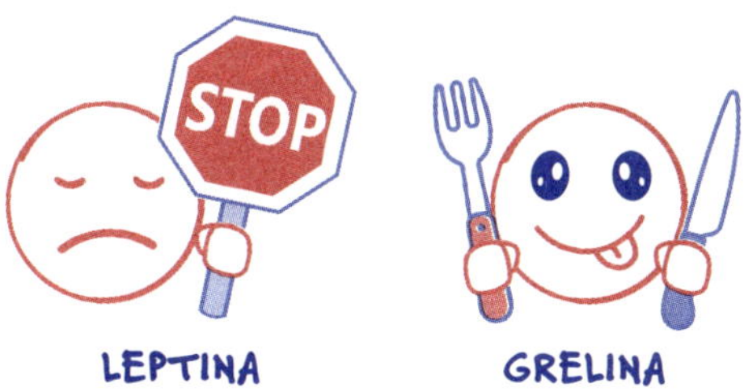

* **Los péptidos del hambre** también se encargan de regular el apetito y el debe y el haber energéticos. Su función

principal es ayudar a controlar los niveles de azúcar en sangre después de una comida. Pero también son conocidos por su capacidad para reducir el apetito y promover la sensación de saciedad después de comer. No intentes recordar sus nombres, porque están a medio camino entre droide de Star Wars y robot aspirador: GLP-1 y GIP. Pero poca broma con ellos, porque han resultado ser las piezas clave en los nuevos fármacos que triunfan para tratar la obesidad, desde Hollywood hasta Cuenca.

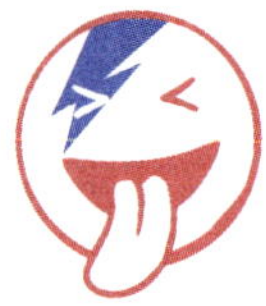
GLP-1

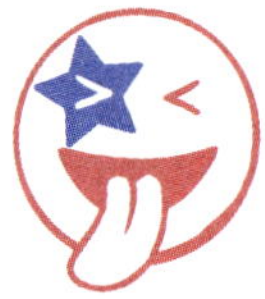
GIP

TRENDING TOPIC
GLP-1 y GIP: superestrellas emergentes

Si las siglas de estos péptidos os parecen chungas, los nombres completos son una auténtica fantasía: *glucose-dependent insulinotropic polypeptide* (GIP) *and glucagon-like peptide-1* (GLP-1).

Pensemos en ellos como esos artistas *underground* a los que nadie hacía mucho caso, pero que, de pronto, un día se cuelan en Radio 3, alguien descubre que tienen un punto especial y se hacen famosos. Desde entonces, estos péptidos, que antes vivían tan tranquilos tratando la diabetes, se han convertido en las estrellas emergentes en el mundo de la medicina y de la farmacología para el tratamiento de la obesidad.

Al final del capítulo volveremos a hablar de estos péptidos que, pese a ese nombre tan poco *mainstream,* se han colado hasta en el discurso de Jimmy Kimmel en la gala de los Óscar.

Aunque estas son las hormonas protagonistas del hambre, otras como el cortisol, las hormonas sexuales, las tiroideas y la insulina también son verdaderas *celebrities* del sistema endocrino y están igualmente muy relacionadas con el sobrepeso y la obesidad. Hay una gran familia de primas hormonas en la ecuación de las que hablaremos largo y tendido más adelante.

Neutransmisores: los repartidores de Glovo

Los neurotransmisores, por su parte, son los mensajeros de las emociones y son esenciales para funciones como pensar, moverse o regular el estado de ánimo. Se producen y almacenan en un centro logístico muy diferente al de las hormonas: las neuronas. Estos repartidores trabajan en distancias más cortas dentro del sistema nervioso, principalmente transmitiendo mensajes a toda mecha en el cerebro a través de las fibras nerviosas.

Neurotransmisores hay muchos, pero, de momento, vamos a centrarnos en dos de los que seguro que habéis oído hablar: la dopamina y las endorfinas.

* **La dopamina.** Es el neurotransmisor protagonista del deseo y de la anticipación del placer. Los alimentos ricos en azúcar (o también en grasas o sal) son capaces de provocar que se libere dopamina. Nuestro cerebro se excita, se emociona. Y es que la sensación que nos invade cuando nos zampamos una palmera de chocolate nos motiva a querer seguir comiendo más palmeras de chocolate o cualquier otro alimento que mantenga

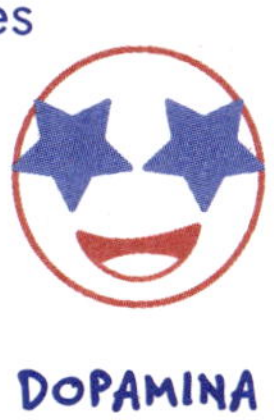

a nuestro cerebro contento. Cuando hablemos del hambre emocional y del cortisol, veremos por qué estos alimentos en concreto nos proporcionan más placer que otros. De momento basta con saber que esta sed de placer es la culpable de que podamos engullir una palmera de chocolate aunque acabemos de comer y estemos llenos.

¡Pero no todo es azúcar! La buena noticia es que hay otras actividades que liberan dopamina, como el ejercicio físico, la música (especialmente si se practica), la meditación o las relaciones sociales.

¿SABÍAS QUE...?

La dopamina, además de generar deseo en las cosas del comer, influye en todo lo que augura placer, como el sexo, las drogas, el ejercicio físico..., ¡incluso en el juego! Soñar que vamos a ganar el gordo de Navidad también libera dopamina y hace que gastemos fortunas año tras año, aunque luego los niños de San Ildefonso siempre nos den calabazas. Y no olvidemos las redes sociales. ¿Por qué refrescamos continuamente nuestras últimas publicaciones de Instagram para comprobar si hemos ganado *followers* o si van subiendo los *likes*? Porque la dopamina ya nos está anticipando el subidón que nos va a dar ver esa cifra.

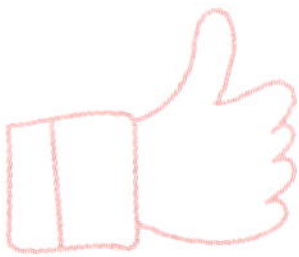

* **Las endorfinas.** Son nuestra droga *endógena,* opioides naturales que produce nuestro cerebro. Tienen propiedades analgésicas y generan una sensación de bienestar y euforia.

ENDORFINAS

Aunque los mecanismos de acción por los que esto ocurre aún no se conocen bien, parece que comer ciertos alimentos, como el cacao, promueve la liberación de endorfinas, aportando placer al acto de comer. Por eso, cuando estamos tristes, el cuerpo nos pide chocolate (y, casualmente, no brócoli).

Algunos de estos alimentos pueden, a su vez, liberar otros neurotransmisores. Por ejemplo, el chocolate contiene un neurotransmisor llamado feniletilamina (FEA), la famosa *droga del amor,* que se produce cuando nos enamoramos y que también estimula la liberación de dopamina. Puede que eso explique por qué en las pelis americanas, tras una dolorosa ruptura, siempre hay alguien zampándose un cubo de helado de chocolate. La ciencia aún tiene muchas cuestiones por resolver, incluso a nivel sentimental y cinematográfico...

En este caso también hay buenas noticias, y es que, además de comer chocolate, hay otras actividades que generan endorfinas, como, ¡ay!, el ejercicio físico.

Ahora que ya los conocemos, vamos a ver qué papel juegan nuestros protagonistas en los distintos tipos de hambre.

El hambre tiene mil caras

Hambre-hambre

Las protagonistas del hambre fisiológica son, principalmente, primas hormonas como la grelina, la *hormona del hambre,* que se segrega desde el estómago, y la leptina, la famosa *hormona de la saciedad,* que se libera desde el adipocito (las células grasas) para indicarnos que debemos echar el freno porque ya hemos comido suficiente.

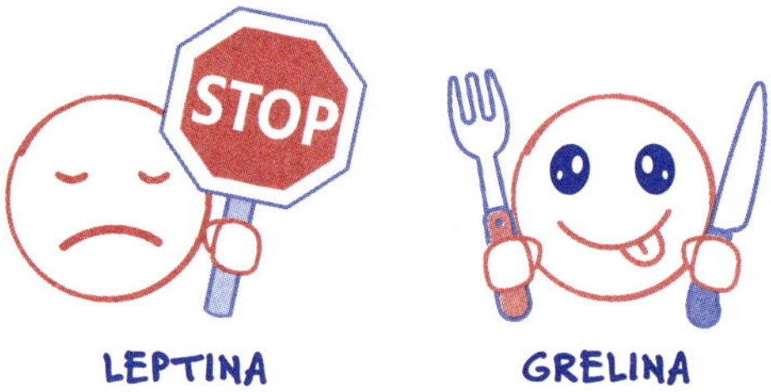

Todo se regula en el cerebro gracias a nuestro piloto automático, el sistema homeostático, alojado en una región muy pequeña que se llama *hipocampo* (pesa solo cuatro gramos). Se trata de un mecanismo interno que funciona como un termostato y que mantiene el equilibrio en cuestiones fundamentales como la temperatura, el azúcar en sangre o el peso corporal. En un mundo ideal, el piloto automático siempre tendría el control y todo funcionaría como un reloj.

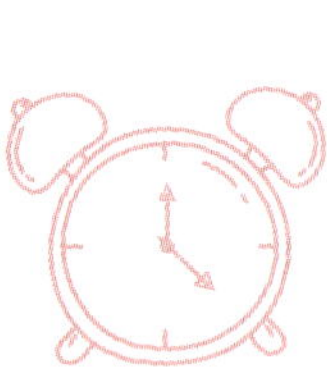

Hambre emocional

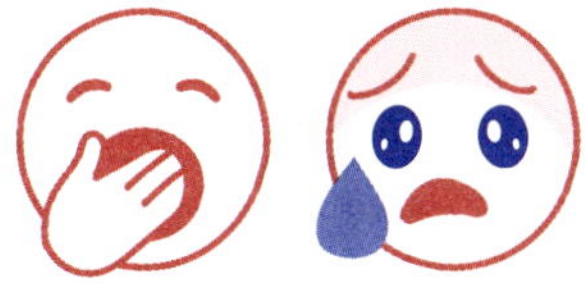

Como el mundo no es ideal y la mayor parte de la población vive estresada y acelerada, el cortisol, que es la hormona del estrés y de la insatisfacción, está desatado y es uno de los grandes culpables de que tengamos hambre cuando no toca. Cuando estamos estresados y se disparan los niveles de cortisol, el sistema hedónico, nuestro copiloto caprichoso, puede despertar y enviarnos directos a la nevera.

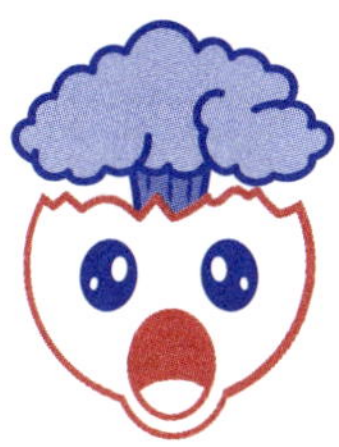

CORTISOL

Las consecuencias de tener el cortisol elevado son:

- **Menos leptina y más grelina.** Si el cortisol corre a chorros por nuestras venas, puede frenar la producción de leptina. Y ya sabemos que menos leptina significa menos sensación de saciedad, lo que nos lleva a tener más apetito y a comer más. En paralelo, el cortisol puede hacer que se libere más grelina, que es la hormona del hambre. Es decir, no solo comemos más, sino que también nos entra hambre antes.
- Además, el cortisol **puede afectar negativamente a la regulación de los péptidos GLP-1** (los del nombre de robot aspirador). Si se libera menos GLP-1 puede que tengamos más hambre y comamos más.
- Para que no nos quedemos con ganas de fiesta, el cortisol también **inhibe la secreción de dopamina.** Si bajan

los niveles de dopamina, nuestro cuerpo puede echarse a los brazos de alimentos como los ultraprocesados, que son muy palatables, en busca de cariñito y confort. Como comentábamos, comerte, por ejemplo, un gofre con nata, con sus goterones de chocolate chorreando, hace que se liberen neurotransmisores del placer, que van a compensar el bajón de dopamina mucho mejor que un plato de alcachofas. Pero esto es una mala decisión, porque, como veremos en el capítulo 3, comer ultraprocesados es como buscarse un rollo de una noche en Tinder cuando lo que necesita nuestro cuerpo es amor, no un «aquí te pillo, aquí te mato».

* **El cuerpo nos pide glucosa.** Ante una situación de estrés agudo, el cortisol y otros neurotransmisores, como la adrenalina y la noradrenalina, envían la orden de aumentar los niveles de glucosa en sangre para proporcionar energía rápida al organismo. Esta respuesta corporal de *lucha o huida* nos acompaña desde la prehistoria, cuando los estímulos estresantes eran amenazas físicas, como que te atacara un mamut. Ante un susto de tal calibre, era muy útil que aumentaran la frecuencia cardíaca, la presión arterial y la disponibilidad de energía para darte *power* y salir corriendo. Además, cuando nos ponemos en guardia, aumenta también la lipólisis (descomposición de las grasas) y se acelera la liberación de glucosa en la sangre, aportándonos recursos para poder reaccionar y poner pies en polvorosa.

Frente a un mamut enfurecido, estas respuestas fisiológicas tenían todo el sentido del mundo, pero hoy se han quedado obsoletas y no son nada útiles para responder al estrés crónico que nos generan la mayoría de los trabajos y los estilos de vida modernos. Además de vivir estresados y con el corazón taquicárdico como si nos estuviera atacando un mamut cada vez que abrimos el *email,* estos mecanismos pueden afectar el equilibrio energético y favorecer la acumulación de grasa. Solemos decir que vivimos *atacados,* y es curioso que usemos esa palabra cuando su origen real está en los ataques y amenazas de la naturaleza. Antes huíamos por la sabana, ahora aguantamos el chaparrón sentados mientras los adipocitos van creciendo.

- **Se acumula grasa visceral.** El estrés crónico y los elevados niveles de cortisol mantenidos en el tiempo no solo pueden hacer que ganemos grasa, sino que también pueden influir en su distribución por el cuerpo, haciendo que se acumule especialmente en la región abdominal. Esa grasa *pegada a los órganos* puede, a su vez, liberar compuestos proinflamatorios y hormonas que interfieren en la regulación del apetito y del metabolismo, empujándonos a comer más y a acumular más grasa. Sí, habéis leído bien: el cortisol nos hace entrar en un bucle. Es la madre de todas las pescadillas que se muerden la cola.

Hambre ambiental

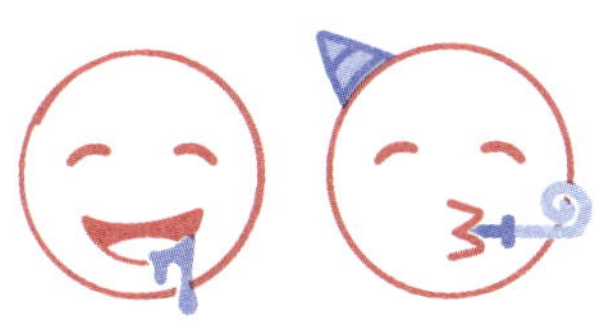

En el caso del hambre ambiental, nuestra amiga dopamina tiene el papel protagonista.

Al hablar del hambre emocional hemos explicado que, cuando nos metemos entre pecho y espalda un gofre con nata y chocolate, con sus goterones chorreando, se libera dopamina, un neurotransmisor que nos genera una sensación de recompensa. La cuestión es que también podemos liberar do-

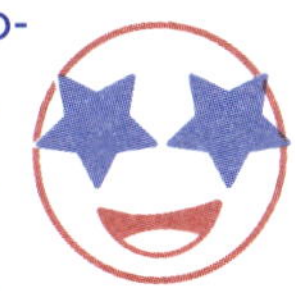

DOPAMINA

pamina simplemente pensando en ese gofre pantagruélico. O cuando pasamos por delante de un puesto y vemos esos gofres tan bien colocaditos, olemos esa mezcla de azúcar y chocolate caliente...

Eso que se ha dicho toda la vida de «se me hace la boca agua», en términos más técnicos se conoce como *anticipación del placer* y tiene una sólida base científica donde la dopamina es la reina. La reina del deseo y de la motivación.

Más difícil todavía: la dopamina en el cerebro de una persona con obesidad

El hecho de que se nos haga la boca agua y queramos comernos un gofre por el simple hecho de verlo o pensar en él es algo con lo que debemos lidiar todos. Pero en el cerebro de algunas personas con obesidad la cosa puede complicarse más todavía, porque se enfrentan a desafíos adicionales en su relación con la dopamina y su respuesta ante la comida:

1. **Más deseo.** Algunas personas con obesidad pueden tener un mayor deseo y una mayor anticipación del placer de la comida. Es decir, queremos el gofre y lo queremos con más fuerza. Es fundamental cambiar el chip y entender que esto no ocurre porque las personas sean unas *gochas* o unas *ansias* que no saben controlarse, sino que puede deberse a una desregulación de la dopamina y del hipotálamo[1] (ese centro de operaciones del cerebro) que impide que el copiloto responsable tome el control y favorece que el copiloto caprichoso se salga siempre con la suya.

2. **Menos placer.** Para rematar la faena, el placer que les aporta comer ese gofre es pequeño en comparación con el fuerte deseo de comérselo. Es como si te mueres por comer algo, pero luego..., ¡meh!, ¡no era para tanto! Esto puede llevar a la persona a comer en exceso e incluso a zamparse un par de gofres más para obtener la recompensa que otros consiguen solo con uno. En este caso también hay una desregulación de la dopamina por dos vías:

   * **Menos liberación de dopamina.** Un estudio de la Universidad de Yale (2023)[2] demostró que algunas personas con obesidad liberan menos dopamina en un área del cerebro importante para regular la ingesta de alimentos.
   * **Menos disponibilidad de receptores de dopamina en el cerebro,** especialmente en las áreas relacionadas con la recompensa y el control de los impulsos. Es decir, liberan menos dopamina y, además, necesitan más para recibir la misma cantidad. Un «ni contigo ni sin ti» de libro.

En resumen: las personas con obesidad que liberan menos dopamina y tienen menos receptores disponibles pueden acabar consumiendo más alimentos azucarados y palatables para obtener la misma sensación de placer que una persona sin ese problema añadido.

Antes de seguir con los otros dos tipos de hambre, un inciso: el primer paso para tomar el control de nuestro cerebro y de nuestras tripas es escuchar a nuestro cuerpo y aprender a diferenciar los distintos tipos de hambre.

¿Cómo podemos diferenciar el hambre-hambre del hambre hedónica?

Podemos agrupar el hambre emocional y el hambre ambiental dentro de lo que se conoce como *hambre hedónica*. No en vano, la palabra *hedonismo* viene del griego *hēdonḗ* (ἡδονή), que significa 'placer'.

Estas son las preguntas que tenemos que hacernos para saber si lo que tenemos es hambre-hambre o hambre hedónica.

Hambre-hambre	**Hambre hedónica**
¿Qué lo causa?	
Necesidad real del cuerpo de obtener nutrientes y energía.	El estrés, la ansiedad, la tristeza, el aburrimiento, la soledad o por estímulos ambientales.
¿Cuándo aparece?	
Cuando han pasado varias horas desde la última comida y se van agotando los depósitos.	En cualquier momento, aunque hayamos acabado de comer hace veinte minutos.
¿Qué se siente?	
Sensación de vacío en el estómago, rugir de tripas, debilidad, falta de energía, dolor de cabeza o sensación de mareo. Estas señales aumentan gradualmente a medida que pasa el tiempo desde la última comida.	Puede aparecer de repente y ser muy intensa, incluso si has comido recientemente.

¿Qué tipo de alimentos queremos comer?

La prioridad es saciar el hambre sin importar tanto con qué alimento. Una zanahoria medio pocha o un triste trozo de pan duro nos pueden parecer un manjar.

Alimentos específicos que nos proporcionen placer y satisfacción inmediata: alimentos dulces o muy grasos, salados y altos en calorías (como patatas fritas).

¿Cómo nos quedamos después de comer?

Una vez que hemos comido suficiente como para saciar el hambre, experimentamos una sensación de saciedad y bienestar.

Después de comer, las mismas emociones que nos han llevado a comer siguen ahí (estrés, tristeza, ansiedad) y no nos sentimos satisfechos. De hecho, en muchos de los casos aparece la culpa y aumentan las emociones negativas.

Estas estrategias son parte de lo que promueve la alimentación consciente o *mindful eating*, de la que hablaremos largo y tendido cuando lleguemos a las herramientas para gestionar el hambre.

Hambre hormonal

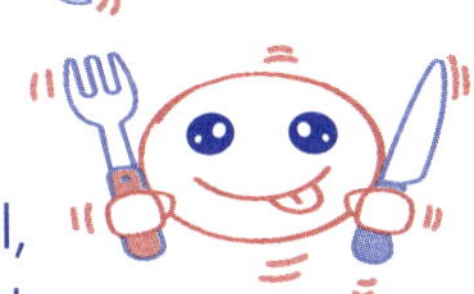

Siguiendo con los tipos de hambre, las protagonistas principales del hambre hormonal, como en el hambre-hambre, son también la leptina y la grelina, solo que, en este caso, no funcionan bien.

Cuando los adipocitos crecen mucho y se estresan porque están muy pegados unos a otros y no respiran bien, pueden enviar señales contradictorias de hambre y saciedad. Este desorden hormonal se manifestaría de varias maneras.

Por un lado, se puede dar una sobreproducción de leptina, la hormona de la saciedad. Paradójicamente, producir mucha leptina, lejos de hacernos sentir más saciados, puede acabar provocando resistencia a esta hormona, como si el cerebro dejara de escuchar sus mensajes y se pusiera en modo *habla, chucho, que no te escucho.* Si somos resistentes a la leptina, el cerebro no registrará la señal y no nos sentiremos saciados, aunque realmente estemos llenos. Conclusión: seguiremos comiendo.

Además, las personas con obesidad pueden tener niveles más elevados de grelina, *la hormona del hambre.* Si tienes más hambre y te sacias menos, la consecuencia es blanca y en envase de cinco litros: comes más.

Hambre Dragon Khan

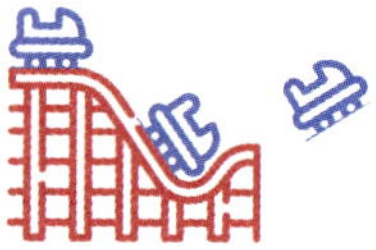

Recordemos que este tipo de hambre es la provocada por las montañas rusas de azúcar que se pueden producir en la sangre cuando comemos cierto tipo de alimentos ricos en azúcar, como, por ejemplo, los dulces o los que están compuestos fundamentalmente por hidratos de carbono refinados. En este parque de atracciones, la protagonista es otra prima hormona: la insulina.

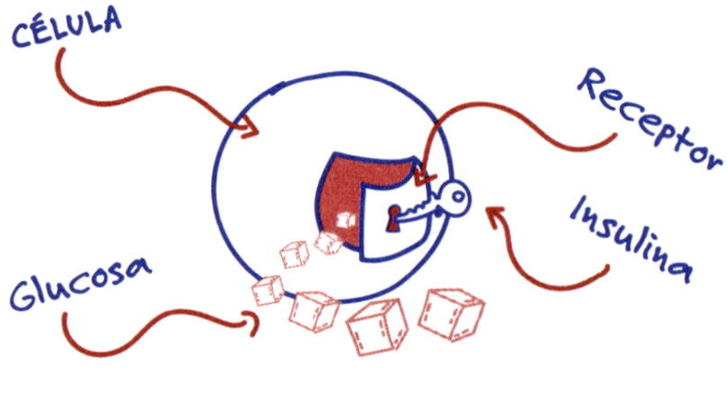

El azúcar es el principal combustible de las células del cuerpo humano y se obtiene de los alimentos en diferentes formatos.

Por un lado, se encuentra en forma de azúcares simples, los que tenemos en dulces, como una magdalena o un helado, aunque también podemos encontrarlo agazapado en otros alimentos de manera menos evidente, como el kétchup o el sushi (es el llamado *azúcar oculto*, aunque en la etiqueta es obligatorio que aparezca).

Por otro lado, el azúcar también puede aparecer en forma de hidratos de carbono complejos, en alimentos como los cereales, la pasta, el pan, las legumbres, los tubérculos o los frutos secos. En estos hidratos de carbono complejos, los azúcares se encuentran agrupados en forma de almidón, que son cadenas de azúcares simples dados de la manita. Dentro de nuestro cuerpo tenemos amilasa, una enzima que funciona como una especie de tijeras que rompen esas cadenas para obtener los azúcares simples. Gran parte de estas *tijeras* se producen en las glándulas salivales y, precisamente por eso, para una buena digestión es importante masticar bien.

Estos son los mecanismos que se ponen en marcha en nuestro cuerpo cuando le hincamos el diente a, por ejemplo, un plato de pasta:

1. **El páncreas**, que es ese órgano alargado que tenemos a la altura del abdomen junto al estómago y el hígado, libera insulina, otra de nuestras *primas hormonas*.
2. **La insulina** funciona como una llave que abre la puerta de las células para que pueda entrar el azúcar y así utilizarlo como fuente de energía. Es decir, la insulina retira el azúcar de la sangre y lo introduce en los tejidos y en el músculo.

3. Si los niveles de azúcar en sangre son altos y las células no pueden usar tanta energía, **el hígado** absorbe el azúcar que sobra y lo almacena como glucógeno, como si fuera un tren de mercancías con muchos vagones donde se almacena el combustible. Cuando llevamos un tiempo sin comer y necesitamos azúcar, el hígado puede separar esos vagones y volver a convertir el glucógeno en azúcar para obtener energía.

¿Qué tiene que ver el hambre en todo esto?

¡Mucho! Si consumimos azúcares simples y se produce un pico de glucosa elevado, posteriormente habrá una caída muy pronunciada (porque todo lo que sube baja) y aparecerá algo que todos hemos sentido alguna vez: los populares antojos.

El pico de nuestra montaña rusa será más alto dependiendo de la carga glucémica de cada alimento. La carga glucémica no es más que el DNI glucémico: un número personal e intransferible que nos indica la velocidad a la que aumenta la glucosa en sangre en función de los hidratos de carbono totales que tiene un determinado alimento.

Cuanto más alta sea la subida, peor será la caída. Pero ¿afecta más el pico o la caída de glucosa?

Hasta hace unos años, los estudios se centraban en medir el pico, es decir, en cómo subía el azúcar durante las primeras horas después de comer. Sin embargo, hay estudios recientes[3] en los que se observa que, en algunas personas, se producen caídas de azúcar significativas entre dos y cuatro horas después del pico inicial. La noticia es que esas caídas predicen mejor el hambre y la cantidad de comida que la persona va a ingerir después del pico inicial que la subida en sí. Es decir, parece que, en cuestión de hambre, afecta más la caída de la montaña rusa que el pico.

En las personas que tuvieron caídas más grandes el hambre aumentó un 9 % e hicieron su siguiente comida media hora antes que los que tuvieron caídas pequeñas. Es decir, tuvieron más hambre y esta apareció antes.

Además, las personas con caídas grandes en la montaña rusa tuvieron una ingesta de 75 kilocalorías más en las tres o cuatro horas siguientes al desayuno y alrededor de 312 kilocalorías más durante todo el día que las personas que tuvieron caídas pequeñas. ¿Y eso a qué equivale? Ese extra de calorías puede convertirse en un aumento de peso de unos nueve kilos al año. Quién dijo miedo.

Como curiosidad, observaron que, aunque los participantes del estudio comieran lo mismo, sus montañas rusas eran distintas. No encontraron correlación entre las curvas y la edad, el peso o el índice de masa corporal (IMC), aunque los hombres tenían caídas ligeramente mayores que las mujeres. También observaron que una misma persona, comiendo lo mismo en dos días diferentes, podía experimentar una montaña rusa distinta en cada ocasión. Es decir, la caída no solo depende del metabolismo, sino también de las circunstancias del día a día (como, por ejemplo, la actividad física que realicemos).

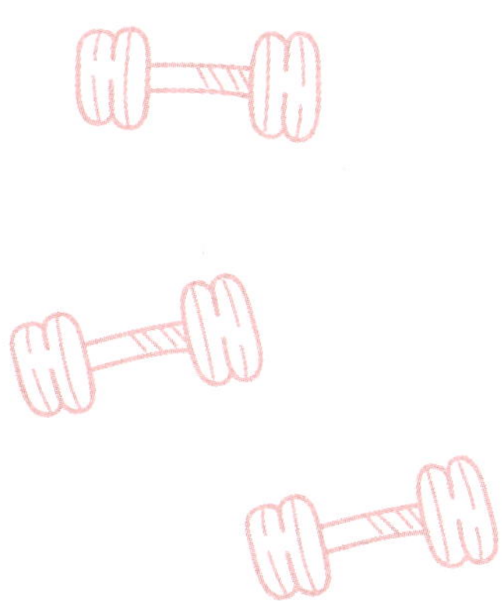

Las preguntas del millón

¿Por qué comer pasta nos reconforta?

A la serotonina, otra mensajera de las emociones, la llaman *el neurotransmisor de la felicidad,* porque tiene un papel protagonista en el estado de ánimo y el bienestar.

La «hipótesis de la serotonina» nos dice que, al zamparnos un plato de pasta (o de hidratos de carbono, en general), facilitamos que el triptófano, un precursor de la serotonina, entre en el cerebro. Una vez allí, el triptófano se convierte en serotonina, generando una sensación de calma y satisfacción.

Pero ¿esto es inmediato?

Como curiosidad, se necesita al menos una hora para que la serotonina se sintetice a partir del triptófano, por lo que se cree que la sensación inmediata de placer no se debe únicamente a los hidratos de carbono, sino también a la palatabilidad de las preparaciones. En resumen: no es solo que el arroz o la pasta consigan generar serotonina, sino que un *risotto* o unos macarrones a la carbonara también tienen su *salseo* correspondiente.

¿Por qué nos pirra el sabor dulce?

Encontramos la respuesta viajando de nuevo a la prehistoria. Los humanos evolucionaron en un entorno de escasez relativa donde Glovo no existía y obtener recursos era el objetivo principal. Al haber vivido durante miles de años en esas condiciones, para nuestra especie identificar los nutrientes fetén, los más eficientes y que mejor nos ayudan a sobrevivir (como los azúcares o las grasas), es una capacidad adaptativa fundamental.

Por eso, cuando nos comemos un helado de chocolate, se desencadena una respuesta placentera que nos motiva a repetir la jugada. Así, querer comer alimentos dulces o grasos parece formar parte de la lógica biológica. Esto ocurre con todo lo que es biológicamente deseable, como el sexo, por aquello de perpetuar la especie.

Solo hay un pequeño escollo, y es que ahora no tenemos que sobrevivir cazando mamuts ni arrancando hierbas del bosque. Tenemos azúcar para dar y tomar. Y barato, que eso da para otro capítulo (concretamente, para el último de este libro). El hecho de que estemos programados para que nos guste el azúcar y lo tengamos al alcance de la mano puede provocar una sobrecarga calórica. Sobre todo, porque ahora, en vez de mamuts, cazamos pokémon.

¿Por qué unas personas son más *de dulce y otras de salado?*

Ser «de dulce» o «de salado» tiene mucha más enjundia de la que pensamos y depende de factores genéticos, neuroquímicos y psicológicos. Ni más ni menos.

* **Tenemos *genes golosos*.** Los estudios de GWAS (Estudio de Asociación del Genoma Completo) han identificado varias regiones del genoma relacionadas con la preferencia por el dulce y la ingesta de azúcar. Esto puede hacer que algunas personas sean más sensibles al dulce que otras. Sin embargo, es importante aclarar que el he-

cho de que esté escrito en nuestros genes no es determinante para que nos volvamos yonquis del azúcar.

* **Podemos generar hipersensibilidad del receptor opiáceo.** El copiloto caprichoso, que, como sabemos, sucumbe siempre a los encantos de la dopamina y de las endorfinas, puede tomar el control de nuestra alimentación, independientemente de que estemos saciados o no. Si esto ocurre y durante mucho tiempo consumimos alimentos dulces y muy palatables, pueden liberarse repetidamente estos opioides endógenos, induciendo hipersensibilidad del receptor opiáceo, que nos pedirá más y más. Esto puede hacernos entrar en bucle y que perpetuemos un deseo continuo de alimentos dulces.
* **Los factores psicológicos y emocionales nos afectan.** Las experiencias pasadas, el estado de ánimo o el estrés pueden afectar a la percepción del sabor dulce y de la respuesta hedónica. Algunas personas pueden recurrir a alimentos dulces para manejar el estrés o mejorar el estado de ánimo. Ya sabemos que ahí es cuando el copiloto caprichoso se pone al volante.

¿El exceso de azúcar se puede transformar en grasa?

Sí. Cuando consumimos más azúcares de los que podemos gastar, el exceso de glucosa en sangre se almacena en forma de glucógeno, aquel trenecito con muchos vagones del que hablamos hace un rato.

El glucógeno es una reserva de energía en el hígado y en los músculos. Si llega un momento en el que los depósitos de glucógeno están llenos y el hígado ya no puede almacenar más, el exceso de glucosa se convierte en grasa en el hígado por un proceso llamado *lipogénesis*. Esta grasa, a su vez, se almacena en los adipocitos, que van creciendo en número y tamaño. Si no ponemos freno, los adipocitos petarán. Y, cuando los adipocitos petan y se estresan, empiezan el caos y la inflamación. Hablaremos de esto en el capítulo 2.

¿Cómo afecta el estrés a la obesidad durante la menopausia?

El estrés puede afectar a la producción y regulación de las hormonas sexuales: estrógenos, progestágenos y testosterona, que, casualidades de la vida, son las hormonas que más cambios experimentan durante la menopausia. Estas hormonas, además de ayudarnos a traer criaturas al mundo, influyen en la composición y en la distribución de la masa corporal.

Tras la menopausia, hay una caída en los niveles de estrógenos que puede contribuir a que las mujeres ganemos peso y experimentemos un cambio en la distribución del tejido adiposo. Durante la etapa fértil, la biología protege a la mujer evitando que la grasa se acumule en la zona visceral, que es la metabólicamente más peligrosa. Pero, al llegar a la menopausia, puede haber una tendencia a que la grasa se acumule en el abdomen, lo que se asocia con un mayor riesgo de obesidad y de enfermedades metabólicas.

La buena noticia es que la menopausia no es la responsable directa del sobrepeso. El aumento de peso en la menopausia tiene un origen multifactorial en el que, además de las hormonas alteradas, influyen otras cuestiones que ralentizan nuestro metabolismo basal (la cantidad de calorías que quemamos en reposo) y hacen que gastemos menos calorías en reposo.

Cinco factores que ralentizan el metabolismo basal en la menopausia

- Las hormonas se alteran.
- Nos hacemos mayores.
- Se pierde masa y función muscular.
- Factores genéticos.
- Cambios en los estilos de vida propios de esta etapa: dormir peor o el estrés puede influir en que hagamos menos ejercicio y comamos peor.

¿Cómo afecta el estrés a la tiroides y la obesidad?

Unos crían la fama y otros cardan la lana. Además del cortisol, hay otras muchas hormonas y neurotransmisores que se alteran con el estrés y que pueden influir en el sobrepeso y la obesidad. Dos de ellas son la T3 y la T4, las hormonas tiroideas (con nombre de terminal de aeropuerto).

El estrés, que, como vamos viendo, no nos trae nada bueno, puede influir en la regulación de la glándula tiroides y en la producción de estas hormonas. Esto puede ser un problema, porque la tiroides interviene en muchas funciones importantes, como la regulación de la temperatura corporal (es el termostato de nuestro cuerpo) y el metabolismo de los hidratos de carbono, las proteínas y las grasas. Es decir, influye en cómo se procesan los nutrientes en nuestro cuerpo y en el gasto que esto supone para el organismo. En resumen, si se escacharra la tiroides, puede verse afectado el metabolismo basal, aquel que determinaba cuántas calorías consumimos en reposo y el equilibrio energético.

¿Qué es el *peso 10*?

Las creencias sociales sobre cuál es el peso ideal o la forma del cuerpo ideal, como si fuera un estándar de calidad que todos debemos alcanzar, son dañinas para las personas con sobrepeso y obesidad. Es hora de cambiar el discurso. Lograr un *peso 10* no significa tener un cuerpo perfecto ni llegar a un resultado sobresaliente en la báscula. *Peso 10* es el nombre con el que he bautizado a una estrategia basada en la evidencia científica que busca objetivos realistas para la pérdida de peso y está enfocada a la salud.

Para las personas con obesidad, la recomendación actual para mejorar la salud es conseguir una reducción del 5-15 % sobre el peso inicial en entre seis y doce meses. De hecho, se ha observado que con reducciones incluso menores también se obtienen efectos beneficiosos. La teoría del *peso 10* nos recuerda que pérdidas de en torno al 10 % ya son un grandísimo paso.

¡Importante! Esta pérdida debe estar enfocada en perder grasa intentando mantener la masa y la función musculares, para lo que es indispensable hacer ejercicio físico y una intervención nutricional personalizada.

Mito: todo se puede arreglar con fuerza de voluntad

Para empezar, lo más urgente que debemos arreglar aquí es el estigma del peso y de la diversidad corporal. Hay evidencia científica de que el estrés psicológico que sufren algunas personas por el estigma del peso desencadena una serie de respuestas conductuales, emocionales y fisiológicas que contribuyen a su vez al aumento de peso. Otra pescadilla que se muerde la cola.

Tener o no tener un cuerpo normativo, socialmente aceptado, depende de tus adipocitos, tus genes, tu microbiota, tu cerebro, tu estrés, tu entorno y otros muchos factores frente a los que la famosa fuerza de voluntad no es más que un David contra un enorme Goliat.

¿Es posible que el Alcoyano pueda vencer al Real Madrid? Sin duda. De hecho, el Alcoyano, haciendo gala de su moral, consiguió eliminar al equipo blanco de la Copa del Rey hace unos años. Fue emocionante, pero también un espejismo, porque las grandes conquistas no se logran en partidos puntuales, sino partido a partido. La realidad es que, a base de ganar no uno, sino muchos partidos, hoy el Real Madrid sigue en primera y el Alcoyano está en categorías inferiores, porque sus circunstancias no son las de un equipo de primera división. De la misma forma, un cuerpo saludable no se conquista teniendo «mucha moral» o con actos heroicos puntuales. Se construye entrenando cada día y con un abordaje 100 % integral, como el pan.

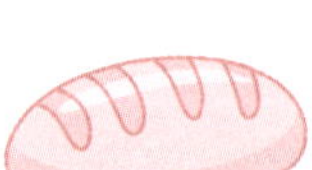

¿Qué dice la ciencia sobre la fuerza de voluntad?

En 2020 se publicó en la revista *Nature Medicine* un estudio sobre las causas y consecuencias del estigma del peso.[4] El objetivo de los autores era explicar la brecha que existe entre el discurso oficial sobre la pérdida de peso (el clásico: «si quieres, puedes») y la evidencia científica sobre lo que realmente ocurre cuando una persona quiere perder peso. La ciencia nos dice que, aunque quieras, a veces no es tan fácil, diga lo que diga Mr. Wonderful.

En este estudio se observó que la brecha entre lo que se cree y lo que realmente sucede es enorme. La ciencia ha demostrado que frenar el peso y la obesidad no depende únicamente de la voluntad de cada persona, sino de un abanico muy amplio de factores biológicos, genéticos y ambientales que sí que serán determinantes. Entre las conclusiones del estudio se recogía explícitamente que el sesgo de peso y el estigma pueden promover discriminación y socavar los derechos humanos, los derechos sociales y la salud de las personas afectadas.

Lo malo es que, al parecer, lo que diga la ciencia a la sociedad le toca un pie. El discurso oficial sigue culpabilizando a las personas con sobrepeso y obesidad y las sermonea con la prehistórica cantinela de «come menos y gasta más».

Lo más doloroso es que, además de señalar con el dedo acusador a las personas con obesidad desde los medios de comunicación, en las redes sociales o en el discurso de la calle, en ocasiones también se hace desde los propios entornos sanitarios, por parte de los profesionales. Lamentablemente, a estas alturas de la película, en algunos escenarios todavía se sigue apelando a la responsabilidad individual como principal causa de éxito o fracaso, lo que no hace más que reforzar el estigma social y los estereotipos relativos al peso.

CONCEPTOSAURIO

Culpabilizar del exceso de peso a las personas que lo padecen por no tener fuerza de voluntad.

CAMBIA EL CHIP

Existen numerosos factores biológicos, genéticos y ambientales que sí son determinantes en el sobrepeso y la obesidad.

El estigma del sobrepeso y la obesidad: la gordofobia existe

Un estudio avalado por la Sociedad Española para el Estudio de la Obesidad (SEEDO) y la Sociedad Española de Endocrinología y Nutrición (SEEN) ha analizado más de 34.000 comentarios en Twitter, prensa digital y foros de internet que hacen referencia tanto a personas con obesidad o sobrepeso como a personas que han aumentado de peso sin que ello suponga un estado real de obesidad o sobrepeso.[5]

Estas son algunas de las conclusiones:

- El 76 % de los mensajes de Twitter analizados tienen contenido ofensivo hacia las personas con obesidad y sobrepeso, un porcentaje que asciende al 80 % de los comentarios en hilos de foros, donde abundan los que cosifican a la mujer con obesidad.
- La intención y el contenido de los mensajes varía en función del género de la persona que los lanza. Mientras los hombres son más propensos a emitir mensajes de insulto y descalificación sobre terceros, las mujeres suelen difundir más mensajes de autocrítica y autoinsulto.
- Se observa que el uso del apelativo *gorda* supera en casi el doble al de *gordo,* y el uso de *obesa* triplica al de *obeso.* Por tanto, se percibe una mayor atención sobre el peso y la figura de la mujer que sobre los del hombre.

La polémica: ¿comer es adictivo?

Aunque existe mucha literatura científica que corrobora esta afirmación, continúa siendo objeto de debate y controversia.

Existen sustancias altamente adictivas, como la cocaína o las anfetaminas, que actúan sobre la acción de la dopamina. Teniendo en cuenta que las señales opioides y endocannabinoides también se liberan cuando se consumen alimentos, hay autores que, haciendo analogía con las adicciones a estas drogas, hablan del concepto de *adicción a la comida.*

Se ha observado que, cuando se combina la liberación de la dopamina y los endocannabinoides, el sistema de recompensa del cerebro puede entrar en un bucle de búsqueda y consumo de alimentos placenteros similar al que se da en otras adicciones. Sin embargo, a pesar de que los mecanismos neuroquímicos pueden ser parecidos, la complejidad de los factores genéticos, psicológicos, sociales y fisiológicos que están involucrados en la alimentación hace que el tema sea objeto de debate científico. Aunque la comida puede tener aspectos adictivos para algunas personas, no todas experimentan adicción a la comida y no todos los patrones de alimentación problemáticos son necesariamente adictivos.

Como curiosidad, se ha estudiado que, cuando algunas personas adictas a drogas (opioides exógenos) están en abstinencia, consumen más alimentos azucarados, probablemente para reemplazar la acción de los opiáceos en el cerebro. Incluso se ha sugerido que existe un síndrome de abstinencia para los alimentos altamente palatables. Esto lleva a la aparición de estados depresivos que podrían aliviarse al comer estos alimentos otra vez. El ciclo sin fin.

El invitado especial: el sueño

El sueño no podía faltar en esta fiesta, porque, precisamente cuando falta, se puede liar parda. La evidencia es clara: no dormir lo suficiente, en cantidad y calidad, se asocia con un mayor riesgo de obesidad.

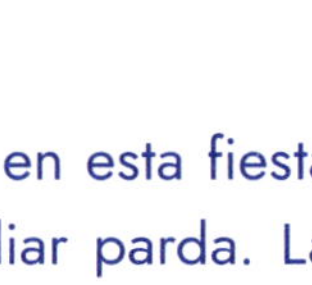

SUEÑO

¿Cuántas horas hay que dormir al día para no favorecer el aumento de peso?

Aunque no hay un número mágico y la cantidad puede variar según la edad y las necesidades de cada persona, se recomienda que los adultos duerman entre siete y nueve horas por la noche para mantener una buena salud en general, incluyendo dentro de esta la prevención de la obesidad.

¡Importante! Además de cantidad, necesitamos calidad. Debemos disfrutar de un sueño ininterrumpido y reparador, es decir, dormir del tirón y como los angelitos.

¿Qué puede pasar si dormimos menos?

Las personas que duermen menos de cinco horas al día tienen muchas más probabilidades de tener sobrepeso u obesidad que las que duermen alrededor de siete horas.

Las personas que duermen menos de seis horas diarias pueden tener un incremento del 25 % de la probabilidad de desarrollar sobrepeso u obesidad, y esta aumenta al 70 % cuando duermen menos de cuatro horas.

¿Cómo influye el sueño en la obesidad y el sobrepeso?

Además de dejarnos arrastrados por la vida, la falta de sueño alimenta la lorza por varias vías:

1. **Las hormonas se alteran.** La falta de sueño puede provocar un desequilibrio en las primas hormonas que regulan el apetito, aumentando la grelina (hambre) y disminuyendo la leptina (saciedad). Sí, estas pobres mensajeras son *unas pupas* y les afecta todo.
2. **Más almacenamiento de grasa.** Se ha observado que no dormir bien altera el metabolismo, disminuyendo el gasto energético en reposo y aumentando la acumulación de grasa. Si esto se mantiene en el tiempo, a largo plazo no hace falta que os cuente qué pasa.
3. **Más estrés.** Cuando tenemos sueño es más probable que vivamos estresados. Y, como a perro flaco todo son pulgas, esto nos puede llevar a comer más (y peor) como mecanismo de afrontamiento. Además, el estrés crónico también puede liberar hormonas como el cortisol, que ya hemos visto que puede influir en la regulación del apetito y en la acumulación de grasa abdominal.
4. **Más ingesta.** Los estudios han demostrado que las personas que duermen menos tienden a darse algún que otro paseo nocturno a la cocina y acaban comiendo más (especialmente alimentos que nos apetecen de madrugada, que no son precisamente brócoli). Estas personas también tienen más antojos y una mayor preferencia por alimentos dulces y salados.
5. **Menos motivación para la actividad física.** Cuando tienes más sueño que un cesto de gatetes, lo normal es

que te falten la energía y la motivación para ponerte las zapatillas. Si el estilo de vida se vuelve más sedentario y se queman menos calorías, el siguiente paso natural es... ¡aumentar de peso!

¿Es verdad que dormir engorda?

¡Mito! Es más bien al contrario. El organismo es capaz de quemar aproximadamente una caloría por kilo de peso y hora de sueño. Conclusión: tener un sueño de calidad y suficiente cantidad nos ayuda a mantener nuestra salud, lo que, junto a otros factores, facilita la pérdida de peso.

Búhos, alondras y genética

Aunque todo lo que hemos visto es verdad, la genética también juega un papel importante en la regulación del sueño y la obesidad. Y, lo que es más, se ha observado que la influencia de los genes en la obesidad puede ser mayor en personas que duermen menos de siete horas por noche en comparación con las que duermen lo suficiente.

Hay genes que influyen en la obesidad y al mismo tiempo en:

- Los cronotipos.
- El ritmo circadiano.
- La saciedad y el apetito.

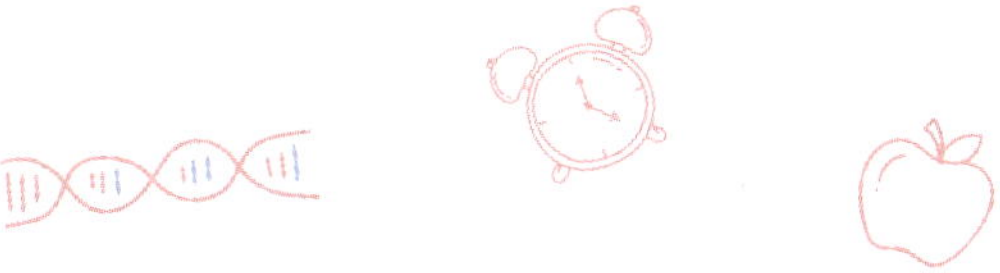

Diferencia entre cronotipos y ritmo circadiano

Los cronotipos del sueño son las preferencias individuales sobre el momento del día en que nos sentimos más alerta o con más sueño. Hay estudios[6] que han demostrado que ser madrugador o noctámbulo tiene una base genética. Es decir, ser búho o alondra depende, en parte, de tus genes. También se ha observado —y esto a algunos no les va a gustar— que los noctámbulos tienen una mayor propensión a la obesidad.

El ritmo circadiano, por otro lado, es nuestro reloj biológico interno. Marca un ciclo biológico de aproximadamente veinticuatro horas que regula los procesos fisiológicos y de comportamiento, incluyendo el sueño y la alimentación. Los genes PER2 y CLOCK regulan el ritmo circadiano, y las variaciones en ellos se asocian con una mayor predisposición a la obesidad y a tener trastornos del sueño.

Tres herramientas y un decálogo para evitar que tu cerebro tenga hambre

Antes de comenzar con las soluciones, es importante recalcar que los milagros solo ocurren en Lourdes o, si me apuras, en Fátima. La triste realidad es que no existen las *llaves mágicas* ni los *trucos infalibles* para evitar que tu cerebro tenga hambre. Desconfía de quien te los proponga.

Por mucho que nos pese, todas las estrategias encaminadas a mejorar nuestra salud deben ser integrales (como el pan) y considerar las cinco partes de nuestro Partenón: mente, alimentación, ejercicio, genética y entorno. Y no nos engañemos, como el Partenón, nuestro cuerpo tampoco se construye en un día. Hacerse con el cuerpo de Adonis lleva su tiempo.

En este apartado abriremos la caja de herramientas y buscaremos cuál es la más útil para cada tipo de hambre (aunque todos los tipos de hambre tienen mucho en común y las herramientas no son excluyentes).

Empezaremos con tres herramientas que pueden ser más útiles para gestionar algunos tipos de hambre en concreto y terminaremos con un decálogo que no solo nos ayudará a que nuestro cerebro no tenga hambre, sino también, y lo que es más importante todavía, a establecer una buena relación con la comida.

Herramientas contra el hambre hormonal: los nuevos fármacos *hackeadores* del hambre

La píldora mágica para *adelgazar* es uno de los más oscuros objetos de deseo de nuestra era. Y, aunque de momento no tenemos milagros, sí hay buenas noticias. En los últimos años, hemos pasado de no disponer de alternativas terapéuticas eficaces para tratar la obesidad a contar con una batería de fármacos que han revolucionado la práctica clínica, el mercado y, de paso, TikTok.

¿A qué viene tanto revuelo? El *hype* se debe a que estos nuevos fármacos han demostrado ser útiles en la pérdida de peso y en el tratamiento de otras enfermedades asociadas, algo que, hasta ahora, parecía de ciencia ficción.

Nos encontramos ante un cambio en las reglas del juego. Pero, aunque estamos de enhorabuena, la cosa tiene mucha miga. Ante tanto ruido mediático es importante, primero, entender cómo funcionan estos fármacos y, después, reflexionar sobre cómo enfocar de la mejor manera posible esta revolución.

#

TRENDING TOPIC
La droga de Hollywood

Celebrities como Lady Gaga, Elon Musk y las mismísimas Kardashian han reconocido públicamente que usan estos fármacos, lo que, sin duda, ha ayudado a generar el *hype* definitivo.

¿Cómo funcionan estos hackeadores del hambre?

Hay personas con obesidad que el mundo juzga como *ansiosas* o *gochas* (con el correspondiente estigma que esto supone) cuando, en realidad, como hemos visto, si comen más de la cuenta es porque en su cerebro hay un *fallo del sistema*. Cuando tenemos hambre hormonal, el cerebro hace oídos sordos a la señal de saciedad. Y si una persona no se siente saciada, lo normal es que siga comiendo. No es su culpa, como veremos en detalle, son sus adipocitos estresados y otros factores los que la están troleando.

Para combatir este efecto, los nuevos fármacos trabajan como *hackeadores* del hambre. Entre otras virtudes, son capaces de regular el apetito enviando la señal de saciedad y estimulando la captación de esa glucosa que nos sobra. Una estrategia que puede ser muy útil, siempre y cuando haya un médico detrás poniendo orden y concierto para prescribirlos a quien realmente los necesita.

¿Cuándo sí y cuándo no se deben usar estos fármacos?

- **Sí.** Son fármacos indicados, o bien para personas con obesidad, o bien para personas con sobrepeso que, en paralelo, presentan otras enfermedades, como la diabetes. Además, es imprescindible que el fármaco se acompañe de un plan diseñado individualmente (una intervención nutricional, un plan de ejercicio físico, terapia psicológica...) para que la pérdida de peso sea sostenible en el tiempo.
- **No.** No son fármacos para compensar los excesos navideños ni para usarlos en la operación bikini para quitarnos esos cuatro o cinco kilos que siempre nos sobran. Además, si los fármacos no se acompañan de cambios en el estilo de vida, se corren varios riesgos. Por ejemplo, al perder peso rápidamente también se puede perder masa muscular, algo que, como veremos, es pan para hoy y hambre para mañana. Si al usar estos fármacos no hay una estrategia conjunta para mantener la masa muscular, será difícil conseguir resultados óptimos y duraderos.

WARNING!

En un estudio que analizó la composición corporal antes y después de usar uno de estos *hackeadores* del hambre, se observó que el grupo perdió unos 18 kg, de los cuales 10,5 kg fueron de masa grasa, 0,5 kg de grasa visceral y 7 kg de masa libre de grasa. Es decir, solo un 60 % de la pérdida de peso fue de grasa.[7]

Fármacos hackeadores *del hambre 1.0*

Las primeras en llegar fueron las moléculas liraglutida y semaglutida, que dieron el salto a la fama porque consiguen pérdidas de peso de hasta un 15 %. Por si hay algún entendido en la sala, comentaremos que son agonistas del receptor de uno de los péptidos del hambre, uno de los repartidores de Amazon con nombre de robot aspirador de los que ya hemos hablado: el GLP-1.

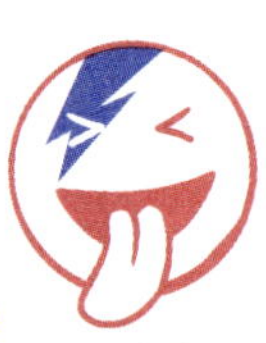

GLP-1

Para los no versados en la materia, ¿todos estos palabros qué significan?

En realidad, es sencillo de entender. Cuando llevamos un rato comiendo y aumenta la glucosa en sangre, en nuestras tripas se empiezan a segregar unas primas hormonas llamadas incretinas. No había otro nombre más feo, ya. Pero el nombre tiene truco. La palabra incretina viene de *intestinal secretion of insulin*. Entre estas incretinas destacan los péptidos GLP-1 y GIP, que actúan sobre el páncreas para liberar insulina cuando se detecta azúcar en sangre, lo que se conoce como *efecto incretina.*

Estos nuevos medicamentos (semaglutida y liraglutida) tienen una estructura muy parecida a las incretinas y son capaces de encajar en sus mismos receptores, como si se tratara de una pieza de puzle. Así, estas moléculas *engañan* a nuestro cuerpo, desencadenando acciones similares a las propias hormonas y propiciando la liberación de insulina.

Por esta capacidad para regular la glucosa comenzaron usándose para tratar la diabetes tipo 2 hasta que, ¡oh, sorpresa!, como en otras tantas investigaciones, se descubrió por casualidad que había algo más: los pacientes que los usaban también perdían peso de manera significativa.

¿Por qué ocurre esto? Porque son un tres en uno: además de estimular la producción de insulina, los *péptidos del hambre* actúan sobre el cerebro, disminuyendo el apetito, y sobre el estómago, enlenteciendo el vaciamiento gástrico. Si el estómago se vacía más despacio, se contribuye a la sensación de plenitud.

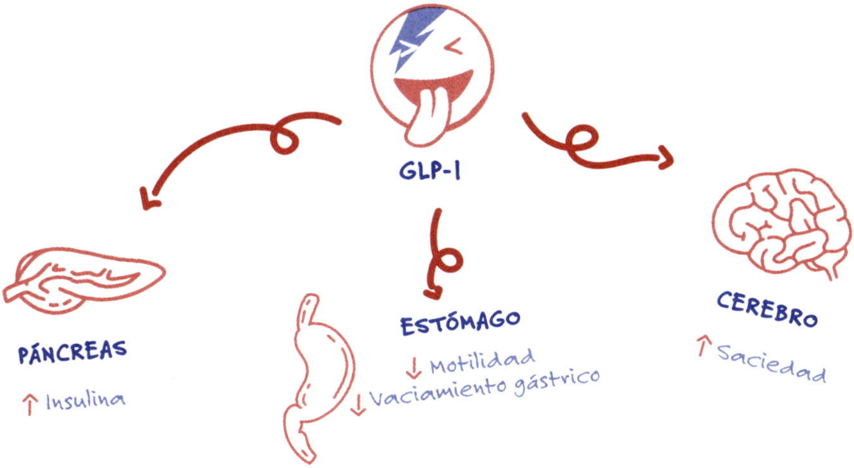

Los famosos *pinchazos*

Aunque las opciones por vía oral van asomando la patita, generalmente los *hackeadores* del hambre se administran mediante inyección subcutánea en el muslo, el abdomen o la parte superior del brazo. Hay fármacos que se administran diariamente y otros semanalmente.

¿Qué más efectos tienen en el cuerpo estos fármacos? Además de regular la glucosa y quitarnos el hambre, los efectos de esta hormona y de los fármacos que la imitan tienden a infinito. Viendo la siguiente gráfica cualquiera podría pensar que estamos ante la píldora mágica que todo lo cura y lo puede. Entre otras cosas, mejora las funciones cerebral, cardiovascular, muscular, ósea y renal, quita el hambre y hace que quememos más calorías. ¿Alguien da más?

Resumiendo, los principales beneficios de estos *hackeadores* son los siguientes:[8]

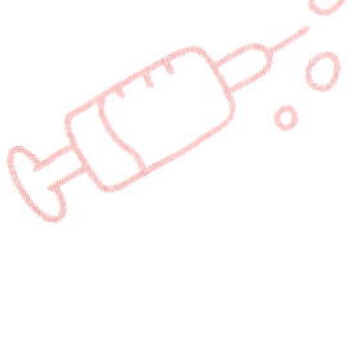

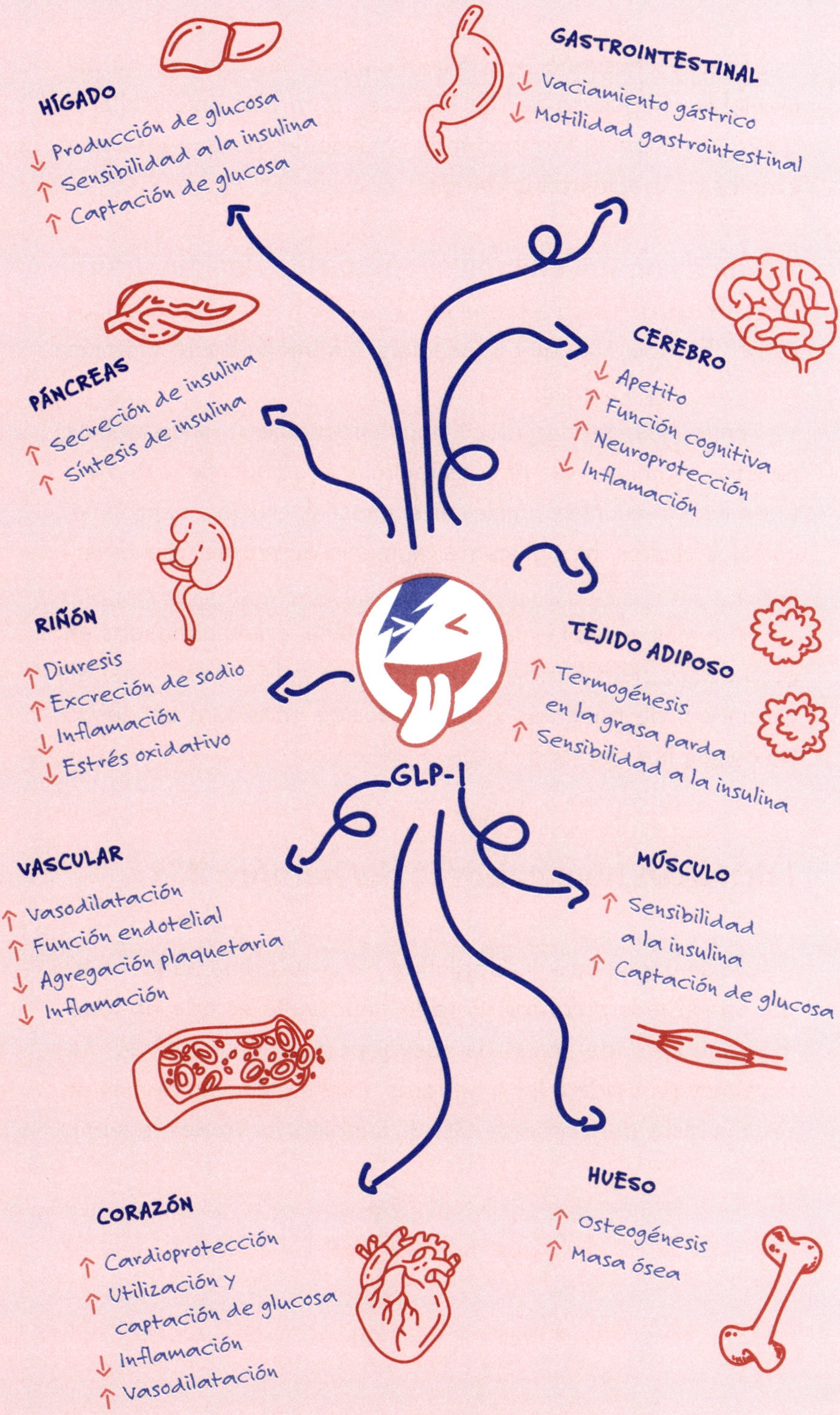
HÍGADO
↓ Producción de glucosa
↑ Sensibilidad a la insulina
↑ Captación de glucosa
GASTROINTESTINAL
↓ Vaciamiento gástrico
↓ Motilidad gastrointestinal
PÁNCREAS
↑ Secreción de insulina
↑ Síntesis de insulina
CEREBRO
↓ Apetito
↑ Función cognitiva
↑ Neuroprotección
↓ Inflamación
RIÑÓN
↑ Diuresis
↑ Excreción de sodio
↓ Inflamación
↓ Estrés oxidativo
TEJIDO ADIPOSO
↑ Termogénesis en la grasa parda
↑ Sensibilidad a la insulina
GLP-1
VASCULAR
↑ Vasodilatación
↑ Función endotelial
↓ Agregación plaquetaria
↓ Inflamación
MÚSCULO
↑ Sensibilidad a la insulina
↑ Captación de glucosa
HUESO
↑ Osteogénesis
↑ Masa ósea
CORAZÓN
↑ Cardioprotección
↑ Utilización y captación de glucosa
↓ Inflamación
↑ Vasodilatación

Parece un sueño hecho realidad, lo sé, pero es fundamental (y obligatorio por ley) que sea un profesional sanitario quien prescriba el fármaco individualmente, porque no están exentos de efectos secundarios.

¿Cuáles son los efectos secundarios de semaglutida y liraglutida? La forma en la que se toleran los fármacos va por barrios. Hay quien los tolera fenomenal, pero también quien no logra acostumbrarse.

Entre los secundarios «muy frecuentes» encontramos náuseas, vómitos, diarrea, estreñimiento, dolor de cabeza... Entre los «frecuentes», malestar estomacal, eructos, flatulencia, cálculos biliares, hipoglucemia, aumento de enzimas pancreáticas...

Además, estos fármacos pueden estar contraindicados en caso de problemas previos de tiroides o enfermedad renal. El carcinoma de páncreas y de tiroides se considera un riesgo potencial. No es moco de pavo.[9]

Fármacos hackeadores *del hambre* 2.0

Tras la semaglutida y la liraglutida llegó su prima, la tirzepatida. Lo sé, más *palabros*. Pero lo importante es que no tenemos que aprendernos nada nuevo, porque funcionan de manera muy parecida a los anteriores. Esta molécula, además de ser agonista del receptor GLP-1, también lo es del receptor GIP.

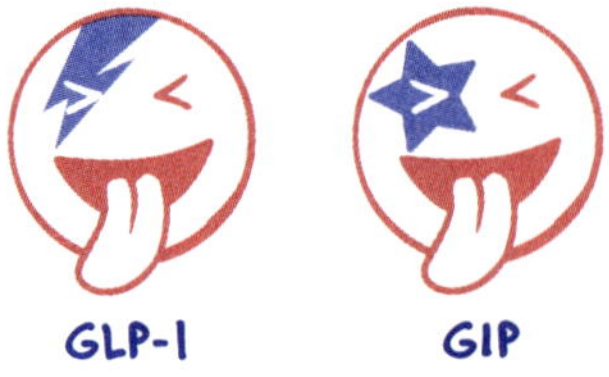

La tirzepatida es una molécula que también se parece a las hormonas incretinas. La novedad es que esta es la combinación de dos hormonas que, mediante un efecto sinérgico, se potencian entre sí. De hecho, la llaman *twincretina*.

Y si la molécula melliza impresiona, en camino está la trilliza: hay más fármacos en estudio como la retatrutida, en este caso no con doble, sino con triple efecto.

¿Qué ventajas tiene la tirzepatida? Se administra una vez a la semana (como la semaglutida) y los efectos en el organismo son similares a los que hemos visto en la gráfica. La ventaja es que, debido a que combina dos moléculas, el fármaco es más potente y se consigue perder más peso.

Hay estudios en los que se ha observado hasta un 25 % de reducción de peso, e incluso más. Resultados que se consideran un éxito, más aún teniendo en cuenta que con la cirugía bariátrica se consiguen reducciones de aproximadamente el 25-30 %.[10]

¿Cuáles son los efectos secundarios de este fármaco? Los efectos secundarios más comunes de la tirzepatida son similares a los de los fármacos saciantes 1.0: náuseas, diarrea, pérdida del apetito, vómito, estreñimiento, indigestión o dolor abdominal, entre otros.

De manera menos frecuente también puede causar efectos secundarios graves, como tumores en la tiroides, incluido el cáncer de tiroides. Otros posibles efectos secundarios son pancreatitis, hipoglucemia, alteraciones en la visión, problemas de vesícula, reacciones alérgicas...

Insisto: los beneficios de la reducción de peso que pueden conseguirse con estos fármacos pueden cambiar la vida de muchas personas, pero no se debe banalizar su uso. Es fundamental que el médico valore individualmente si el paciente es buen candidato, en función de su historia clínica y de sus antecedentes familiares.

#

TRENDING TOPIC

Fármacos *hackeadores* del hambre 3.0: bimagrumab

Bimagrumab es un fármaco en investigación que no actúa como *hackeador* del hambre, sino como un anticuerpo monoclonal (si me lo permitís, dejamos para otro día lo de explicar qué es esto). Lo importante en este caso es saber que la combinación de bimagrumab con los fármacos *hackeadores* del hambre tiene el potencial de reducir la masa grasa y, al mismo tiempo, mantener la masa muscular, algo que, como hemos comentado, es uno de los retos de perder peso rápidamente.

¿Significa esto que tomando este fármaco podemos olvidarnos de hacer ejercicio físico? Negativo. Las superquinas son para quien se las trabaja. La polipíldora natural solo puede conseguirse entrenando, así que el hecho de que un fármaco nos ayude a no perder masa muscular (o a perder menos) no significa que debamos dejar de dar cariño a nuestros músculos.

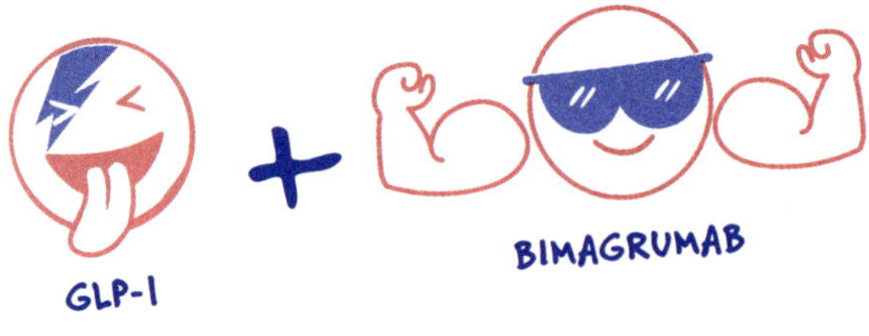

Houston, tenemos un problema

Los *hackeadores* del hambre han llegado para quedarse, planteándonos cuatro desafíos importantes:

- **Precio.** Aquí hay dos melones abiertos: por un lado, el precio de los fármacos para la obesidad no es para todos los bolsillos y, por otro, la sanidad pública no los financia. Esto supone una importante barrera de acceso. Las personas con obesidad merecen la posibilidad de usar todas las herramientas que puedan ser adecuadas para ellos. Estas *rockstars* de la farmacología no se pueden convertir en un tratamiento para ricos cuando sabemos, además, que los condicionantes socioeconómicos tienen una gran repercusión en el sobrepeso y la obesidad.
- **Desabastecimiento.** Al no estar financiados públicamente, los fármacos para la obesidad suelen tener un precio mayor que aquellos para diabetes + obesidad y que sí están financiados. Esto ha llevado a que muchas personas con obesidad hayan solicitado a sus médicos la prescripción de fármacos para tratar diabetes + obesidad. ¿Podemos juzgar este comportamiento? La sociedad ha sentenciado (una vez más) a las personas con obesidad, pero merece la pena reflexionar sobre ello. Estas personas, al igual que las personas con diabetes, merecen el acceso a un tratamiento individualizado si sus necesidades médicas lo requieren. Corresponde a la industria, las instituciones y los mecanismos reguladores poner orden en este asunto.
- **Uso irresponsable.** Es necesario apelar a la responsabilidad individual y a la de los profesionales sanitarios, pero también a una mayor vigilancia por parte de las insti-

tuciones. Debe sancionarse a quien realiza mala praxis: a quien lo prescribe sin motivo, a quien lo vende de forma ilegal o en el mercado negro y a quien lo compra por estos cauces.

* **Desinformación.** Los nuevos fármacos para la pérdida de peso ya forman parte de las conversaciones de barra de bar. Es imprescindible que se haga divulgación de calidad sobre qué son y para quién son estos fármacos con un doble fin. Por un lado, para evitar situaciones de abuso, que no solo contribuyen a generar efectos secundarios y al temido efecto yoyó, sino también a una mala gestión de la relación con la comida. Y, por otro, para que las personas que realmente sean candidatas a usarlos puedan hacerlo de manera que la pérdida de peso sea sostenible en el tiempo.

Nada nuevo bajo el sol

Lamentablemente, este problema no es nuevo. En numerosas ocasiones también se hace mal uso de los ansiolíticos (como diazepam, lorazepam y otros amigos de la familia) y no por ello dejan de ser una herramienta terapéutica útil para quienes los necesitan. Por su parte, Viagra se lleva comercializando desde 1998 y continúa siendo el fármaco más falsificado. El reto, una vez más, está en la comunicación.

Orlistat, el jinete solitario

Aunque este fármaco no es un *hackeador* del hambre, no quería cerrar la botica sin hacer una mención al que hasta hace poco era el único clavo al que agarrarnos para la pérdida de peso: el orlistat. En España comenzó a comercializarse con receta médica, pero desde hace unos años existen presentaciones con la mitad de la dosis que son de venta libre.

¿Cómo funciona? Los ácidos grasos están formados por unas cadenas que en nuestro intestino no se pueden absorber tal cual, sino que hay que cortarlas en trocitos más pequeños con una especie de tijeras (algo similar a lo que ocurre con el almidón). Si las tijeras del almidón eran unas enzimas llamadas *amilasas,* las tijeras de los lípidos son las *lipasas.* Esos trocitos pequeños de grasa son los que se pueden absorber (y después acabar en nuestras chichas). Orlistat es capaz de bloquear esas tijeras para que no puedan cortar los ácidos grasos. El resultado es que no se absorbe hasta un tercio de las grasas ingeridas, que se eliminan por las heces.

¿El problema? Que toda la grasa que no se absorbe acaba saliendo de manera aceitosa. Resumiendo, y por no entrar en detalles escatológicos: te puedes ir por la patilla con heces líquidas y grasientas sin poder controlarlo, incluso con un pedete. Además, en algunos casos se han observado problemas de mala absorción de nutrientes y fármacos que se disuelven en la grasa y que también se pueden acabar eliminando aunque no queramos.

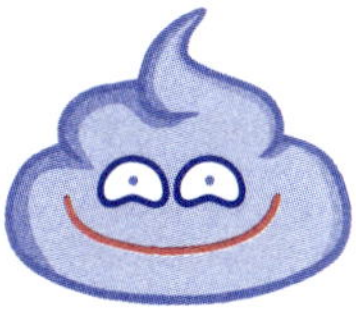

Herramientas contra el hambre hedónica: alimentación consciente o *mindful eating*

Como sabemos, el hambre emocional y el hambre ambiental están gobernadas por el copiloto caprichoso y se pueden agrupar dentro de lo que conocemos como *hambre hedónica*. Entrenar el cerebro mediante la estrategia de la alimentación consciente puede ser útil para luchar contra este tipo de hambre.

Aunque así, de primeras, el *mindful eating* nos puede sonar al último delirio de una *instagrammer* zen, en realidad surge a partir de la filosofía de la atención plena, que es una práctica milenaria en muchas religiones, como el budismo.

A lo largo de la historia, la práctica de la atención plena ha ayudado a miles de personas a desarrollar las habilidades necesarias para controlar el dolor crónico, la depresión, los problemas para dormir o la ansiedad. Desde hace unos años se ha convertido también en la piedra angular de un nuevo enfoque para la alimentación.

¿Qué es y qué no es la alimentación consciente?

Comer de manera consciente, prestando atención a lo que hay en nuestro plato, no tiene nada que ver con contar calorías, carbohidratos, grasas o proteínas. Y lo más importante: el propósito de comer conscientemente no es perder peso, aunque es muy probable que las personas que sigan estas estrategias, como consecuencia de todos los cambios que llevan asociados, mejoren su composición corporal.

Las dietas tradicionales suelen estar basadas en reglas férreas y son más bien una dictadura nutricional (dicen qué comer y qué no, cuánto, cómo y cuándo comer...). El fin último de una dieta tradicional es conseguir resultados específicos y medibles, como la pérdida de peso. La atención plena, en cambio, es una estrategia que está más orientada al proceso en sí que al resultado final. Y que, por supuesto, puede ser complementaria a una intervención nutricional basada en la evidencia científica, como las que veremos en el siguiente capítulo.

Sin un cambio de comportamiento, cualquier dieta es inútil.

¿Qué dice la ciencia sobre el mindful eating*?*

A pesar de que el nombre suena muy *happy flower,* la alimentación consciente es una práctica que cuenta con abundante respaldo científico. Los estudios de intervención[11] han demostrado que puede ser eficaz para gestionar el hambre emocional y los atracones.

Ahora bien, una cosa es *gestionar el hambre* y otra *adelgazar.* Los estudios no han demostrado consistentemente que las estrategias de atención plena conduzcan a la pérdida de peso. Esto puede deberse a que, en las investigaciones, dentro de la intervención de atención plena no se incluía la educación sobre alimentación saludable. Es decir, eran estudios en los que se ha conseguido mejorar las formas, pero no el fondo. Por eso es importante tener en cuenta todas las partes del Partenón.

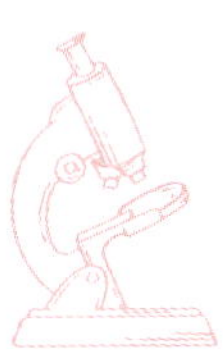

WARNING!

La alimentación consciente es un complemento que no debe reemplazar a los tratamientos tradicionales, especialmente en los casos en los que existe un desequilibrio neuroquímico, ya que puede ser un desencadenante de los trastornos de la conducta alimentaria (TCA).

Diez pasos para practicar la alimentación consciente

Aunque necesitamos más estudios para definir qué comportamientos constituyen una práctica de alimentación consciente eficaz, la mayoría de las intervenciones nutricionales basadas en el *mindful eating* siguen unas pautas comunes. Muchas de ellas las recogen en la Escuela de Salud Pública de Harvard:

1. **Consulta con tu hambre.** Sí, el hambre te habla. De hecho, si le prestas atención, te habla por los codos. Aplica los criterios que ya hemos descrito para diferenciar el hambre-hambre del hambre hedónica. ¿Cuándo comiste por última vez? ¿Sientes punzadas de hambre? ¿Notas un ligero dolor de cabeza? ¿Es hambre de lentejas o de patatas fritas? ¿Tienes un antojo porque has visto un alimento concreto y ahora te apetece? Si el hambre es de lentejas y ha llegado la hora de comer, vamos con el paso dos.

2. **Pantallas fuera.** La buena (o mala) noticia es que toda esa pila de wasaps, correos electrónicos y menciones en redes sociales que te hacen liberar cortisol seguirán ahí esperándote una vez que hayas terminado de comer. Pon el móvil en modo avión y tómate tu tiempo para relajarte y disfrutar de la comida sin interrupciones. Además del móvil, las pantallas en general (televisión, *tablets*...) nos pueden distraer del objetivo, que es concentrarnos en el momento y disfrutar de la comida.
3. ***Bendice la mesa* a tu manera.** Tu abuela tenía razón. El tradicional concepto de *bendecir la mesa* es más necesario que nunca, ya sea desde el punto de vista espiritual o desde el terrenal. Se suele recomendar dedicar un momento a valorar y agradecer el esfuerzo necesario para producir y preparar la comida que llega a la mesa. Pero en este mundo somos muchos y muy variopintos, así que, si ese no es nuestro rollo, simplemente podemos establecer algún ritual que nos ayude a parar, aparcar los mil frentes en los que tenemos ocupada la mente y ser más conscientes de que ha llegado el momento de comer.
4. **Sirve raciones moderadas.** Aquí van tres trucos para *moderar* las raciones que puedes empezar a implementar hoy mismo.
   * **Congela por raciones.** Así, al descongelar, tendrás la ración perfecta, evitarás comer en exceso y también el desperdicio alimentario.
   * **Sirve los platos en la cocina** y no lleves la fuente a la mesa para evitar seguir picando.
   * **Usa un plato pequeño para que las raciones parezcan más grandes.** Es un viejo truco que sigue siendo útil.

5. **Pon tus cinco sentidos en el acto de comer.** Cuantos más sentidos le pongas a la comida, más consciente serás de lo que estás comiendo. Toma nota del aspecto, los aromas, las texturas, los sabores y los sonidos de tus alimentos.

Mientras comes, recuerda que existen cinco sabores básicos e intenta determinar cuál estás sintiendo (o cuáles, porque en ocasiones pueden ser varios a la vez): umami, amargo, dulce, salado o agrio.

Observa la textura: ¿es crujiente o cremosa? Prestar atención a la textura de cada bocado puede ayudar a mejorar la experiencia. Hay estudios en los que se ha observado que texturas viscosas, como la que se consigue con el *porridge* o la avena, mejoran la saciedad.

6. **Come despacio y con pequeños bocados.** Masticar bien los alimentos tiene muchas ventajas, como, por ejemplo, alargar la duración de la comida. Si el proceso de comer es lo suficientemente largo, da tiempo a que nuestras primas hormonas, las mensajeras de Amazon, lleguen al cerebro desde el sistema digestivo y nos avisen de que ya estamos llenos y no hace falta seguir comiendo. A su vez, la masticación contribuye a liberar algunos de los famosos *péptidos del hambre* y algunas enzimas en la saliva que también favorecen la saciedad.

En resumen: si no masticamos lo suficiente y comemos muy rápido, no nos sentiremos saciados. De hecho, hay evidencia de que las bebidas o la comida que se toma en forma líquida, que no se mastican y pasan a nuestro digestivo de manera casi inmediata (como sopas o batidos), son menos saciantes que los sólidos.

¿Trucos para comer despacio? Hay estrategias que, en principio, pueden ser útiles para ralentizar el ritmo, como masticar un número determinado de veces o dejar los cubiertos en el plato entre bocado y bocado. Sin embargo, en el medio-largo plazo, lo ideal es que interioricemos un ritmo pausado en la comida sin necesidad de estar pendiente de estos detalles, que pueden llegar a obsesionarnos y distraernos del objetivo principal.

7. **No comas a ciegas.** Se han realizado experimentos con personas comiendo *a ciegas,* sin saber cuánta cantidad comían. El resultado es que estas personas comieron más, pero no se saciaron más.

   Sin necesidad de vendarnos los ojos, todos hemos comprobado esto cuando comemos directamente de una bolsa o de un envase. Si, por ejemplo, empezamos a comer anacardos directamente de un bote, es probable que no seamos conscientes de qué cantidad estamos comiendo y nos llenemos menos. Sin obsesionarnos, es importante seleccionar las raciones e intentar ceñirnos a ellas.

   Un truco un poco *guarrete:* aunque esto te vaya a sonar extraño, para las personas que tienen dificultades para valorar la ingesta real (piensan que comen menos de lo que en realidad comen) puede ser útil dejar sobre la mesa los platos de los entrantes o los envoltorios de los alimentos. Tener *los restos* sobre la mesa es una prueba de que ya hemos comido una cantidad determinada. Si recogemos los platos sucios cada cinco minutos y traemos nuevos platos repletos, es como si empezáramos otra vez de cero.

8. **Menos opciones, menos tentaciones.** Acordaos de la última vez que estuvisteis en el cóctel de una boda. Normalmente, la primera vez que un camarero nos ofrece una croqueta nos lanzamos hacia ella cual flecha. Si tenemos hambre, la segunda y la tercera vez que pasen con la bandeja puede que también enganchemos alguna croqueta más. Pero, cuando el camarero pasa con la cuarta bandeja

de croquetas, es probable que digamos «no, gracias» y esperemos a que llegue otro seductor canapé de los veinte que hay en el menú, para ir haciendo *tics mentales* y asegurarnos de que los hemos probado todos. La cuestión es que si el cóctel fuera de croquetas y de dos aperitivos más, comeríamos menos. Es más apetecible comer veinte aperitivos diferentes que repetir siete veces cada aperitivo.

Algo similar ocurre en los bufés. ¿Cuánta gente desayuna a diario un simple café con tostadas y, sin embargo, en un bufé sale rodando? Tener a mano más opciones y además tan disponibles (no tienes ni que prepararlas tú mismo) fomenta la ingesta.

¿Más ejemplos cotidianos? Cuando comemos *snacks*. Si estamos viendo un partido y abrimos una bolsa de patatas fritas, es probable que comamos menos cantidad que si tenemos cuatro o cinco bolsas diferentes abiertas a la vez para *guarrear*. Unos poquitos nachos, unos poquitos ganchitos, unos poquitos gusanitos y unas palomitas de maíz nunca hicieron daño, ¿verdad?

9. **Llena el tanque al 80 %.** Lo ideal es dejar de comer cuando notas que estás lleno sin llegar a esa sensación de «ya no puedo más». Sentirnos llenos más o menos al 80 % es la señal para parar en buen momento.

10. **No te saltes comidas.** Salvo que estés realizando alguna intervención nutricional controlada basada en el ayuno intermitente o similares, pasar demasiado tiempo sin comer, por dejadez o por un desorden en los horarios, puede aumentar el riesgo de tener hambre feroz más adelante. Esto puede llevarnos a elegir alimentos más rápidos, más

facilones... y menos saludables. Tener una rutina aproximada para las comidas reduce estos riesgos.

Hambre Dragon Khan: cuatro trucos para bajarnos de la montaña rusa

Aunque aún no sabemos a ciencia cierta cómo funciona el Dragon Khan de la glucosa, sí sabemos que hay formas para reducir los azúcares simples en la dieta y así suavizar la montaña rusa. Estas son cuatro de ellas:

* **Cuida tu desayuno.** Es hora de borrar del mapa el tradicional *desayuno de los campeones* y similares. El desayuno que nos han vendido como saludable, es decir, leche con cacao azucarado, bollería, cereales y zumito, nos hace superar la cantidad diaria recomendada de azúcar antes de habernos quitado el pijama. El desayuno no es necesariamente la comida más importante del día, pero meternos en el Dragon Khan de buena mañana tampoco es buena idea. En la montaña rusa del azúcar uno sabe cuándo entra, pero no cuándo sale.
* **Más fibra.** Aumenta el consumo de cereales integrales, frutas en su forma entera, hortalizas, legumbres, frutos secos y alimentos altos en fibra en general. La fibra, además de ser saciante, forma un gel en nuestras tripas que *estorba* la absorción del azúcar y hace que el pico de glucosa sea más lento. Aumentar el porcentaje de proteínas también puede ser interesante, porque aumenta la saciedad.
* **Menos azúcar.** Limita o evita los azúcares simples, como el azúcar libre (el azúcar blanco, el moreno, la panela, los

siropes, la miel...) y los alimentos que contienen azúcar añadido, como los dulces. Evita especialmente los refrescos azucarados, zumos y, por supuesto, bebidas alcohólicas, porque, además del extra energético que te llevas para el cuerpo, cuando el azúcar está disuelto en un líquido pasa más rápidamente a sangre. Es como si le metiéramos un doble *looping* a nuestro Dragon Khan particular.

* **Más ejercicio físico.** El ejercicio favorece que el músculo capte glucosa y reduce indirectamente los picos del Dragon Khan.

#

TRENDING TOPIC
¿Un chupito de vinagre de manzana reduce la curva de azúcar?

Las modas nutricionales también evolucionan. Si hace unos años lo petaban los remedios *antigrasa*, ahora es el turno de los remedios *antiazúcar.* En las redes sociales es tendencia enchufarse un chupito de vinagre de manzana antes de comer para reducir el pico de azúcar en sangre. Antes de empezar, y esto vale para cualquier ámbito, desconfía de todo remedio demasiado sencillo que prometa grandes bondades.

¿Qué consigue y qué no consigue el vinagre de manzana?

* **Sí.** Bloquea, aunque solo en parte, la acción de la enzima que descompone en azúcares simples los hidratos de carbono complejos (los que están en la pasta, arroz, patata, pan...). Es decir, bloquea la tijera que separa los azúcares que están de la manita formando cadenas de almidón. Si se bloquea parcialmente la enzima, conseguimos que el almidón se convierta en glucosa más despacio. Además,

el vinagre de manzana puede ralentizar el vaciado gástrico. Esto quiere decir que la comida llega más tarde al intestino, se alarga el proceso de digestión y el azúcar no se absorbe tan rápidamente.

- **No.** No evita el pico alto de glucemia cuando se consumen azúcares simples como los dulces o los refrescos. El *truco* solo funciona cuando las comidas contienen hidratos de carbono complejos. ¡Ah!, y, en cualquier caso, como el bloqueo de la enzima es parcial, la reducción de la curva siempre será moderada.

Conclusión

- El ser-humano-cotidiano, dado que no tiene problemas para digerir los hidratos de carbono complejos, se puede ahorrar el chupito de vinagre y vivir feliz.
- En personas con diabetes que deben vigilar la curva de glucosa, este tipo de trucos con eficacia anecdótica pueden desviar el foco de las herramientas que realmente son necesarias para evitar los picos de azúcar en sangre: alimentación, ejercicio y tratamientos.

Salvo que no lo toleres bien, tomarte un chupito de vinagre no tiene nada de malo. Pero la clave para controlar la glucemia no está en tomar chupitos de vinagre, sino en consumir alimentos ricos en fibra, aumentar las proteínas, evitar o limitar los alimentos con azúcares simples y practicar ejercicio físico. Milagros, los justos.

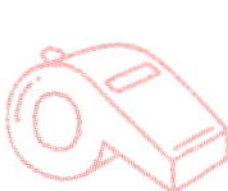

Y ahora vamos con las herramientas generales que pueden ayudarnos en todo momento, independientemente del tipo de hambre que nos asole.

Decálogo para gestionar el hambre y tener una buena relación con la comida

1. Querido diario...

Tendemos a infravalorar lo que nos metemos entre pecho y espalda. Como ejercicio inicial, registrar lo que comemos (por ejemplo, durante una semana o durante algunos días, incluyendo festivos) puede ser útil para ayudarnos a tener un punto de partida y estimar correctamente nuestra ingesta. Al anotar lo que comemos, a veces nos damos cuenta de que es más de lo que pensamos.

Además de nuestras comidas, escribir en un diario las emociones asociadas puede ayudarnos a identificar patrones y conexiones entre lo que comemos y cómo nos sentimos. Revisar nuestras notas, por ejemplo, semanalmente, nos ayudará a ser más conscientes, a identificar áreas de mejora, a celebrar las pequeñas y grandes victorias y, sobre todo, a comprometernos con nuestros objetivos.

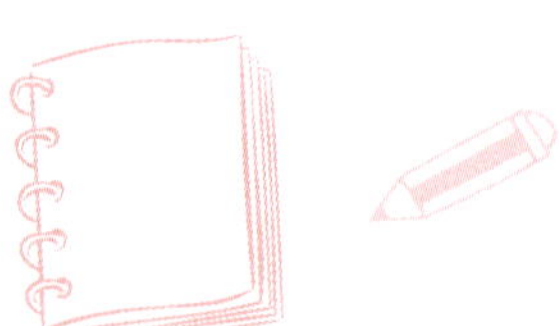

2. Querida lista de la compra...

Lo diré una y mil veces: la buena alimentación empieza en el carrito de la compra. Evita tener en casa alimentos altos en calorías, azúcares y grasas (y otros *zorromostros* ultraprocesados en general) que te tienten desde la cocina una y otra vez. Lo que no se tiene a mano no se come.

¡En ningún caso hablamos de prohibición! Pero la vida ya nos coloca en demasiadas situaciones que nos incitan a comer peor como para meter al enemigo en la nevera. El lunes alguien traerá a la oficina bollos del pueblo, el martes será el cumpleaños de un compañero, que también traerá dulces o invitará a unas cañas tras el trabajo, el miércoles tendremos una comida con un cliente en un restaurante, el jueves, un *afterwork* en un bar, el viernes, como todo el mundo sabe, es para *pizza* y peli, los sábados toca cenita con amigos... y el domingo se santifica con una paella familiar y sus correspondientes extras.

Un día por otro, siempre habrá extras. Escribir el diario te ayudará a ser consciente. Ya se sabe que quien evita la tentación evita el pecado (san Ignacio de Loyola *dixit*).

3. Estrategias para no atracar la nevera

Antes de salir corriendo hacia la cocina, debemos parar un segundo a reflexionar sobre nuestras emociones y las señales físicas que estamos sintiendo. Es el momento de recordar las claves para diferenciar el hambre-hambre del hambre hedónica y preguntarnos si realmente nuestro cuerpo necesita combustible o si lo que tenemos es *hambre de dopamina*.

Si detectas que tu cerebro te la está jugando, respira. ¡Ya sabes lo que está ocurriendo ahí dentro! Tienes al copiloto caprichoso deseando echar gasolina. Es el momento de que el copiloto responsable tome el control, pero ¿cómo?

Identifica el tipo de hambre

¿Es hambre-hambre?

¡A comer!

¿Es hambre hedónica?

Busca dopamina alternativa y técnicas de distracción.

1. En el trabajo

Levántate a dar un pequeño paseo (al aire libre, mejor), charla con alguien, bebe agua, toma infusiones, café, masca chicle...

2. En casa

Haz ejercicio físico, practica técnicas de relajación, medita, escucha música, toca un instrumento, pinta o dibuja, habla con alguien de tu núcleo duro o grupo de apoyo.

El plan es engañar al copiloto caprichoso, a esa *hambre de dopamina,* mediante actividades saludables que también generen neurotransmisores y sustancias placenteras sin necesidad de recurrir a la comida. Es decir, tenemos que buscar la dopamina y las endorfinas en otra parte. La ciencia nos dice que el ejercicio físico y las técnicas de relajación (como la meditación) son muy buenas formas de liberar tensiones y mejorar el estado de ánimo.

OK. Entiendo que lo último que te apetece cuando el hambre emocional llama a tu cerebro y te quieres comer esa vaca por los pies es echarte a correr o ponerte zen. ¿Qué más podemos hacer?

* **En la oficina.** Si el hambre emocional te pilla trabajando y no estás para ponerte en la posición del loto, *relax,* no está todo perdido. Hay técnicas de relajación más sencillas y discretas que puedes realizar sin moverte de tu silla en pocos minutos. Además, puedes cortar el impulso levantándote a dar un pequeño paseo (si puede ser al aire libre, mejor), hablando brevemente con alguien de confianza, yendo a la máquina de café, bebiendo infusiones, agua o agua con gas. Como curiosidad, hay estudios en los que se ha observado que mascar chicle es un modo efectivo de reducir el estrés, la ansiedad e incluso el apetito.[12]
* **En casa.** Si el hambre hedónica te pilla en casa y tienes algo más de tiempo, prueba a practicar alguno de tus *hobbies,* como leer un libro o una revista a la que lleves tiempo queriendo meter mano. Escucha música, ponte tu *playlist* favorita para cantar a grito *pelao,* toca un instrumento si tienes esa habilidad (está demostrado que libera dopamina), pinta o dibuja si eso te relaja..., o simplemente intenta cortar ese impulso haciendo cualquier otra actividad que relegue la comida a un segundo plano. Como vamos a ver enseguida, hablar con tu *núcleo duro* o con alguna persona de tu grupo de apoyo en estos momentos también puede ayudarte.

4. Sigue los pilares de la dieta

Comer bien no solo es bueno para la salud física, sino también para el coco: mejora el estado de ánimo y reduce el impulso de ceder ante el hambre emocional. Así que, ponte cómodo, porque en el siguiente capítulo vamos a dar todas las claves cuando hablemos de *los pilares de la dieta.*

5. ¡Muévete!

Del mismo modo que llevar una alimentación saludable puede reducir el impulso de comer por diferentes causas, la actividad física y el ejercicio pueden ser estrategias disuasorias y preventivas para el hambre.

¿Qué hace el ejercicio?

* Contribuye a equilibrar los mecanismos que regulan la relación hambre-saciedad.
* Ayuda a controlar el peso y así reduce el hambre hormonal por *desbarajustes* en los adipocitos.
* Aumenta el bienestar emocional y, como consecuencia, reduce las sensaciones negativas que empujan al piloto caprichoso a comer.
* Refuerza la autoestima a medida que vamos cumpliendo retos y nos ayuda a comprometernos con la causa. En otras palabras: las buenas sensaciones que se consiguen con el ejercicio nos disuaden de pifiarla comiendo lo que sabemos que no nos hace bien.

6. Aprende a gestionar el estrés y el sueño

Ya hemos visto que vivir estresado y con sueño son dos aliados del hambre y, como consecuencia, del sobrepeso y la obesidad.

Ofrecer técnicas para gestionar el estrés y el sueño en profundidad escapa a los objetivos de este libro, pero puedes encontrar información y herramientas rigurosas en estas fuentes:

- *En tiempos de estrés, haz lo que importa: una guía ilustrada*. OMS.[13]
- *Your Guide to Healthy Sleep (Tu guía para un sueño saludable)*. National Institutes of Health (NIH).[14]

En cualquier caso, como siempre, mi consejo es que, si no consigues gestionarlo o directamente el problema te supera, pidas ayuda a un profesional.

7. Habla con tu núcleo duro

Es probable que tu familia y tus amigos no sean conscientes del reto al que te enfrentas y debas hablar con ellos para explicarles que necesitas su apoyo. Contar con un núcleo duro cercano con el que puedas hablar de tus emociones y tus batallas frente al hambre será de gran ayuda.

Tu núcleo duro será para ti un espacio seguro donde expresarte sin ser juzgado. Ellos te ayudarán a identificar los desencadenantes del hambre, te ofrecerán alternativas y actividades para manejar el estrés (que pueden ser tan sencillas como charlar o dar un paseo) y te ayudarán a comprometerte. Al igual que ocurre en los grupos de apoyo, saber que hay personas que te quieren y que están dispuestas a apoyarte te motivará a perseguir tus metas.

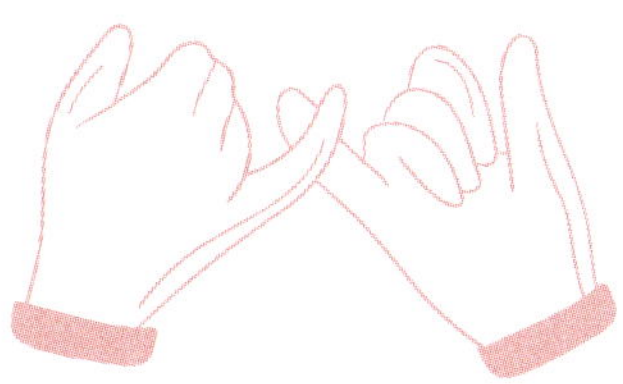

WARNING!

Es importante reconocer que no todas las familias brindan el apoyo emocional necesario. Si sientes que tu entorno familiar es contraproducente para tus objetivos, aprender a establecer límites es crucial. No tiene nada de malo priorizar tu bienestar y buscar ese núcleo duro en otros lugares, como en tu círculo de amigos o en grupos de apoyo. Recuerda que mereces rodearte de personas que te sostengan.

8. Encuentra tus partners in crime

Cuando éramos jóvenes nuestros padres nos taladraban para que nos rodeáramos de *buenas compañías*. Y la realidad es que, si tus amigos fumaban e iban de botellón, tú también tenías más papeletas para acabar haciéndolo.

Puede que ya no tengas acné, pero esto sigue funcionando igual: si te rodeas de *buenas compañías*, es probable que tu plan para mejorar tu salud tenga más éxito. ¡Busca a tus *partners in crime*! Si en tu entorno (familia / amigos / compañeros de trabajo) solo encuentras *yonquis de la dopamina,* apúntate a clases o actividades en grupo en las que puedas conocer gente nueva con tus mismos intereses (deporte, baile, salidas al campo...). ¿Te gusta el pádel y no tienes compañeros? Hoy hay incluso aplicaciones móviles para buscar pareja en deportes de raqueta. No hay excusa.

9. Pide ayuda a un profesional sanitario

Aunque esto ya te lo sabes, si sientes que no puedes controlar el hambre y esto afecta a tu salud física y mental, no puedo cerrar el decálogo sin recordar que siempre es buena idea acudir a profesionales como psicólogos, psiquiatras, nutricionistas, titulados en ciencias de la actividad física y el deporte, y otros profesionales sanitarios especializados en trastornos alimentarios.

El objetivo principal de las intervenciones psicológicas debe ser ayudar a las personas a realizar cambios que sean sostenibles en el tiempo, que promuevan la autoestima positiva y la confianza. Todo orientado no a la pérdida de peso, como se venía haciendo de manera tradicional, sino a mejorar la salud, el funcionamiento y la calidad de vida.

10. Únete a un grupo de apoyo

Dentro de las herramientas y estrategias que ofrecen los profesionales sanitarios, los grupos de apoyo pueden ser de gran ayuda. Favorecen la conexión social y las nuevas amistades, algo muy interesante para evitar el aislamiento y la soledad. Sentirte arropado y formar parte de un grupo fomenta la autoestima.

Estos grupos son gasolina para la motivación y para el aprendizaje. En ellos se comparten estrategias y recursos que ayudan, por ejemplo, a manejar el estrés y la ansiedad, a controlar los antojos y a mejorar la percepción que uno tiene de sí mismo. Además, la pertenencia a estos grupos genera una sensación de compromiso con la causa y de rendición de cuentas que puede ser positiva.

CERVANTES *DIXIT*

«En las desventuras comunes se reconcilian los ánimos y se estrechan las amistades.»

Los trabajos de Persiles y Sigismunda

LAS OCHO REGLAS DE ORO
para evitar que tu cerebro tenga hambre

1. **Desconfía de tu cerebro:** puede hacer que sientas hambre aunque estés saciado.
2. **Vigila tu estrés:** el estrés libera cortisol, que es responsable del hambre emocional.
3. **Evita tener ultraprocesados en casa:** despiertan tu dopamina, que es el neurotransmisor del deseo.
4. **Desayuna *sugarfree:*** evitarás esas montañas rusas de glucosa en la sangre que despiertan el hambre.
5. **Considera los nuevos fármacos *hackeadores* del hambre como una herramienta** en el tratamiento de la obesidad y recuerda que no son para perder esos cuatro kilos de más.
6. **Prueba la alimentación consciente o *mindful eating,*** una estrategia interesante para prevenir el hambre emocional.
7. **¡Duerme como un bebé!** Dormir entre siete y nueve horas al día ayuda a prevenir la obesidad.
8. **No te sientas culpable:** la obesidad no se debe a la falta de voluntad, sino a factores biológicos, genéticos y ambientales.

2.

Vives inflamado y tu microbiota está REVOLUCIONADA

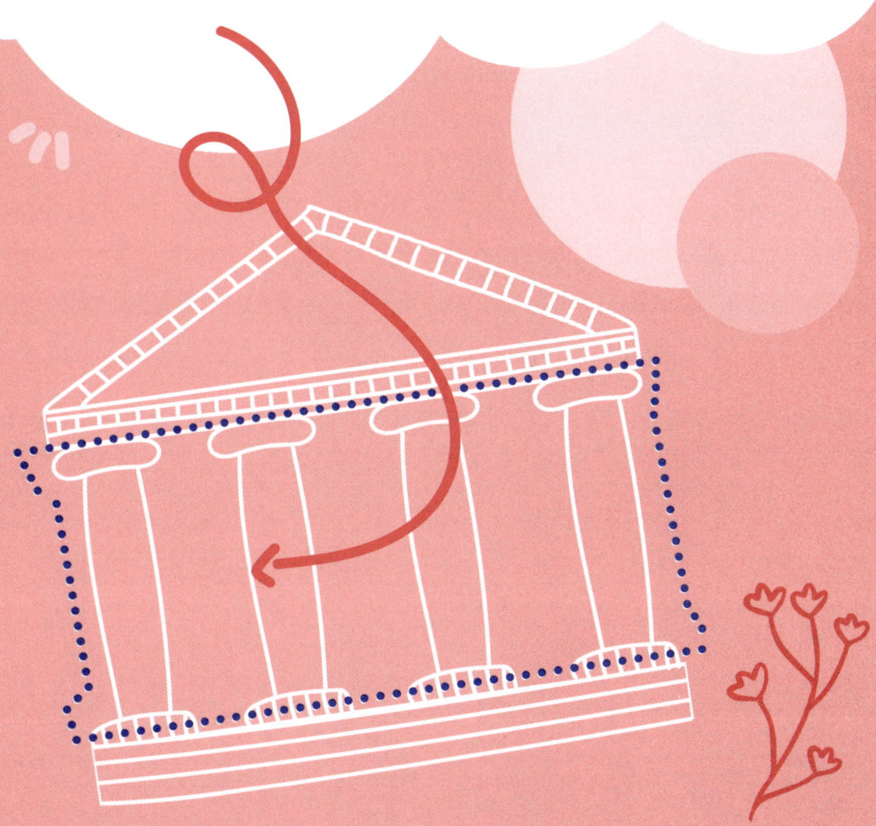

Visto el frontón de nuestro Partenón, el cerebro, ahora vamos a poner la lupa en algo más mundano: nuestras tripas. Ha llegado la hora de hablar de la inflamación y, como invitada especial, la microbiota. Dos conceptos poco populares hasta hace un telediario, pero que ahora están a la orden del día.

¿Cómo conseguimos que nuestras tripas estén en orden? Al final de este capítulo encontrarás *los pilares de la dieta,* que sostienen nuestro Partenón. Se trata de una propuesta de intervención nutricional para que los adipocitos y las bacterias buenas estén contentos.

Este capítulo ha sido elaborado gracias a la inestimable colaboración de la doctora Pilar Esteban, quien ha dedicado generosamente mucho de su preciado tiempo para ilustrarme y pasar revista a cada uno de los adipocitos y bacterias que pululan por estas páginas.

Érase una vez la tripa: explicación para un niño de diez años

Imagina que vas a un concierto de rock donde han vendido más entradas de las que permite el aforo. La gente está apiñada y no cabe un alfiler en la carpa principal. La organización del concierto, desbordada, no sabe dónde ubicar a tanta gente y monta otra carpa, justo al lado, para meter a los que no caben. Cuando se les llena la segunda carpa, montan otra más..., pero no es suficiente, porque el problema es que sigue entrando gente y no hay espacio para todo el mundo.

A medida que pasa el tiempo, todas las carpas están petadas y empieza a ser difícil respirar. Falta oxígeno. El agobio sigue creciendo. Desde la organización han contratado a más personal, que intenta pasar entre el público ofreciendo bebidas y repartiendo abanicos. Pero, con tanta gente, no pueden hacerse hueco. Es imposible llegar a ciertas partes de la carpa. La gente tampoco consigue llegar a las barras y tiene sed.

El ambiente del concierto va cogiendo un tono peligroso. Algunas personas acaban subiéndose encima de los altavoces en busca de un poco de espacio. Pero los altavoces no están pensados para soportar ese peso y el concierto se empieza a escuchar mal. De hecho, el sonido es tan malo que llega a ser desagradable para los oídos. Suenan los primeros silbidos y gritos a la organización pidiendo que arregle la situación. Alguien llama a la policía. Más tensión.

Empiezan las broncas y las peleas; solo era cuestión de tiempo. La organización tiene que llamar a los antidisturbios, que, cuando llegan, se infiltran entre la multitud con sus pelotas de goma, sus gases lacrimógenos y sus perros policía. Vienen a poner orden, pero se lía parda. Con tanto follón, los antidisturbios no pueden distinguir quiénes son los buenos y quiénes los malos, y acaban pegando mamporros hasta al propio personal de la organización. La situación es violenta y caótica.

Algo así es lo que sucede cuando una persona acumula *en sus carnes* más y más y más adipocitos de lo normal. Incluso cerca de los órganos (los altavoces). Al adipocito, que es uno de los inocentes asistentes al concierto, lo aplastan, se asfixia y se estresa. Pasa de estar en un lugar tranquilo, donde principalmente se almacena grasa, a tener que lanzar señales de SOS al sistema inmunitario, la policía del cuerpo humano, para que envíe a los antidisturbios a restaurar el equilibrio.

El problema es que los antidisturbios, nuestro sistema inmunitario, con tanto follón, no distinguen entre lo que es bueno o malo. Solo intentan restaurar la paz, aunque sea de forma agresiva y castigando a células que no lo merecen. En esto precisamente consiste la archiconocida *inflamación*. Y, si el caos se mantiene en el tiempo, *SPOILER*, puede terminar en tragedia. Si quieres saber si algún adipocito acaba muerto, tendrás que seguir leyendo.

Cinco razones por las que la inflamación influye en el sobrepeso y la obesidad

Hablar de inflamación está de moda, pero ¿qué es realmente?

Aunque todo lo *inflamatorio* tiene muy mala prensa, en realidad, la inflamación es una respuesta natural y positiva que tiene nuestro cuerpo para protegernos y repararnos ante posibles lesiones o infecciones. Como cuando nos hacemos un corte en la piel y el sistema inmune acude para *curarnos* o cuando pillamos la gripe y el sistema inmune se moviliza para que no dure más de la semana de rigor.

El problema llega cuando no hablamos de una agresión puntual por una herida o un virus, sino que hay un daño constante en el interior de nuestras tripas y la inflamación se cronifica. Si eso ocurre, se produce una especie de estado de alarma silencioso, que poco a poco revoluciona nuestro interior y que, con el tiempo, puede dar la cara en forma de alteraciones metabólicas como la diabetes o la obesidad.

Estas son cinco maneras en las que la inflamación y el aumento de peso están íntimamente relacionados:

1. **El adipocito nace, crece, se multiplica, se estresa y aparece la inflamación.** Esto ocurre porque la acumulación excesiva de grasa hace que los adipocitos se aplasten unos a otros, les falte oxígeno, se estresen y empiecen a descontrolarse.
2. **Esta inflamación puede afectar los centros de control del apetito en el cerebro.** Se alteran los niveles de hormonas reguladoras del apetito, como la grelina y la leptina. Y ya sabemos que, cuando no nos sentimos saciados, comemos más.
3. **La inflamación también puede desencadenar resistencia a la insulina.** Cuando la inflamación crónica daña las células, estas no pueden responder adecuadamente a la insulina. Si no podemos regular bien la glucosa en sangre, podemos almacenar más grasa.
4. **Además, si la inflamación persiste en el tiempo, puede generar estrés en muchos órganos y tejidos.** Básicamente, el sistema inmune se cansa de trabajar. La

cosa se complica, porque no solo estamos alterando el metabolismo, sino que, al debilitarse el sistema inmune, pueden aparecer otras enfermedades e incluso algunos tipos de cáncer.

5. **Finalmente, la inflamación revoluciona la microbiota intestinal.** Las desgracias nunca vienen solas y nuestras bacterias también van a sufrir los daños colaterales de la inflamación. La inflamación puede alterar la composición y la función de nuestras bacterias intestinales y terminar afectando a cómo hacemos la digestión, cómo metabolizamos los nutrientes y cómo se regula el peso corporal.

Toda esta cadena de desgracias empieza cuando no cuidamos al adipocito, nuestro protagonista incomprendido.

Protagonista: el adipocito

El cuerpo humano está compuesto por una increíble colección de células. Podemos imaginarlas como cromos de futbolistas, cada una con su función y su personalidad única.

Si las neuronas son las células *listas* y los miocitos, como luego veremos, las células *deportistas,* los adipocitos son las células *grasas,* las que forman el tejido adiposo. Son las células de los michelines, las de las chichas, las de las lorzas. Las que todo el mundo abandonaría sin mirar atrás. Las células a las que hacemos *bullying*.

Hoy estamos aquí para intentar darle la vuelta a esta terrible injusticia. En lugar de despreciarlas, es hora de conocerlas mejor y valorar su papel en nuestra salud.

Los adipocitos son el patito feo de las células. Ha llegado el momento de cambiar el cuento.

Tipos de adipocito

Hasta hace poco solo se hablaba del adipocito blanco (o adipocito *feo*). Pero resulta que adipocitos hay más de uno: el blanco y el marrón.

Adipocito blanco: el patito feo

El adipocito *feo,* en realidad, de feo no tiene nada. Es más, tiene cinco superpoderes:

- Almacén de grasa por si vienen las vacas flacas.
- Aislante térmico para que no tengamos frío.
- Amortiguador, para proteger los órganos al más puro estilo *airbag*.
- Reparador de tejidos, alias taller mecánico.
- Servicio de mensajería. Entre todas las funciones del adipocito, su servicio prémium consiste en enviar mensajes e instrucciones a otros lugares del cuerpo gracias a las primas hormonas. En este caso, hay primas hormonas divinas, como la leptina (recordemos, la hormona de la saciedad) o las adiponectinas, que regulan la glucosa en sangre, protegen el sistema cardiovascular o tienen propiedades antiinflamatorias.

  La mala noticia es que, si el tejido adiposo se nos va de las manos y en el centro logístico de Amazon reina el caos, las primas hormonas pueden llevar mensajes equivocados (o no llevarlos) y poner nuestro cuerpo patas arriba.

Lo que pasa en Las Vegas se queda en Las Vegas. Lo que pasa en los michelines afecta a todo el cuerpo.

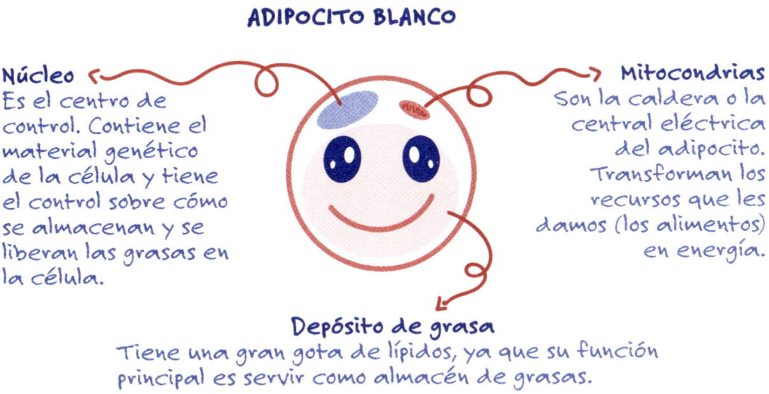

ADIPOCITO BLANCO
Núcleo
Es el centro de control. Contiene el material genético de la célula y tiene el control sobre cómo se almacenan y se liberan las grasas en la célula.
Mitocondrias
Son la caldera o la central eléctrica del adipocito. Transforman los recursos que les damos (los alimentos) en energía.
Depósito de grasa
Tiene una gran gota de lípidos, ya que su función principal es servir como almacén de grasas.

Adipocito marrón: el primo de Zumosol

Durante muchos años se pensó que el adipocito marrón era un tipo de grasa que solo estaba en los recién nacidos para regular la temperatura corporal y que desaparecía en la edad adulta. Pero hace poco, en un giro inesperado de los acontecimientos, se descubrió que el adipocito marrón no solo sigue estando presente en los adultos, sino que, además, ¡sorpresa!, funciona como uno de los más oscuros objetos de deseo para los humanos: es un auténtico *quemagrasas*.[15]

¿Qué diferencia hay entre un adipocito blanco y uno marrón?

Como veíamos en la ilustración anterior, un adipocito blanco normalmente está *invadido* por una gran gota de lípidos con algunas mitocondrias. Su primo, el adipocito marrón, es diferente: está salpicado de pequeñas gotas de lípidos y tiene una gran densidad de mitocondrias. Tanta mitocondria hace que, en lugar de blancos, estos adipocitos sean más oscuros o marrones. Además, los depósitos de tejido adiposo marrón, también llamados *grasa parda,* tienen muchos vasos sanguíneos. Podríamos decir que los adipocitos blancos son un cerdito, y los marrones, un jabalí: a pesar de ser parientes, son muy distintos.

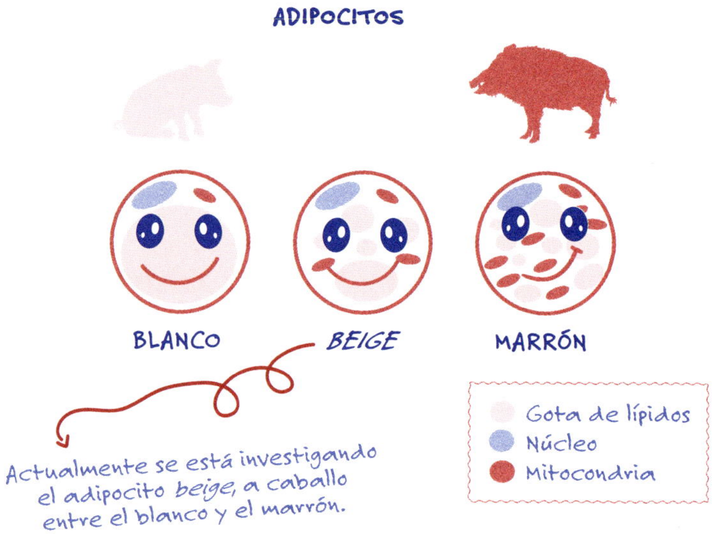

¿Por qué se dice que los adipocitos marrones son quemagrasas?

Porque, como decíamos, tienen muchas mitocondrias que funcionan como calderas o centrales energéticas, capaces de generar calor y consumir más energía. Por tanto, si tenemos muchos adipocitos marrones, puede aumentar el gasto energético basal (la cantidad de calorías que quemamos en reposo).

¡Y al revés! Se ha observado que el gasto de energía en las personas con obesidad es mucho más lento que en una persona sin obesidad, porque no está activado el tejido adiposo marrón, que es el que disipa la energía en forma de calor.

Batoquinas: el servicio prémium del adipocito marrón

Del mismo modo que el tejido adiposo blanco libera a la sangre unas hormonas reguladoras llamadas adiponectinas, el tejido adiposo marrón libera batoquinas. Se llaman así porque, en inglés, *tejido adiposo marrón* se traduce como *brown adipose tissue,* también conocido como *BAT*. Las batoquinas tienen un efecto positivo en el sistema cardiovascular y —ahora viene lo mundialmente interesante— podrían desempeñar un papel importante en el descubrimiento de nuevas terapias para ayudar a tratar la obesidad. Estaremos atentos.

Dime dónde vives y te diré qué adipocito eres

El tejido adiposo blanco es más común y lo encontramos por todo el cuerpo. Sobre todo debajo de la piel (tejido adiposo subcutáneo), en zonas como el abdomen, los muslos, las nalgas, los brazos y alrededor de los órganos internos (tejido adiposo visceral), como el hígado, los riñones y el corazón.

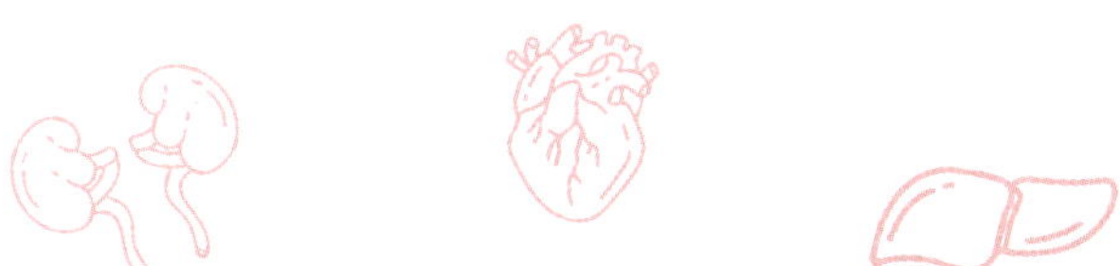

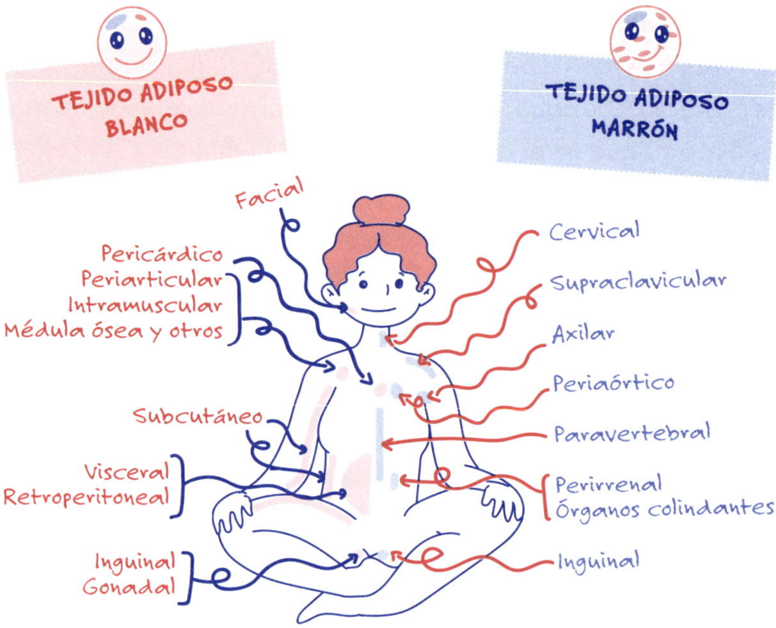

BREAKING NEWS!
Es posible fabricar adipocitos marrones

Has leído bien. ¡El patito feo se puede transformar en cisne! A este proceso se le llama *browning* (no confundir con el postre de chocolate). El *browning,* por simplificar, consiste en que podemos jugar a ser Jesucristo y hacer algo parecido a convertir el agua en vino bueno. Solo que con ciencia en lugar de milagros y grasa en lugar de vino (no todo va a ser tan poético).

Estas son cinco posibles formas de activar el tejido adiposo marrón:

- **Exposición al frío.** ¡Y no hace falta que nos metamos en el congelador! Un cambio en la temperatura ambiental de 24 a 19-17 °C puede ser suficiente para aumentar la cantidad de grasa parda. Así que... ¡baja un poco ese termostato!

- **Ejercicio físico.** Tenemos un motivo más para ponernos las zapatillas. El ejercicio físico es bueno para todo..., ¡incluso para generar adipocitos marrones!
- **Alimentos.** En estudios en animales[16] se ha observado que consumir algunos alimentos con mentol, capsaicina, cúrcuma o cafeína podría activar los adipocitos marrones. Se necesitan más estudios para confirmar que esto también ocurre en humanos.
- **Fármacos.** La grasa parda abre un nuevo universo de posibilidades terapéuticas. Investigando cuáles son los mecanismos del *browning,* es decir, cuáles son las teclas que tenemos que tocar para transformar un tipo de adipocito en otro, podríamos descubrir nuevas dianas terapéuticas y nuevos tratamientos para la obesidad.
- **Ayuno.** Aunque es necesario investigar más sobre este punto, algunos estudios[17] muestran cómo durante el ayuno el cuerpo podría activar el tejido adiposo pardo como parte de un mecanismo para generar calor y mantener la temperatura corporal.

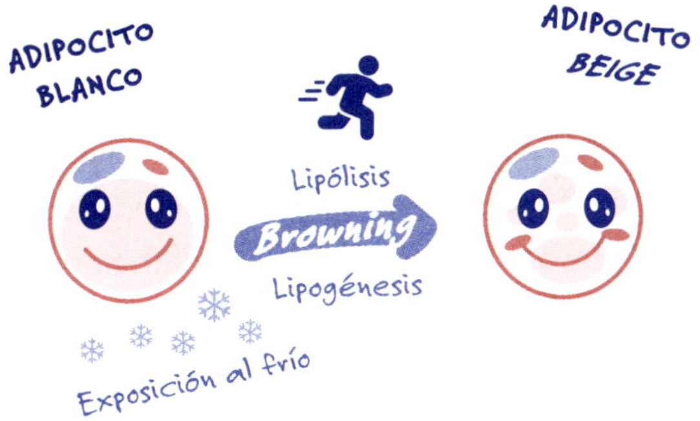

TRENDING TOPIC
Suplementos activadores del BAT

En Internet hay mil y un anuncios sobre suplementos activadores del BAT (ya sabemos, *brown adipose tissue* o tejido adiposo marrón). Soy consciente de que tomar granos del paraíso o pimienta de cocodrilo puede sonar más *cool* (y más cómodo) que hacer ejercicio físico o bajar el termostato, pero de estas dos últimas formas de activar el tejido adiposo marrón sí que hay mucha evidencia científica. Por ahora, los fármacos y suplementos tendrán que esperar.

¿El calor y el clima influyen en la obesidad?

Del mismo modo que el frío estimula la grasa parda, las altas temperaturas bloquean su actividad y se empieza a pensar que las calefacciones altas y la falta de actividad al aire libre podrían ser parte de lo que se denomina *ambiente obesogénico* de nuestra sociedad.

Por otro lado, en el estudio *di@betes* se demuestra una asociación entre la obesidad y la temperatura ambiental en la población española. En las zonas donde la temperatura ambiental es mayor, la prevalencia de obesidad, diabetes y resistencia a la insulina también es más alta.[18]

Adipocito en llamas: por qué la inflamación se relaciona con el sobrepeso y la obesidad

Una vez hechas las presentaciones, veamos ahora en detalle qué papel juega el adipocito en el apasionante mundo de la inflamación y su relación con el sobrepeso y la obesidad.

El adipocito nace, crece, se multiplica, se estresa y aparece la inflamación

Cuando acumulamos más energía de la que utilizamos, porque comemos más de lo que gastamos, el adipocito se empieza a agobiar porque *no le cabe tanta grasa.* Para gestionarlo, toma medidas con nombres de hermanastra de cuento Disney: *hiperplasia* e *hipertrofia.*

- La hiperplasia consiste en que aparecen más adipocitos. La familia crece.
- La hipertrofia consiste en que los adipocitos aumentan de tamaño y van ensanchando todo lo que dan de sí para poder almacenar más grasa, como un globo que se hincha... ¡hasta incluso mil veces su tamaño!

Cuando los adipocitos aumentan en número y tamaño, empiezan las complicaciones. En el ejemplo inicial del concierto, donde los asistentes estaban apiñados y pisándose unos a otros, comentábamos que la organización intentaba darles agua y abanicos para hidratarlos y refrescarlos. Del mismo modo, en el tejido adiposo aparecerán vasos sanguíneos y estructuras fibrosas para dar soporte y mantener a los adipocitos bien alimentados y oxigenados.

La pregunta es: ¿hasta cuándo puede nuestro cuerpo alimentar y mantener *en forma* estas nuevas estructuras? Cuando una persona es joven, lozana y practica ejercicio físico, lo tiene más fácil. Pero, a medida que envejecemos, resulta cada vez más complicado mantener bien oxigenado el tejido adiposo. Por este motivo hay personas jóvenes con exceso de grasa que pueden estar *metabólicamente sanas,* pero, como dice la canción, *nada es para siempre*. Y, por eso, como veremos al final de este capítulo, la ciencia nos dice que *las personas con obesidad metabólicamente sanas* o *fat but fit* no existen.

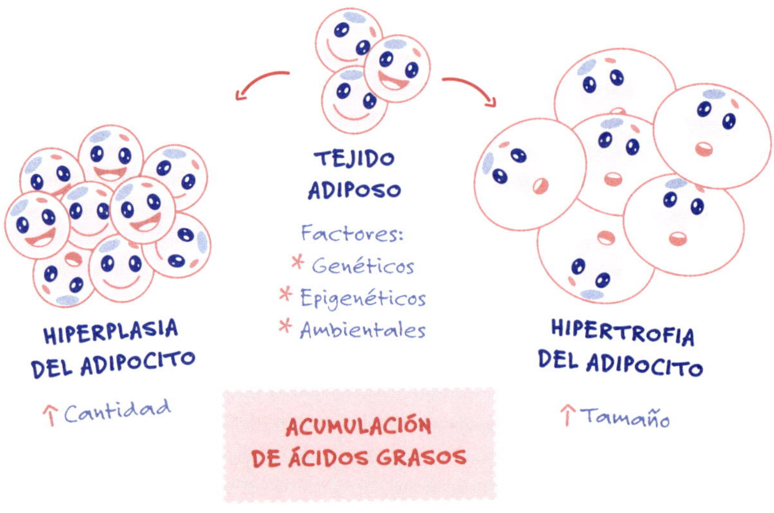

Si los adipocitos siguen aumentando en número y tamaño, empiezan las tensiones físicas y emocionales. Tensiones que aparecen, literalmente, porque los adipocitos están apiñados y a reventar.

Aquellos adipocitos que vivían tan tranquilos y que, gracias a su servicio prémium de mensajería, te ayudaban a mantener tus sistemas a punto, pasan a ser víctimas, porque les estamos haciendo un *bullying* permanente.

Es la guerra y ellos solo buscan sobrevivir. Primero se estresan y lanzan mensajes de SOS. Después gritan y se vuelven más agresivos. Finalmente se instaura el caos. Aparece lo que en términos médicos se conoce como *inflamación crónica de bajo grado:* una especie de estado de alarma silencioso que revoluciona nuestro interior sin que nos demos cuenta hasta que da la cara con enfermedades metabólicas varias.

La inflamación puede afectar los centros de control del apetito en el cerebro

Los adipocitos estresados envían estos mensajes de SOS a nuestro cerebro y a nuestro sistema inmunitario a través de otras primas hormonas mensajeras que fabrican ellos mismos: las adipoquinas. Dos de las adipoquinas más importantes son la leptina y la adiponectina.

1. **Aumenta la leptina.** La leptina, la hormona de la saciedad, es una vieja conocida de la que venimos hablando desde el primer capítulo. Los adipocitos felices fabrican leptina cuando ya hemos comido en la cantidad suficiente para mandar la señal al cerebro de que estamos saciados.

   En cambio, en algunas personas con obesidad se ha observado que la leptina puede alcanzar valores cuatro veces mayores que en las personas que no tienen obesidad. Esto, que en principio nos pa-

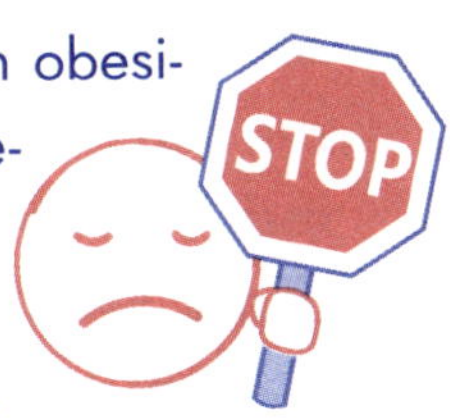

LEPTINA

recería buena idea porque *nos saciaría más,* en realidad no lo es, porque desencadena un estado de resistencia a la leptina. Es decir, la prima hormona mensajera llega a su destino, pero no puede entregar su mensaje porque no le abren la puerta.

La resistencia a la leptina hace que la gran mayoría de las personas con obesidad tenga un apetito exagerado. Y esto provoca otro proceso con nombre, ya no de hermanastra, sino directamente de bruja: *hiperfagia.*

2. **Disminuye la adiponectina.** La adiponectina es la *vigilante de la grasa.* Algo así como Pamela Anderson en *Los vigilantes de la playa,* pero con otro traje de baño.

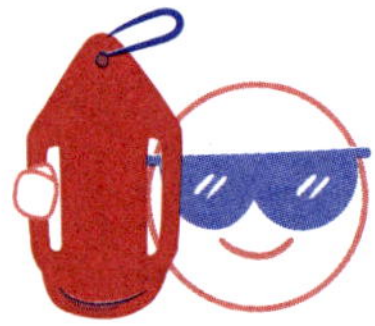

ADIPONECTINA

Los adipocitos felices fabrican adiponectina y la envían al mundo para que realice un montón de funciones maravillosas: regula el metabolismo, ayuda a controlar los niveles de azúcar en sangre, previene la resistencia a la insulina, promueve la quema de grasa, ayuda a tener un peso saludable, protege los vasos sanguíneos, reduce el riesgo de enfermedades cardiovasculares y tiene propiedades antiinflamatorias. Vamos, la joya de la corona.

Pero, en algunas personas con obesidad, en cambio, se ha observado que los niveles de adiponectina suelen ser más bajos, lo que puede acarrear problemas como resistencia a la insulina, inflamación crónica o enfermedades cardiovasculares. El verdadero drama es que, a medida que el tejido adiposo aumenta, nuestra Pamela Anderson se deja ver menos.

PRINCIPALES PROCESOS EN LOS QUE EL TEJIDO ADIPOSO PARTICIPA SEGREGANDO VARIAS ADIPOQUINAS

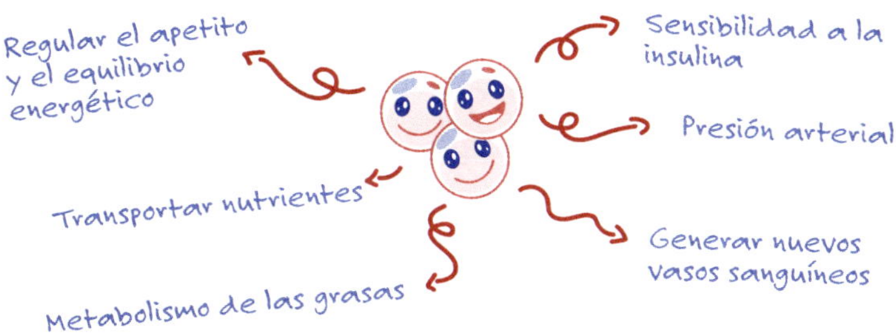

La inflamación puede desencadenar resistencia a la insulina

Una teoría muy aceptada propone que, cuando hay un exceso de grasa (concretamente de grasa visceral) y los adipocitos se alteran, podemos desarrollar resistencia a la insulina. Esto ocurre por varias causas, pero por ahora nos centraremos en dos:

* **Bajos niveles de adiponectina.** Como hemos visto, cuando el adipocito está feliz y los niveles de adiponectina son adecuados, las células de los tejidos son más receptivas a la insulina. Esto significa que son capaces de utilizar la glucosa de manera más efectiva y de mantener sus niveles en sangre más estables. Todo va como un reloj.

  Sin embargo, en algunas personas con obesidad y bajos niveles de adiponectina, puede que las células del cuerpo no respondan muy bien a la insulina y se produzca la llamada *resistencia a la insulina,* que es la antesala de la diabetes.
* **Daño en los tejidos.** La inflamación provoca que se liberen unas sustancias agresivas (como los radicales libres, de los que vamos a hablar a continuación) que causan un

daño en muchos tejidos y órganos inocentes que hasta entonces vivían tan tranquilos.

¿Y esto qué tiene que ver con la resistencia a la insulina? Mucho. Ya vimos que la insulina es la llave que abre la puerta de las células para que la glucosa entre y se pueda utilizar como fuente de energía (ver p. 46). Pero, si el tejido muscular y los órganos están dañados, puede que la puerta se cierre o esté atascada y la llave no pueda abrirla. En este caso también puede aparecer la resistencia a la insulina.

La inflamación acaba en muerte y destrucción

Al inicio del capítulo advertimos que, para saber el desenlace del caos en el concierto de rock, había que seguir leyendo. Pues bien, ha llegado la hora del fin: nuestro pobre adipocito está en crisis y a punto de irse al otro barrio.

Las tres causas mortales del adipocito:

1. **Sobrecarga en la mitocondria.** Como hemos aprendido, las mitocondrias son esas calderas o centrales eléctricas capaces de quemar la energía que hay dentro de la célula. Cuando los adipocitos están a tope de grasa, tensionados, con las mitocondrias a punto de explotar, no son capaces de quemar los ácidos grasos de manera eficiente, porque no dan abasto.

   ¿Qué ocurre si las mitocondrias no dan abasto?

   * Se acumula la grasa en los adipocitos, contribuyendo al sobrepeso y la obesidad.
   * Se altera la función normal de los adipocitos, que no pueden secretar las primas hormonas correctamente.

* Esta sobrecarga mitocondrial también puede estar relacionada con la inflamación crónica de bajo grado que se observa en la obesidad.

2. **El círculo vicioso de los radicales libres.** Esta es la secuencia que acaba en muerte y destrucción del adipocito:

    * En una persona con obesidad, a medida que los adipocitos almacenan más grasa, se liberan moléculas inflamatorias que funcionan como señales de SOS para que el sistema inmunitario venga a poner orden.
    * Los macrófagos, nuestra policía antidisturbios, acuden raudos al rescate, se infiltran en los tejidos y se zampan a los malos o a partículas extrañas, como adipocitos muertos o dañados.
    * Mientras hacen su trabajo, los propios macrófagos y otras células del sistema inmune liberan más moléculas inflamatorias. Más leña al fuego.
    * Además, tanto los adipocitos como las células del sistema inmune generan radicales libres. Los radicales libres son directamente Satanás: moléculas muy agresivas que dañan las células y tejidos.
    * Tanto radical libre suelto provoca un estrés oxidativo que daña las células del tejido adiposo, del sistema circulatorio y de otros órganos cercanos. Y, como decíamos, también puede aumentar la resistencia a la insulina en tejidos más lejanos, como el músculo y el hígado.

Y así se cierra un círculo vicioso. Cuanto más estrés oxidativo y más inflamación haya en los adipocitos, más células del sistema inmunitario acudirán al rescate y más radicales libres se generarán, lo que disparará la inflamación más todavía. La abuela de las pescadillas que se muerden la cola.

Estrés oxidativo

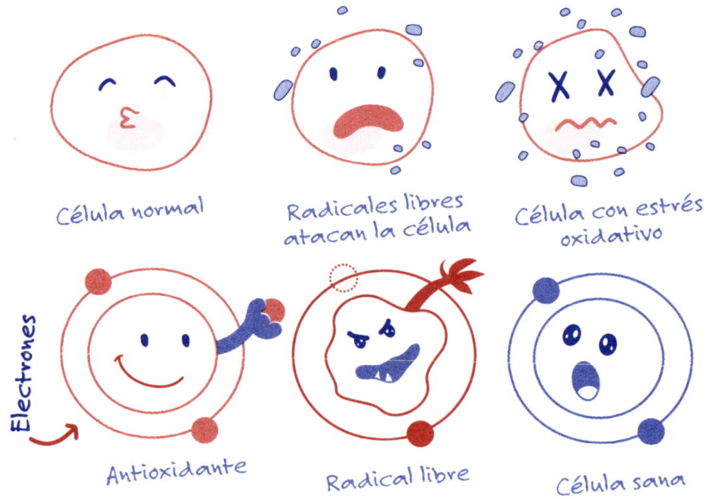

3. **Falta de oxígeno.** Pasan los días y uno de los principales problemas es que todos los vasos sanguíneos que nacieron para alimentar y oxigenar a los adipocitos no llegan a todo y se ven sobrepasados. Tras la hiperplasia (más número de adipocitos) y la hipertrofia (un adipocito más grande) aparece la tercera en discordia: la *hipoxia*. Es decir, no hay suficiente oxígeno para alimentar a los adipocitos y los pobres se van asfixiando poco a poco.

Muerte y destrucción del adipocito

¿Cuánto tiempo pueden sobrevivir los pobres adipocitos sobrecargados, estresados y asfixiados?

Cuando el adipocito no puede con su vida y su comportamiento empieza a ser un peligro público, muere por apoptosis, una función automática de nuestro cuerpo que nos protege aniquilando células potencialmente dañinas. *A priori* esto podría parecernos una bendición: muerto el adipocito, se acabó la lorza. Pero nada más lejos de la realidad. Cuando el adipocito muere, el sistema inmunitario, la policía del cuerpo humano, tiene que redoblar esfuerzos para retirarlo y hacer un levantamiento de cadáver.

¿Qué es la apoptosis? Imagina una empresa que se asegura de que solo los mejores empleados estén en el equipo y va despidiendo o prejubilando a los que no son tan buenos o se hacen mayores. Eso es la apoptosis.

¿Te parece drástico? Pues es la realidad, se los carga sin mirar atrás. La apoptosis también se llama *muerte celular programada*. Es un protocolo interno de nuestro organismo para eliminar células dañadas que no tienen salvación antes de que provoquen algún problema, como que generen radicales libres o alteren las hormonas. Es importante que este mecanismo de autocontrol funcione como un reloj, porque si una célula dañada no realiza la apoptosis podría continuar dividiéndose sin restricción y acabar derivando en un tumor.

Estos policías se lo toman muy en serio y acordonan la zona en modo *CSI Las Vegas*. Delimitan un espacio con forma de corona bordeando al adipocito muerto, al que acuden más células inflamatorias. Se genera un microambiente hostil e inflamatorio en torno al cadáver. En resumen, la policía hace su trabajo, entra a poner orden y retirar el cuerpo..., pero la que se lía alrededor es buena.

Ir levantando cadáveres y tener que luchar en ese ambiente tan tenso todo el día es muy cansado. Al final, la policía se agota de tanto trabajar y nuestro sistema inmunológico se resiente. El hecho de que la obesidad y la inflamación crónica pongan en jaque a nuestro sistema inmunológico de manera continua puede hacer que aparezcan otras enfermedades.

Adipocitos cada vez más afectados

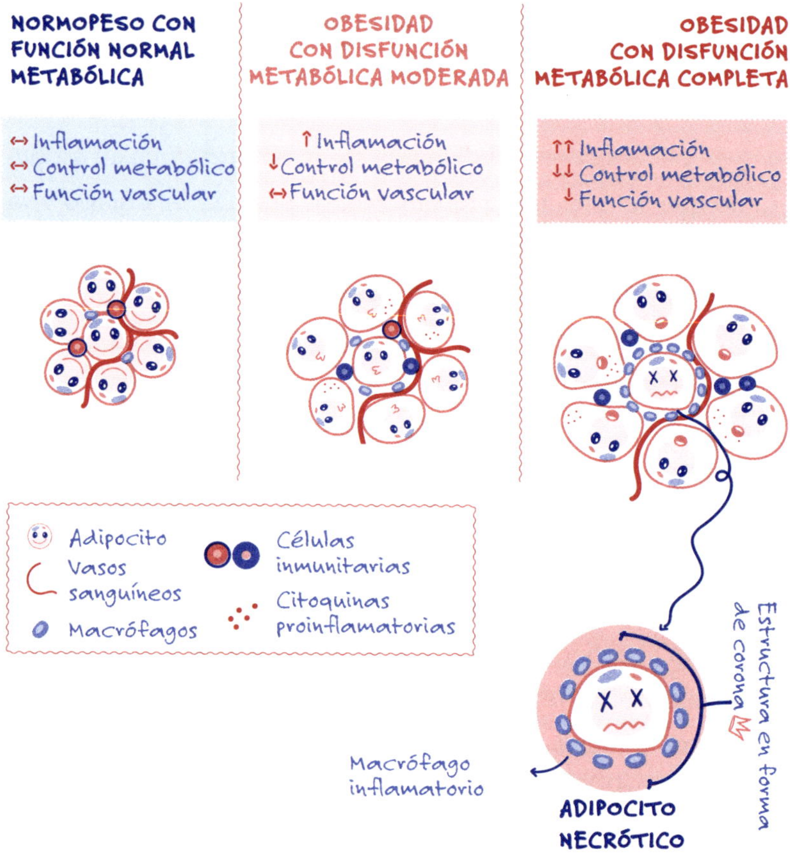

El viaje del adipocito al más allá

Podríamos decir que «a adipocito muerto, adipocito puesto». Pero, cuando hay tanta grasa que literalmente no cabe bajo la piel (en los michelines), empieza el viaje al más allá. Los adipocitos exploran nuevos territorios, echan un ojo al mercado inmobiliario y deciden hacerse un chalet en sus PAU favoritos: el hígado, el páncreas, el corazón, el músculo esquelético...

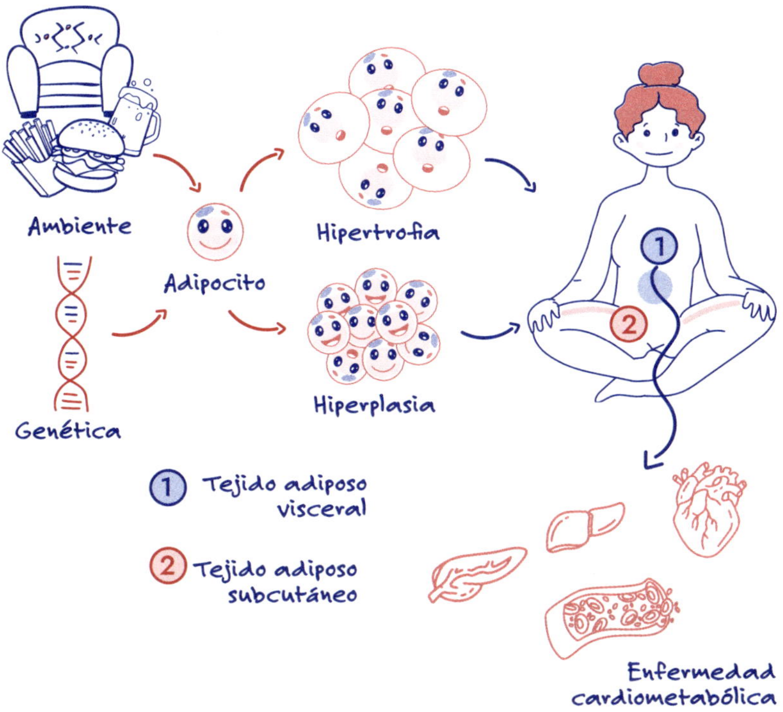

Y aquí la cosa se pone muy seria, porque estos órganos no están diseñados para que haya grasa estorbando.

En resumen: como consecuencia de la hipertrofia y de la hiperplasia, de la muerte del adipocito, del viaje al más allá y del berenjenal inflamatorio que se monta en todo este proceso, empiezan a asomar la patita algunas enfermedades metabólicas asociadas a la obesidad, como la diabetes o el hígado graso.

La inflamación revoluciona la microbiota intestinal

Aunque la microbiota es nuestra invitada especial y hablaremos de ella largo y tendido en el próximo apartado, aquí va un pequeño aperitivo: la inflamación es una tortura para ella. Se carga a muchas *bacterias buenas* y uno de los resultados es que se favorece la obesidad.

¿Por qué? Porque las bacterias pueden influir en cómo procesamos los hidratos de carbono, las grasas y la energía de los alimentos. Y, cómo no, también influyen en nuestra sensación de hambre y saciedad y en la respuesta inmune e inflamatoria.

Sí, este es otro círculo vicioso: la obesidad genera inflamación, la inflamación daña la microbiota y la microbiota dañada favorece la obesidad por distintas vías.

La invitada especial: microbiota

Los que ya tenemos una edad podemos hacernos una idea de lo que se mueve dentro de nuestras tripas: es más o menos *Fraggle Rock*. Hablamos de criaturas que viven en lo más profundo y que forman una comunidad diversa que debe trabajar en paz y armonía para poder ofrecer ventajas a nuestra salud. Amén.

Además, como ocurre en toda buena serie o película, a medida que avanza la trama, la cosa se pone más interesante. Según nos adentramos en las profundidades de nuestros intestinos, aumenta la densidad de población bacteriana hasta llegar al colon, donde nos espera la *crème de la crème*. En el colon, allá donde termina el intestino, pulula una compleja y diversa comunidad de microorganismos que usan nuestro cuerpo como una especie de *coworking*.

La de la microbiota con el organismo es una estupenda relación de conveniencia: hay bacterias que cumplen muchas funciones beneficiosas para nuestra salud y nosotros también para ellas. Ahora bien, si no cuidamos a las bacterias buenas, la cosa puede torcerse. La lista de enfermedades y alteraciones en las que sabemos que está involucrada la microbiota (entre ellas, la obesidad) es abrumadora. Y va en aumento.

¿Cuántos microorganismos forman la microbiota?

Muchos más de los que imaginamos. En nuestro organismo tenemos diez veces más bacterias que células. Se calcula que el tracto gastrointestinal del ser humano contiene más de 1.000 especies bacterianas y 100 trillones de bacterias, con 150 veces más genes que el propio genoma humano.

¿Qué es la microbiota?

La microbiota es el conjunto de microorganismos formado por bacterias, levaduras, arqueas y virus (todos vivitos y coleando) que colonizan la piel y los distintos conductos y rincones del cuerpo humano que comunican con el exterior. Imaginemos la microbiota como una gran compañía, una empresa multinacional que ofrece múltiples productos y servicios a todo el cuerpo humano.

El 95 % de la microbiota está alojado en el tracto digestivo, por lo que podríamos decir que el intestino es la sede principal de la microbiota, donde están las oficinas centrales. Pero, además de sus funciones en la salud digestiva, esta gran compañía tiene sucursales en la piel y en el tracto digestivo, urinario, pulmonar y ginecológico. ¡Tenemos microbiota hasta en el blanco de los ojos! Literalmente.

Hay más de mil especies bacterianas: ¿de qué depende que tengamos unas u otras?

No hay dos personas con la misma microbiota. Cada individuo tiene su propia diversidad microbiana, que, como su huella dactilar, es única e irrepetible.

Desde que asomamos la cabeza al mundo —y esto también es literal— entramos en contacto con una diversidad de microorganismos que se quedan a vivir con nosotros y van definiendo cómo será nuestra microbiota intestinal. Y digo que esto también es literal, porque la composición microbiana va a ser diferente dependiendo de si el parto es vía vaginal o por cesárea y si la lactancia es materna o artificial.

Otros factores que pueden afectar a la microbiota a lo largo de nuestra vida son la toma de antibióticos y de distintos medicamentos, vivir en un ambiente rural o urbano, el contacto con tóxicos ambientales, xenobióticos (sustancias químicas como medicamentos, pesticidas, herbicidas, aditivos alimentarios, residuos industriales), disruptores endocrinos... y, por supuesto, la madre del cordero, que es la alimentación.

Cuando nacemos, la microbiota comienza colonizando el aparato digestivo y se estabiliza en los primeros años de vida. En adultos sanos, la microbiota alcanza todo su esplendor y, a medida que envejecemos, va disminuyendo la diversidad microbiana.

La microbiota nace y se hace.

¿Quién anda ahí? La microbiota, con nombres y apellidos

La buena noticia es que lo bueno abunda. Los malos de la película, los patógenos, *Campylobacter jejuni, Salmonella enterica* y *Vibrio cholerae,* solo representan un 0,1 % de todos los bichos.

Los que parten la pana en la microbiota del ser-humano-cotidiano son las bacterias *Firmicutes* y *Bacteriodetes.*

Por continuar con el ejemplo de la multinacional, podríamos decir que *Firmicutes* y *Bacteroidetes* son las principales filiales de esa gran empresa que es nuestra microbiota. Hay muchísimas más, pero, en un ejercicio de generosidad, voy a tener la delicadeza de ahorraros los nombres.

Y es que, más allá de cómo se llamen los bichos, lo fundamental es conseguir la *eubiosis,* un palabro muy feo que significa algo muy bonito: que hay un equilibrio entre los distintos tipos de bacterias y que la microbiota trabaja en armonía aportando beneficios al cuerpo.

Si este equilibrio microbiano se descompensa, entramos en un estado de disbiosis y se lía parda. ¿Por qué? Porque se producen, por ejemplo, sustancias inflamatorias y hormonas que, entre otras cosas, viajan hasta el cerebro y alteran los mecanismos de hambre y saciedad.

¿Cómo se comunica la microbiota con nuestro cuerpo? El eje intestino-cerebro-músculo

Los mensajes viajan principalmente por dos rutas, unas autopistas de doble sentido que conectan nuestro intestino con nuestra mente, ¡pero también con nuestros músculos![19]

Y así, como quien no quiere la cosa, las bacterias pueden manejar el cotarro desde las tripas.

Sistema nervioso entérico

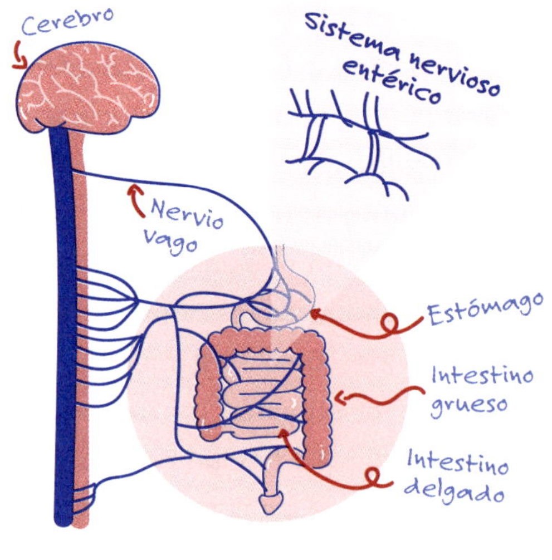

Ruta 1: La autopista del nervio vago

Cuando hablamos del *segundo cerebro,* nos estamos refiriendo al sistema nervioso entérico. *Entérico* proviene del griego *enterikós* (ἐντερικός), que significa 'intestino'. Es decir, es el sistema nervioso del intestino. El cerebro tiene muchos satélites y algunos llegan hasta el tubo digestivo, donde hay, atención, ¡más de 170 millones de neuronas que conectan directamente con el nervio vago!

El nervio vago, a pesar de su nombre, es un tipo muy ocupado. De hecho, su nombre viene del latín *vagus,* que significa 'el que deambula', porque describe la forma en que el nervio deambula por el cuerpo: como un vagabundo. Es una buena descripción, porque el nervio vago nace en el cerebro y va bajando hasta ramificarse en el estómago, el intestino, los riñones y el hígado. Es el nervio más largo del cuerpo, por lo que sus señales tardan más en llegar al cerebro.

Este nervio no tan vago tiene un papelón: regula las funciones involuntarias del cuerpo, como la frecuencia cardíaca, la respiración, la digestión... y, por si fuera poco, también se ocupa del estrés y de la relajación.

Además, es una de las principales autopistas para transmitir la información desde la microbiota intestinal y el intestino hacia el sistema nervioso central.

Desde el intestino, por la autopista del nervio vago, envían sus mensajes al cerebro algunos neurotransmisores, como, por ejemplo, la serotonina, que nos produce sensación de bienestar.

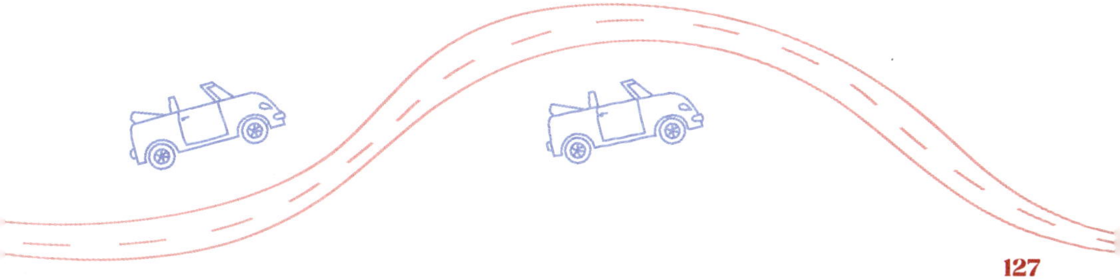

Ruta 2: la autopista de la sangre

El intestino también es capaz de producir primas hormonas y otros metabolitos que viajan por la autopista de la sangre. Se calcula que nuestras tripas pueden producir más de 50.000 metabolitos que van a tener una influencia directa en muchas funciones del aparato digestivo y del organismo en general, incluso en la relación de nuestras emociones con la alimentación.

Para muestra, tres botones:

- Desde el cerebro, por la autopista de la sangre, viajan hasta el tracto digestivo las hormonas del estrés, como el cortisol y la adrenalina, produciendo los típicos *nervios* o *mariposas en el estómago.*
- Desde el intestino, por la autopista de la sangre, viajan hasta el cerebro los ácidos grasos de cadena corta (AGCC), como el butirato, que puede producir saciedad.
- Y desde el músculo, nuestro gran olvidado, por la autopista de la sangre, viajan hasta el intestino las mioquinas, que pueden mejorar la diversidad de la microbiota. Las mioquinas se fabrican en el músculo gracias al ejercicio físico y son la mejor medicina natural. Hablaremos de ellas en profundidad en el siguiente capítulo.

Funciones de la microbiota al detalle

Dentro de las muchas funciones que tiene la microbiota intestinal en nuestra salud, algunas de las más relevantes son las siguientes:

- **Ayuda en la digestión y sintetiza algunos nutrientes.** La microbiota nos ayuda a descomponer y fermentar algunos nutrientes, como la fibra dietética, que no se pueden digerir y que de otro modo serían inaccesibles para el cuerpo humano. También hay bacterias involucradas en la síntesis de vitaminas, como la vitamina K y algunas vitaminas del complejo B.
- **Ayuda a entrenar el sistema inmunológico.** La microbiota es también una gran profesora que interactúa en el intestino con las células del sistema inmune y les enseña a diferenciar entre amigos y enemigos. Es decir, entrena a la policía de nuestro cuerpo para saber a quién debe perseguir y a quién no. Este entrenamiento es fundamental para la prevención de enfermedades autoinmunes y alérgicas. Si el sistema inmune no está bien entrenado, se puede atacar a sí mismo.
- **Compite con *los malos*.** Podríamos decir que las bacterias buenas no les dejan espacio a las malas y así evitan que proliferen y se hagan fuertes. Estas bacterias amigas compiten por el espacio y por la comida que podrían usar los patógenos, especialmente los patógenos que vienen de la alimentación. Además, las bacterias buenas producen sustancias antimicrobianas y mantienen el entorno intestinal como los chorros del oro, algo fantástico para la salud.
- **Mantiene íntegra la barrera intestinal.** Por si fuera poco, las bacterias también trabajan como albañiles, manteniendo la barrera intestinal de una pieza, sin fisuras, para impedir que las sustancias dañinas se escapen al torrente sanguíneo. Así evitamos la llamada *permeabilidad intestinal*. Además, la microbiota buena estimula la producción de mucina, un componente esencial del moco intestinal que lubrica y protege la mucosa.

* **Regula el metabolismo y el peso corporal.** Algunas bacterias intestinales pueden influir en la regulación del equilibrio energético, en la absorción de nutrientes, en el almacenamiento de grasa y en la regulación de la saciedad. Un desequilibrio en la microbiota intestinal puede contribuir al desarrollo de la obesidad y la resistencia a la insulina, como vamos a ver en el siguiente apartado.

El equilibrio del ecosistema microbiano es crucial para nuestra salud. Cuando hay un desequilibrio en la composición de nuestra microbiota, conocido como *disbiosis*, pueden surgir problemas como inflamación crónica y enfermedades metabólicas.

¿Cómo influye la microbiota en el sobrepeso y la obesidad?

Hoy sabemos que la microbiota también puede ser una de las protagonistas responsables del sobrepeso y la obesidad. Como hemos comentado, el tipo de microbiota que tenemos depende de muchos factores, como la herencia, el tipo de parto o de lactancia, la toma de antibióticos, la exposición a tóxicos, el medio donde vivimos o la alimentación.

Estos son los principales mecanismos de acción por los que la microbiota afecta a la obesidad.

* **Se extrae más energía de los alimentos.** Algunas bacterias tienen la capacidad de descomponer ciertos componentes de los alimentos que no podemos digerir, como varios tipos de fibra. Durante este proceso, producen compuestos que nuestro cuerpo puede usar para obtener energía adicional de los alimentos. Esto estaría fenomenal si viviéramos en un entorno de escasez, pero hoy la mayoría podemos comer varias veces al día. Si las bacterias en el intestino extraen más energía de los alimentos de lo necesario, se favorece el aumento de peso. Digamos que es como si le sacáramos más calorías a cada bocado.
* **Se alteran los mecanismos de hambre y saciedad.** Hay bacterias que pueden producir unas moléculas bioactivas llamadas ácidos grasos de cadena corta (AGCC). Los AGCC pueden interferir en la liberación de las primas hormonas responsables de mandar en las señales de saciedad.
* **Alteración de los niveles de glucosa en sangre.** Los AGCC también pueden tener efectos beneficiosos en el metabolismo de los carbohidratos, como mejorar la sensibilidad a la insulina y regular los niveles de glucosa en sangre. Un desequilibrio en la microbiota intestinal podría afectar negativamente a estos procesos y contribuir al desarrollo de la obesidad.
* **Alteración del almacenamiento de las grasas.** La composición de la microbiota intestinal puede influir también en la forma en que nuestro cuerpo metaboliza, absorbe y almacena las grasas. Esto puede tener implicaciones en el equilibrio energético y llevarnos a ganar peso.
* **La inflamación afecta a la microbiota.** Como ya hemos comentado, la inflamación *se carga* a muchas bacterias buenas y, como consecuencia, favorece la aparición de obesidad.

La microbiota de Marián y Pilar: la importancia de la diversidad

Marián y Pilar siguen una dieta similar y hacen la misma cantidad de ejercicio, pero Marián tiene una microbiota intestinal más diversa que Pilar. Gracias a eso, Marián puede producir AGCC y hormonas que la ayudan a sentirse satisfecha después de comer, evitando que siga comiendo más de la cuenta. Pilar, en cambio, tiene una microbiota intestinal menos diversa, que puede no ser tan eficiente en la producción de estos AGCC. Esto hará que, aunque coman lo mismo y hagan el mismo ejercicio, Pilar tenga hambre más a menudo y coma más. A lo largo del tiempo, ese extra de calorías diarias podría llevar a que Pilar almacene más grasa que Marián, a pesar de tener estilos de vida similares.

Las preguntas del millón

¿Es posible cambiar nuestra microbiota con la dieta?

Posiblemente sí, pero se necesitan más investigaciones para poder establecer estrategias eficaces. Lo que sí sabemos es que, en líneas generales:

* Una dieta rica en probióticos (con bacterias buenas) y prebióticos (el alpiste de las bacterias buenas) puede promover una microbiota intestinal saludable y diversa. Los alimentos fermentados, como el yogur o el famoso chucrut, y los alimentos ricos en fibra, como el aguacate o las legumbres, son los mejores amigos de la microbiota.
* Una dieta rica en antioxidantes (vitaminas, minerales, polifenoles, flavonoides...) puede bajar los humos a los radicales libres, disminuir la inflamación y promover una microbiota intestinal saludable y diversa.
* El ejercicio regular, que —*spoiler alert*— es bueno para todo, también favorece la diversidad de la microbiota intestinal. Una de las razones es que el músculo genera mioquinas y exerquinas, a las que yo llamo superquinas: la mejor medicina natural, de la que hablaremos en el capítulo 3.
* Las dietas ricas en grasas y azúcares (como las que incluyen muchos ultraprocesados) pueden favorecer la proliferación de bacterias malas, asociadas con el aumento de peso y la obesidad. Son los peores enemigos de la microbiota.
* Las estrategias de ayuno intermitente han generado mucho interés en la comunidad científica por sus beneficios en el envejecimiento saludable y en la prevención de enfermedades metabólicas. Se han descrito beneficios con períodos de ayuno de 12 horas mantenidos durante al menos un mes. Pero ¿qué efectos concretos tiene el ayuno sobre la microbiota? Parece que el ayuno intermitente puede favorecer una mayor diversidad microbiana, que estimula el crecimiento de bacterias buenas y reduce las bacterias *chungas* proinflamatorias. También puede incrementar la producción de ácidos grasos de cadena corta, mejorar la integridad

de la función barrera intestinal y regular la producción de las primas hormonas y sus parientes los neurotransmisores, que controlan el apetito y la saciedad.

¿Qué son los alimentos fermentados y dónde se encuentran?

Los alimentos fermentados son los que han pasado por las manos o, mejor dicho, por las fauces de bacterias y levaduras de manera controlada, transformándose en alimentos con características beneficiosas.

Se encuentran principalmente en:

1. **Lácteos fermentados:** yogur, kéfir o algunos tipos de queso. Es importante asegurarse de que los productos lácteos indiquen claramente que contienen cultivos vivos o probióticos activos. Ojo, porque los yogures pasteurizados no contienen probióticos.
2. **Otros alimentos fermentados con nombres exóticos:** chucrut (col fermentada), kimchi (col coreana fermentada), encurtidos fermentados (no pasteurizados), miso (pasta de soja fermentada), tempe (producto a base de soja fermentada) o la *kombucha* (bebida fermentada a base de té).
3. **Suplementos probióticos:** los probióticos también se encuentran disponibles en forma de complementos nutricionales (cápsulas, tabletas, polvos o líquidos). Estos suplementos contienen cepas específicas de bacterias o levaduras probióticas y suelen indicar la cantidad de microorganismos viables por dosis.

TRENDING TOPIC
El poder de los suplementos probióticos: ¿evidencia o *hype*?

Según la OMS, «los probióticos son microorganismos vivos que, suministrados en cantidades adecuadas, promueven beneficios en la salud del organismo huésped».

La evidencia sugiere que ciertas cepas probióticas pueden tener un impacto beneficioso en la salud metabólica y la obesidad, pero el impacto positivo va a depender de muchos factores, como qué bichos usamos, en qué situación está la persona en la que los usamos y cuánto tiempo dura el tratamiento.

Las publicaciones de estudios científicos se multiplican cada año, pero necesitamos más investigación a gran escala para confirmar estos hallazgos y para comprender mejor los intríngulis de cómo las bacterias se desenvuelven en nuestras tripas.

¿Qué es el famoso SIBO?

Además de ser otra de las tendencias que lo petan en TikTok, SIBO corresponde a las siglas de *small intestinal bacterial overgrowth,* que podríamos traducir como 'sobrecrecimiento bacteriano en el intestino delgado'.

Como su nombre indica, las personas con SIBO tienen más bacterias de lo normal en el intestino delgado. Bacterias que andan desubicadas, porque, aunque su hábitat natural es el colon, se han quedado ahí atrapadas por distintos motivos. Y, como suele ser habitual, tan importante como la cantidad es la calidad. Hay algunas bacterias especialmente puñeteras, como *E. coli* o *K. pneumoniae*.

Estas bacterias, mientras ven la vida pasar en el intestino delgado, fermentan los hidratos de carbono que van llegando con la comida. Fermentar quiere decir que las bacterias se zampan los azúcares y, a cambio, fabrican otros compuestos y se tiran una especie de pedetes. Este exceso de gas que se genera en el intestino delgado (donde no toca que haya bacterias tirándose pedetes) da lugar a síntomas comunes que vienen y van, como hinchazón, dolor abdominal, diarrea, gases y náuseas. También hay síntomas más graves asociados a este fenómeno, como la pérdida de peso y la malabsorción, que es la dificultad para absorber nutrientes, con sus posibles déficits nutricionales asociados. Vamos, que tener SIBO no mola nada.

¿Por qué aparece el SIBO? El intestino delgado tiene muchos mecanismos de defensa para que las bacterias no acampen allí, como, sin ir más lejos, el propio movimiento del tracto digestivo, que las empuja hacia adelante. Además, los ácidos gástricos se encargan de crear un ambiente hostil para las bacterias y la válvula ileocecal actúa como una compuerta que impide que el contenido fecal del colon vuelva hacia atrás.

Cuando estos mecanismos fallan, las bacterias pasan más tiempo en el intestino delgado del que deberían, tienen más tiempo para crecer y aquello se convierte en un caldo de cultivo. Y es que en un río en el que el agua fluye crecerá menos porquería que en un lugar donde las aguas están estancadas.

Estos mecanismos de defensa pueden fallar por varios motivos, como alteraciones en la anatomía (por cirugías, obstrucciones...), problemas que alteran la motilidad (síndrome de intestino irritable, fármacos) o problemas que alteran el pH del tubo digestivo (fármacos).

Los tres retos del SIBO

Tener SIBO es tendencia y, precisamente por ello, también tiene su lado oscuro:

- **El diagnóstico.** Existe una gran preocupación dentro del sector sanitario por el autodiagnóstico y el sobrediagnóstico de esta condición. Esto se debe en gran parte a la desinformación en redes sociales, donde podemos encontrar cientos de testimonios de supuestos pacientes con síntomas comunes que pueden dar lugar a confusión. Los kits de autodiagnóstico a domicilio que se venden *online* pueden ser una herramienta para tener en consideración, pero también son un arma de doble filo, ya que es una enfermedad difícil de diagnosticar, incluso para los propios médicos. Existen enfermedades con síntomas comunes, como la celiaquía o el síndrome de intestino irritable, que pueden confundirse con SIBO, por lo que es necesario que un profesional sanitario haga una valoración completa para poder realizar un diagnóstico diferencial.
- **El tratamiento.** El antibiótico, que es capaz de aniquilar a las bacterias malas, es el arma clave. Sin embargo, si el SIBO no está correctamente diagnosticado, usar antibiótico puede alterar la microbiota y cargarse también bacterias buenas, de manera que sea peor el remedio que la enfermedad. Luego está la famosa dieta baja en FODMAP (algunos tipos de azúcares que se encuentran en las frutas, verduras, legumbres o frutos secos), cuyo objetivo es evitar los alimentos favoritos de las bacterias que acampan en el intestino delgado. La teoría es que, si les quitamos la comida, ya no podrán producir las flatulencias. Pero es

importante saber que la dieta FODMAP ayuda a mejorar los síntomas, pero el SIBO no se curará sin antibióticos.

* **La comunicación.** Gracias a las redes sociales, tener SIBO se ha convertido en una especie de justificación para muchos de nuestros males. Aunque es humano querer poner nombre y apellidos a nuestras dolencias, los gases y las flatulencias pueden tener múltiples orígenes. Nos encontramos ante un problema difícil de diagnosticar y de tratar. Si nuestros médicos sudan tinta para poder hacer ambas cosas, sería muy osado por nuestra parte pensar que podemos hacerlo nosotros con un test casero o porque nos sentimos identificados con los síntomas de un *influencer* que, de paso, promociona probióticos con su código de descuento y su comisión correspondiente.

o o o

¿Cómo ayuda la microbiota a nuestras defensas?

Los anuncios de la tele se han encargado de enseñarnos que la microbiota contribuye al normal funcionamiento del sistema inmunitario. Y la realidad es que, efectivamente, tiene mucha mano sobre el sistema inmune. Como ya hemos comentado, las bacterias buenas son grandes profesoras y entrenadoras para la policía del cuerpo humano.

Por ejemplo, las bacterias buenas animan al sistema inmune a producir citoquinas en el intestino, unos compuestos que actúan como mensajeros. Si todo va bien, se producirían citoquinas antiinflamatorias, que actúan como un bálsamo: ayudan a mantener el sistema inmune en equilibrio y reducen la inflamación en el intestino.

Sin embargo, si hay una invasión de patógenos en el intestino o una disbiosis (ese desequilibrio entre la proporción de bacterias buenas y bacterias malas), el sistema inmune espabilará y producirá otro tipo de citoquinas, en este caso proinflamatorias, para combatir la invasión. Esto puede contribuir a la inflamación crónica de bajo grado, es decir, al caos al más puro estilo concierto de rock.

¿Qué es el *inflammaging* y qué relación tiene con la obesidad?

Inflammaging es un término que se utiliza para describir el fenómeno de inflamación crónica de bajo grado que se produce durante el proceso de envejecimiento. Combina las palabras *inflammation* ('inflamación' en inglés) y *aging* ('envejecimiento').

A medida que cumplimos años, casi todo se va deteriorando y el sistema inmunológico no es una excepción. Por ejemplo, el sistema inmunológico puede estar continuamente activado, aunque no exista una infección o una lesión evidente, liberando moléculas proinflamatorias todo el rato. En lugar de proteger el cuerpo, esta respuesta inflamatoria permanente puede provocar daño en los tejidos y contribuir al desarrollo de enfermedades asociadas con el envejecimiento, como enfermedades cardiovasculares, diabetes tipo 2, enfermedades neurodegenerativas y cáncer.

Se considera que el *inflammaging* está influido por factores como el estrés oxidativo, la acumulación de células senescentes (células que han perdido su capacidad de dividirse y funcionar correctamente) y cambios en la microbiota. Además, la genética y el estilo de vida también pueden influir en la susceptibilidad al *inflammaging*.

Cuando se combina el proceso natural de envejecimiento con la obesidad, la inflamación crónica puede agravarse, ya que, como sabemos, nuestro amigo el adipocito produce moléculas proinflamatorias. A medida que envejecemos, el sistema inmunológico puede volverse menos eficiente en el manejo de la inflamación. La presencia de obesidad puede agravar aún más esta respuesta inflamatoria. Otra pescadilla que se muerde la cola.

¿Existe relación entre el envejecimiento y la obesidad?

Aunque la ciencia respalda la idea de que existe una asociación entre el envejecimiento y la obesidad, al igual que comentamos al hablar de la menopausia, es importante destacar que el envejecimiento en sí mismo no es la causa directa de la obesidad.

Sin embargo, hay una serie de factores biológicos, metabólicos, sociales y de estilo de vida que contribuyen a que muchas veces envejecimiento y obesidad vayan de la mano.

- **Cambios en el metabolismo.** A medida que envejecemos, nuestro metabolismo tiende a volverse más lento. Esto significa que quemamos menos calorías en reposo, lo que puede llevar a un aumento de peso.
- **Cambios hormonales.** Con la edad, también se producen cambios en los niveles hormonales, como una disminución de las hormonas sexuales (estrógeno y testosterona) y un aumento de nuestra hormona del estrés preferida, el cortisol. Ya vimos en el capítulo 1 que estos cambios, sin ser determinantes, nos ponen las cosas más cuesta arriba.
- **Cambios en la masa muscular.** Conforme vamos cumpliendo más años, es común que haya una pérdida de

masa muscular conocida como *sarcopenia*. Sabemos que la masa muscular juega un papel crucial en el metabolismo, ya que, si tenemos menos músculos, el gasto energético en reposo disminuye.

- **Cambios psicosociales.** Algunas personas pueden enfrentarse a cambios emocionales o psicológicos al envejecer, como el estrés, la depresión o la soledad, que pueden influir en los patrones de alimentación y aumentar el riesgo de obesidad.
- **Cambios en los estilos de vida.** Según envejecemos, nuestros hábitos alimentarios pueden cambiar. Algunas personas pueden volverse menos activas y comer más alimentos ricos en calorías, grasas y azúcares. Además, ciertos factores sociales y económicos pueden influir en la elección de alimentos menos saludables. Por otro lado, es posible que, a medida que las personas se van haciendo mayores, disminuya su nivel de actividad física por varias razones, como problemas de salud, disminución de la movilidad o cambios en el estilo de vida. Esta falta de actividad física puede contribuir también al aumento de peso.

¿La obesidad puede provocar cáncer?

Aunque *a priori* no sea evidente la relación de los michelines con el cáncer, después de haber leído este capítulo quizá tengas algo más claro que el ambientillo que se genera cuando hay un exceso de adipocitos estresados es hostil y tóxico a largo plazo. De hecho, es un ambiente parecido al que se genera con el consumo de sustancias cancerígenas, como el tabaco o el alcohol.

Como hemos visto, es frecuente que en las personas con obesidad aparezca inflamación crónica de bajo grado. Si esta inflamación se mantiene en el tiempo, puede acabar dañando el ADN y degenerar en cáncer.

Por otro lado, las células grasas producen una gran cantidad de hormonas y de factores de crecimiento que indican a las células del cuerpo que se dividan con mayor frecuencia, lo que aumenta la posibilidad de que se produzcan más células cancerosas.

Según los Centros para el Control y la Prevención de Enfermedades (CDC, por sus siglas en inglés), tener sobrepeso u obesidad está vinculado a un mayor riesgo de presentar trece tipos de cáncer, aunque puede que sean hasta dieciocho. En Estados Unidos, donde el sobrepeso y la obesidad son un problema de salud pública aún mayor que en nuestro país, estos cánceres constituyen hasta un 40 % de todos los tipos de cáncer que se diagnostican al año.

¿Tener obesidad es sinónimo de cáncer?

¡No! En este proceso intervienen muchísimos factores y es importante entender que el hecho de tener sobrepeso u obesidad no significa que una persona vaya a desarrollar cáncer. Sin embargo, estas condiciones sí aumentan el riesgo en comparación con las personas que mantienen un equilibrio de grasa saludable.

Además, el tamaño y el tiempo importan: la probabilidad de padecer cáncer aumenta con la cantidad de grasa en exceso y el tiempo que lleve acumulada.

Tipos de cáncer que se asocian con el sobrepeso y la obesidad

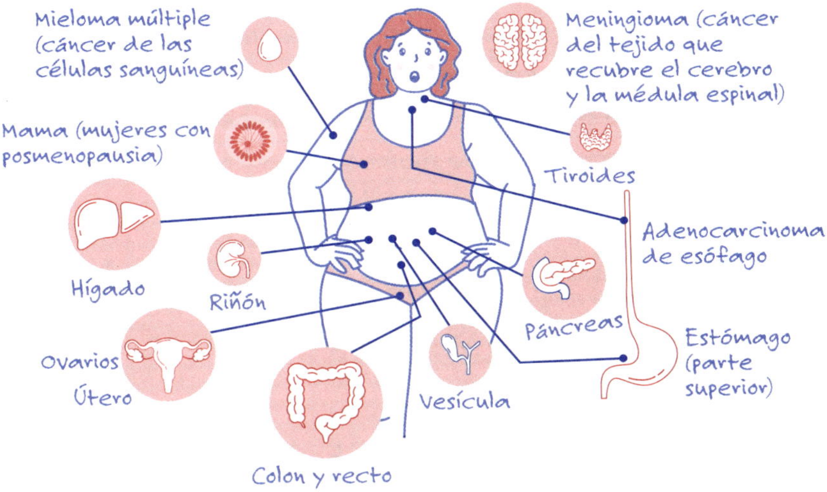

Mito: *fat but fit*, ¿leyenda o realidad?

Existe un gran debate sobre si una persona puede tener obesidad metabólicamente sana (OMS, ojo, no confundir con los señores de la OMS que gobiernan la salud mundial). Son los llamados *fat but fit*, pero —SPOILER— el *fat but fit* de hoy puede tener problemas mañana. Hay cosas que las analíticas no nos cuentan.

¿Qué significa un *fat but fit*?

Cuando hablamos de personas con obesidad metabólicamente sana no nos referimos a atletas, como los luchadores de sumo o los levantadores de pesas, que tienen un IMC elevado a causa del músculo. Cuando decimos que alguien es *fat but fit* nos referimos a esos seres-humanos-cotidianos a quienes les sobran unos cuantos kilos pero que están metabólicamente sanos, porque no presentan signos aparentes de diabetes, hipertensión o riesgo cardiovascular. Es decir, personas que tienen exceso de grasa corporal, pero cuyas analíticas y constantes aprueban con nota. De momento.

¿Qué dice la ciencia?
La teoría de la luna de miel

He matizado *de momento* porque, si hablamos de obesidad metabólicamente sana, no podemos pasar por alto que el tiempo es un factor clave en la ecuación y que lamentablemente juega en nuestra contra. Como acabamos de comentar, el envejecimiento en sí mismo no es la causa directa de la obesidad, pero sí se asocia a factores biológicos, metabólicos, sociales y de estilo de vida que pueden entorpecer nuestra salud.

Por este motivo se considera que el tiempo que transcurre entre la transición de persona con obesidad metabólicamente sana a persona con obesidad metabólicamente alterada puede entenderse como un período de luna de miel. A medida que envejecemos, resulta más complicado mantener sano el tejido adiposo. Y más con los niveles de estrés que estilamos hoy en día.

Hay distintos estudios, como uno publicado recientemente en Reino Unido y realizado durante once años,[20] que cuestiona seriamente el concepto de obesidad metabólicamente sana. Dentro de la muestra de casi 400.000 individuos se incluyeron sujetos con un IMC superior a 30 que, además, tuvieran al menos cuatro de estos seis parámetros dentro del rango normal: tensión arterial, proteína C reactiva, hemoglobina glicosilada, colesterol LDL y HDL, y triglicéridos.

En este estudio se llevó a cabo una comparativa entre personas que conviven con obesidad metabólicamente sanas y aquellas sin obesidad. Los hallazgos fueron reveladores: las personas con obesidad mostraron un riesgo 4,32 veces mayor de desarrollar diabetes, 1,18 veces mayor de aterosclerosis, 1,76 veces mayor de fallo cardíaco y un riesgo 1,2 veces superior de padecer enfermedades respiratorias en comparación con los individuos que no presentaban obesidad y estaban metabólicamente sanos.

Además, es importante destacar que, en un lapso de tres a cinco años, más de un tercio de las personas que conviven con obesidad metabólicamente sana evolucionaron a un estado metabólicamente no saludable. Esta transición conllevó un incremento en el riesgo de enfermedad cardiovascular, corroborando esa teoría de la luna de miel.

Por otro lado, un estudio contundente publicado en la revista del Colegio Americano de Cardiología analizó a tres millones y medio de personas sin antecedentes de enfermedades cardiovasculares.[21] Tras un seguimiento de más de cinco años, se descubrió que las personas con obesidad metabólicamente sanas enfrentaban un 10 % más de probabilidad de sufrir un ictus, un 50 % más de riesgo de cardiopatía isquémica y un 96 % más de posibilidades de experimentar un infarto, en contraste con individuos de peso normal sin alteraciones analíticas.

Finalmente, al observar a los participantes sin factores de riesgo cardiovascular al inicio del estudio, se encontró que aquellos que conviven con sobrepeso u obesidad metabólicamente sana tenían un 62 y un 170 % más de probabilidad, respectivamente, de desarrollar estos factores de riesgo en comparación con personas de peso normal.

Radiografía de una persona con obesidad metabólicamente sana (OMS)

¿Qué diferencias se han encontrado entre personas con obesidad metabólicamente sanas (OMS) y personas con obesidad metabólicamente alteradas (OMA)?

En general, las personas con obesidad metabólicamente sanas tienden a ser más jóvenes y activas que las no sanas. Además, el patrón de acumulación de grasa corporal en la obesidad patológica es central, es decir, con predominio de grasa visceral, pegada a los órganos; mientras que en la obesidad metabólicamente sana el patrón de acumulación de grasa puede ser predominantemente subcutáneo, bajo la piel, con menor inflamación incluso a nivel gluteofemoral en las mujeres (la acumulación de grasa en caderas, glúteos y muslo).

Características clínicas y conductuales entre OMS y OMA

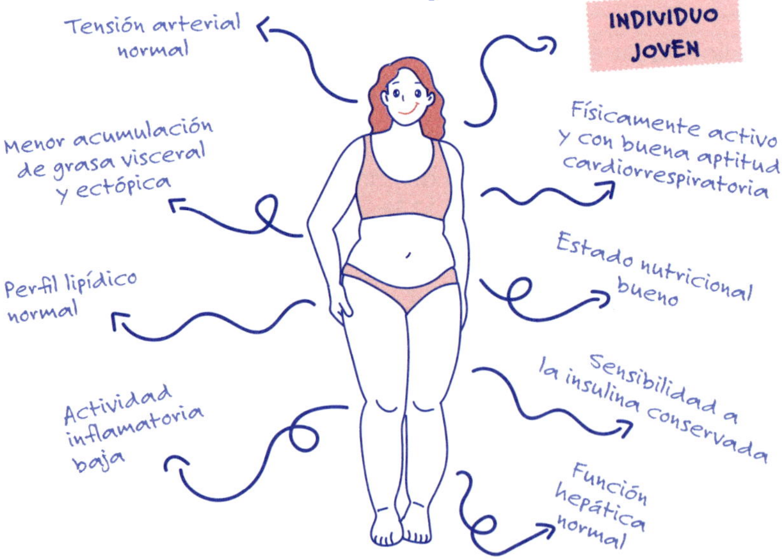

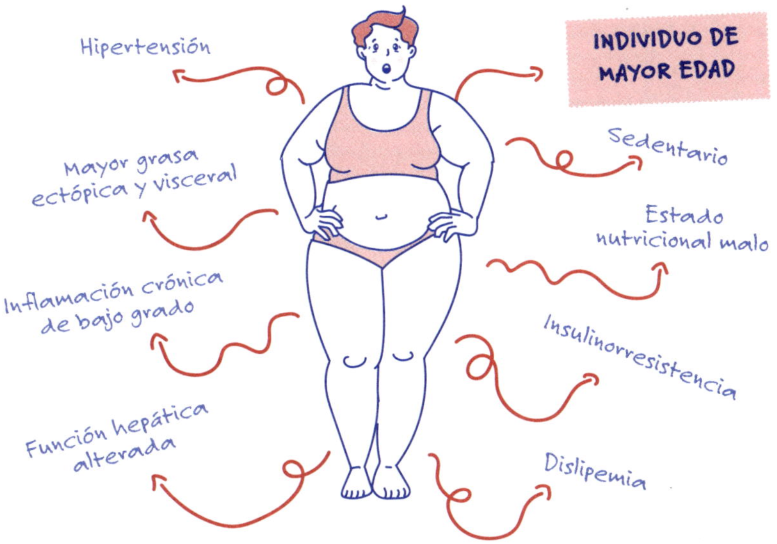

Estas características pueden explicar las diferencias en las analíticas, pero lo importante es lo que los científicos denominan *hard end-points,* es decir, si a la hora de la verdad la persona acaba desarrollando diabetes o sufriendo un infarto. En este sentido, las personas con obesidad, sanas o no, tienen mayor riesgo que las personas con un peso normal.

#

TRENDING TOPIC
Los TOFI también existen

TOFI responde a *thin out fat in.* Es decir, delgado por fuera, con obesidad por dentro. A pesar de tener apariencia de persona delgada y un IMC inferior a 25, estas personas presentan una acumulación de nuestros amigos los adipocitos alrededor de órganos esenciales. La grasa también se infiltra en el hígado y afecta a la musculatura.

Si estas personas tienen un perfil sedentario y se cuidan poquito, pueden llevarse una sorpresa al ver sus analíticas. Es posible que desarrollen resistencia a la insulina y otros problemas metabólicos similares a las de las personas con obesidad, aun estando aparentemente delgados.

En resumen: ¡las apariencias engañan! Aunque estas personas tengan un cuerpo socialmente aceptado, pueden estar delgadas por fuera y hechas un Cristo por dentro.

o o o

Los problemas ocultos de los *fat but fit:* inflamación y problemas mecánicos

Hay problemas ocultos que no nos chiva una analítica de andar por casa. Por ejemplo, problemas de tipo mecánico (como la osteoartritis o los problemas de movilidad), de tipo psicológico y, de los que menos se habla, los de tipo inflamatorio.[22,23]

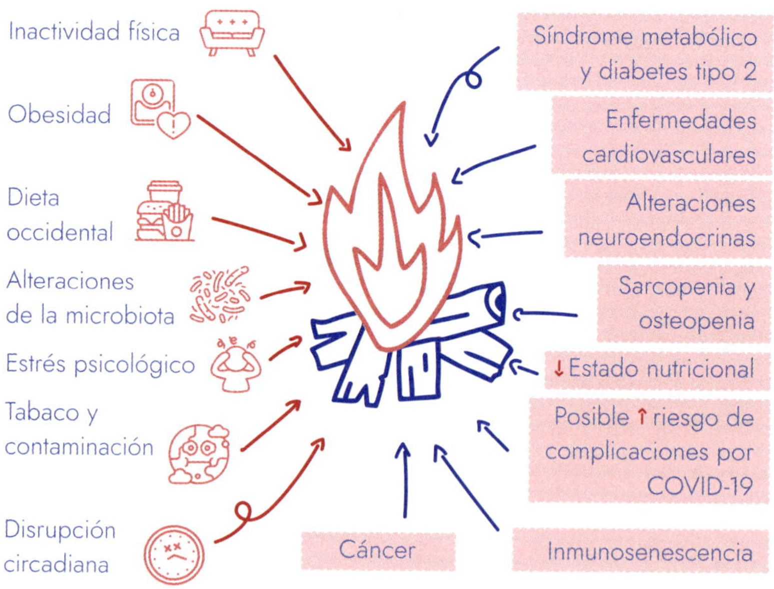

Adaptado de @pedrocarrerabastos

Como hemos visto a lo largo del capítulo, la inflamación crónica es un asesino silencioso que anda detrás del riesgo de enfermedad cardiovascular, diabetes y otras enfermedades metabólicas. Si persiste en el tiempo, pueden aparecer incluso procesos tumorales.

Realmente, sería conveniente abandonar el concepto de obesidad metabólicamente sana, ya que no tiene utilidad clínica. De lo que sí hay evidencia es de que, a la larga, los problemas acaban apareciendo. Adipocito prevenido vale por dos.

CONCEPTOSAURIO

Pensar que el exceso de grasa no afecta a la salud.

CAMBIA EL CHIP

Aunque las analíticas de una persona *fat but fit* sean perfectas, debemos considerar otros factores como la inflamación, el daño en huesos y articulaciones y —una lágrima cayó en la arena— que no seremos eternamente jóvenes para que nuestra lozanía compense las tensiones que soportan nuestras células. ¡Ah!, y no olvidemos que las apariencias engañan y que los TOFI también existen.

La polémica: ¿la obesidad es una enfermedad o un factor de riesgo?

Las personas con obesidad se enfrentan al estigma social en el colegio, en el trabajo, en el hospital y en la vida en general. Hay evidencia científica de que el estigma del peso puede causar daños físicos y psicológicos. ¿Hasta cuándo vamos a seguir de brazos cruzados?

Es necesario considerar cuál debería ser la mejor manera de definir la obesidad, no solo desde el punto de vista clínico, sino también del lenguaje. Porque, en este caso, a las palabras no se las lleva el viento, y el estigma del peso es una carga adicional que tiene un impacto en la salud.

El sorpaso de la salud mental a la enfermedad mental

Si hemos conseguido que el concepto de *salud mental* haga un sorpaso al de *enfermedad mental,* ¿por qué no podemos hacer lo mismo con *sobrepeso* y *obesidad*? Las palabras y las etiquetas que tienen una fuerte carga semántica importan. Quizá sea el momento de revisar si existen posibles definiciones más ajustadas a la sensibilidad actual, algo que se está pidiendo desde diferentes sociedades médicas nacionales e internacionales.

¿Qué dice la ciencia?

Según la OMS (2022), la obesidad es una enfermedad crónica recurrente que, a su vez, actúa como puerta de entrada a una variedad de enfermedades no transmisibles, como la diabetes, las enfermedades cardiovasculares y el cáncer.

Según las directrices de práctica clínica canadienses (CPG) sobre la obesidad en adultos, la obesidad es «una enfermedad crónica caracterizada por grasa corporal excesiva o anormal que perjudica la salud».

En estas dos definiciones encontramos el giro de guion: la obesidad se define como una enfermedad además de como factor de riesgo. Y, de paso, en lugar de hablar de peso, se habla de acumulación de grasa.

¿Por qué, técnicamente, la obesidad es una enfermedad y un factor de riesgo?

Podemos hablar de enfermedad si se cumplen estas condiciones:

* **Fallos en el funcionamiento normal de algún sistema corporal. ¿Existe algún fallo en la obesidad?** Sí. Con la obesidad hay mecanismos que se *estropean,* como el apetito, el balance energético, la función endocrina (elevados niveles de leptina y resistencia a la insulina), la fertilidad o la función endotelial.
* **Signos y síntomas característicos. ¿Hay alguno?** Sí. En la obesidad aparecen signos y síntomas característicos,

como dolor articular, problemas de movilidad o apnea del sueño. La obesidad también se asocia a un mayor riesgo de alteraciones en la piel, que pueden dar lugar a enrojecimientos, ampollas, sarpullidos y heridas abiertas que se resisten a cicatrizar. Se debe prestar especial atención a las zonas de los pliegues de la piel.

* **Daño o morbilidad. ¿Hay daño?** Sí. También existe evidencia de que la obesidad causa daño y perjudica la salud, con un mayor riesgo de morbilidad y mortalidad prematuras.

Con respecto a si es un factor de riesgo, existe evidencia de que la obesidad aumenta el riesgo de padecer enfermedades crónicas graves, como enfermedades cardíacas, cáncer, derrames cerebrales, diabetes tipo 2 e hígado graso no alcohólico, entre otras.

Ahora bien, aunque *técnicamente* se considere una enfermedad, ¿cómo afecta esta etiqueta a las personas con obesidad? ¿Sería posible encontrar un enfoque más amable y sin tantas connotaciones?

Pros y contras de definir la obesidad como una enfermedad

En 2020 se publicó la *Declaración conjunta de consenso internacional para acabar con el estigma de la obesidad,* con el objetivo de visibilizar que el estigma del peso daña la salud y es inaceptable en las sociedades modernas.

Aunque, según este documento, definir la obesidad como una enfermedad o no debe basarse en la evidencia científica y no en implicaciones sociológicas, también se incide en que la forma en la que se etiqueta la obesidad es un arma de doble filo y puede promover o suavizar visiones estigmatizantes de las personas afectadas.

Por ejemplo, que las personas con obesidad se consideren enfermas podría dar a entender que la responsabilidad individual no es relevante en la obesidad. Esto ejercería como descargo de responsabilidad y podría reducir la adherencia a estilos de vida más saludables, porque, «total, soy un enfermo y no puedo hacer nada».

Un melón aparte es que, si definimos la obesidad como una enfermedad, pero la clasificamos atendiendo exclusivamente al IMC (la práctica comúnmente aceptada), corremos el riesgo de considerar enfermos a algunos individuos (especialmente personas muy musculadas o de poca estatura) que, aunque puedan sufrir enfermedades en el futuro, ahora mismo no presentan evidencia de ello.

En resumen: un follón para el que hasta ahora no se ha puesto solución. Es imprescindible trabajar sobre ello.[24]

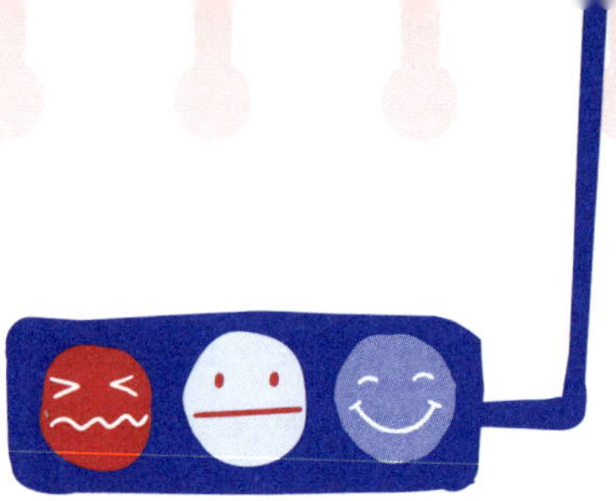

El semáforo de las dietas

Visto que el sobrepeso es una amenaza muy real para nuestra salud, ahora toca profundizar en qué podemos hacer para evitarlo. Pero, antes de meternos en el barro —porque aquí también chapotearemos en todos los charcos—, es fundamental cambiar el chip, enterrar de una vez por todas el concepto de *dieta*.

Cambio de concepto: de *dieta* a *intervención nutricional*

A estas alturas todos tenemos claro que es fundamental:

- Evitar el exceso de grasa.
- Evitar la inflamación.
- Mejorar la microbiota.

Como no somos los primeros que hemos llegado a esta conclusión, Instagram está lleno de dietas que, en teoría, están específicamente diseñadas para arreglar cada uno de esos puntos. Pero ¿tienen sentido?

Si el objetivo es *adelgazar*, la aplastante realidad es que aproximadamente el 85 % de las personas que pierden peso con una dieta lo recuperan después. No es un porcentaje al azar, es un dato basado en la evidencia científica.[25] Las dietas para *adelgazar* funcionan, pero solo un ratito.

Por otro lado, si lo que buscamos es mejorar algún aspecto específico, como la inflamación o la microbiota, para una persona sana tampoco tiene sentido compartimentar la fisiología y hablar de dietas *antiinflamatorias* por un lado y de dietas *probióticas* por otro. Todo va de la mano: el aleteo de una mariposa —o, más bien, de un macrófago— en el adipocito afecta a la microbiota y viceversa.

Hace décadas que deberíamos haber enterrado el concepto de dieta como un plan cerrado de alimentación con tintes dogmáticos en el que se obedece la pauta que marca una escuela o un gurú; una práctica que suele demonizar algunos alimentos y santificar otros. Este planteamiento basado en anécdotas es efectivo desde el punto de vista del *marketing*, pero no desde el de la ciencia.

Ha llegado la hora de cambiar el concepto de dieta por el de *intervención nutricional*, que podemos abreviar como *IN*. Y es que, si no estás *IN...*, estás *OUT*.

¿Qué es una intervención nutricional?

Consiste en implementar, de manera planificada e individualizada, distintos cambios en la alimentación de una persona con el fin de lograr un objetivo específico que mejore su salud o alguna condición médica. Lo ideal es que una intervención nutricional esté guiada por un nutricionista, un médico o un profesional de la salud capacitado.

Una intervención nutricional no es una dieta, que puede resultar demasiado agresiva o no encajar con los hábitos de una persona. Es, precisamente, una modificación progresiva de esos hábitos, de manera que la intervención sea sostenible en el tiempo y sus efectos, a ser posible, duraderos.

Con esto en mente, podemos echarles un ojo a las dietas de moda para ver si verdaderamente están *IN* o *OUT*.

¿Por qué un semáforo de las dietas?

Soy consciente de que clasificar en rojo, verde y amarillo las dietas que hoy son una nueva religión es jugar con fuego. Hay gente que por mucho menos ha terminado en la hoguera.

La realidad es que todas las dietas pueden funcionar (si entendemos funcionar como perder peso, claro). La letra pequeña que nadie te cuenta es que, como ya hemos comentado, el 85 % de las personas que siguen una dieta acaban recuperando el peso perdido y, por el camino, el daño que se genera en el cuerpo y en la mente puede ser irreparable. Por eso es fundamental saber qué dietas son potencialmente peligrosas y cuáles podemos seguir sin poner en peligro nuestra salud.

Si algo suena demasiado bien como para ser verdad, quizá no lo sea.

Para ello vamos a utilizar una clasificación muy clara: el semáforo de las dietas.

Semáforo rojo

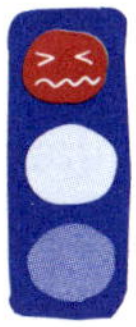

* Dietas *detox* o depurativas
* Dietas a base de sustitutivos
* Dietas de los famosos
* Dietas muy restrictivas
* Dietas monotemáticas

Semáforo ámbar

* Ayuno intermitente
* Dieta cetogénica o *keto*
* Dieta paleo

Semáforo verde

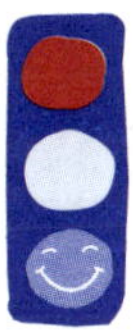

* El Plato de Harvard
* La dieta mediterránea 2.0
* La dieta atlántica
* La dieta DASH
* Alimentación basada en vegetales o *plant based diets*
* *Find your way*

Semáforo rojo

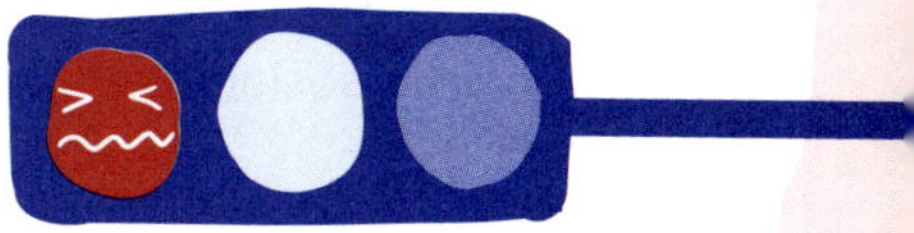

Si intentan seducirte con alguna de estas dietas, huye sin mirar atrás. No las hagas ni aunque te paguen. Estas dietas son perjudiciales para la salud y únicamente beneficiosas para el bolsillo de sus impulsores. Son inabarcables y crecen como champiñones en los lugares más oscuros del universo, pero podemos englobar casi todas dentro de estos cinco tipos que te explico a continuación.

Dietas *detox* o depurativas

El supuesto objetivo de estas dietas es depurar nuestro organismo, por lo general, a partir de batidos verdes y de otros colores del arcoíris que puedes elaborar en casa o comprar a precio de oro. No cuentan con evidencia científica, porque, por suerte, el cuerpo humano es muy apañado y está diseñado para depurarse a sí mismo. Nuestros riñones, hígado, pulmones y piel son capaces de eliminar lo que sobra ellos solitos, sin necesidad de batidos radiactivos o suplementos *detox*. Entre sus efectos secundarios están la falta de nutrientes, la debilidad, la fatiga o la alteración de los electrolitos.

Dietas a base de sustitutivos

El ser-humano-cotidiano no está diseñado para alimentarse, día tras día, de batidos o barritas energéticas. Antes se muere de pena. Salvo en algunos tratamientos médicos específicos, cualquier estrategia de pérdida de peso cuya base no sean los alimentos que uno puede comprar en el mercado o supermercado no será sostenible en el tiempo. Sin adherencia no hay futuro.

Dietas de los famosos

Cada día miles de redactores (o de inteligencias artificiales) intentan que hagamos *click* en tentadores titulares donde supuestamente nos destripan los secretos de la dieta de las Kardashian / Brad Pitt / Georgina / la reina Letizia / [inserta el nombre de tu *celebrity* favorita]. En primer lugar, ¡sorpresa!, generalmente se trata de *fake news* y los susodichos ni siquiera han oído hablar de esas dietas. Lo habitual es que alguien esté usando su nombre sin permiso y con intereses espurios. En segundo lugar, en el caso de que fuera cierto, alimentarse de una manera determinada no es lo único que hacen las *celebrities* para estar en forma. Además de cuidar la nutrición, hacen ejercicio físico de manera constante (sí, los famosos también sudan) y suelen cuidar también las otras partes del *Partenón de la salud* (mente, genética y entorno).

Dietas muy restrictivas

Si reducimos drásticamente y sin supervisión la ingesta de calorías, podemos enfrentarnos a efectos adversos como deficiencias nutricionales, pérdida de masa muscular, fatiga y debilidad, problemas digestivos, cambios en el estado de ánimo, alteraciones metabólicas, trastornos de la conducta alimentaria y, por supuesto, el temido *efecto yoyó*. Ante una agresión de ese calibre, nuestro cuerpo reaccionará e intentará protegerse desarrollando mecanismos para gastar menos y acumular energía en cuanto le sea posible.

Dietas monotemáticas

Otro clásico de ayer, hoy y siempre es la propuesta de perder peso consumiendo un solo tipo de alimento o grupo de alimentos durante un período de tiempo. Viejas conocidas como la dieta de la piña, la de la alcachofa, la del plátano, la del potito, la del sándwich o la de la sopa siguen este patrón. Suena muy bien que un solo alimento tenga el superpoder de darnos un cuerpo 10, pero, en realidad, lo único que estamos haciendo es inducir una restricción calórica drástica. Los efectos secundarios son, por tanto, primos hermanos de los de las dietas muy restrictivas.

EN PRIMERA PERSONA

Sé *de buena tinta* que muchas dietas y suplementos se publicitan usando la imagen de algunos profesionales sanitarios sin su conocimiento. Esto complica aún más la tarea.

Yo misma he sido víctima de la suplantación de identidad en numerosas ocasiones. La primera vez fue en 2017, en un publirreportaje donde yo hacía unas inverosímiles declaraciones en las que avalaba unas supuestas *gotas adelgazantes*. Mi surrealista discurso consistía en comentar la gran eficacia de las gotas advirtiendo de que eran tan poderosas que quien las tomara no debía hacer dieta al mismo tiempo por el riesgo de sufrir anorexia. Algo realmente retorcido y perverso.

Es frecuente que aparezcan en Facebook o Instagram este tipo de anuncios en los que usan mi imagen o la de otros divulgadores o profesionales sin nuestro consentimiento. A pesar de las denuncias en las unidades de delitos telemáticos de la Guardia Civil, es muy difícil frenar esta situación, ya que las webs se alojan en servidores que no pertenecen a la Unión Europea.

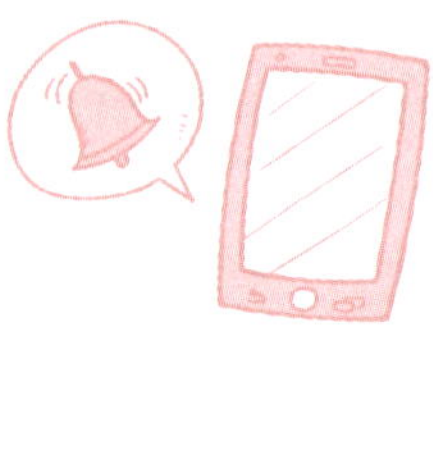

Semáforo ámbar

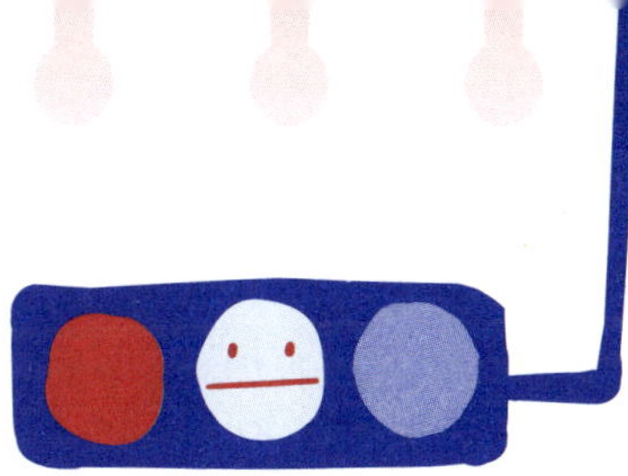

Warning! Son las dietas de nuestra era, las que acaparan los titulares. O las amas o las odias, no hay término medio. Quizá precisamente por esto creo que encajan bien en el color ámbar. Son patrones de alimentación con los que se pueden conseguir buenos resultados para objetivos concretos, pero no son para todos los públicos. Si vas a lanzarte a probar alguna de ellas, no lo hagas por tu cuenta y consulta a un profesional sanitario.

Ayuno intermitente

El ayuno intermitente es, sin duda, el rey del *hype* en nuestra época. Para empezar, hay que aclarar que no es, en esencia, una dieta para *adelgazar*. Es un estilo de alimentación *alternativo* al patrón habitual de comidas que consiste en alternar período de ingesta con períodos de ayuno, siempre de una forma estructurada.

Las principales modalidades son:

- Alternar un día de ayuno con uno de ingesta.
- El patrón 5:2 (5 días de ingesta y 2 de ayuno, con muy pocas calorías) o su hermano, el patrón 4:3.
- Las modalidades por franjas horarias como la 12:12, 16:8 o la 20:4.

El modelo 16:8 suele ser el favorito al ser más sencillo de seguir. Las comidas se concentran durante un período de 8 horas al día y se ayuna durante las otras 16. Para conseguirlo, en muchos países retrasan el desayuno a las diez de la mañana y cenan a las seis de la tarde. En España, como lo de cenar a las seis lo llevamos regular —más bien es nuestra hora de la merienda—, es más habitual saltarse el desayuno por la mañana y *aguantar del tirón* hasta la hora de comer. La cena se realizaría dentro de las ocho horas siguientes. En resumen: saltarse el desayuno y comer y cenar dentro de la misma franja de ocho horas.

¿Por qué se pierde peso con el ayuno intermitente?

La teoría es que durante el período de ayuno los niveles de insulina caen hasta el punto en el que el cuerpo comenzaría a quemar grasa como combustible. Además, se cree que, al ralentizar el metabolismo, se reduce el apetito, por lo que, al volver a comer, se consumirían menos calorías. Otra posible razón del éxito es que muchos de sus adeptos no comen durante las últimas horas de la tarde y la noche (ya hemos visto que es recomendable alinearse con los ritmos circadianos para limitar el almacenamiento de comida en forma de grasa).

Sin embargo, aunque muchos estudios han demostrado que con el ayuno intermitente se pierde peso, no podemos afirmar, por ahora, que esta estrategia sea más eficaz que seguir una dieta hipocalórica con un horario de comidas normal. De hecho, se cree que la mayoría de los beneficios del ayuno intermitente se deben a algo que suena tan poco *sexy* como la restricción calórica. Es decir, si comes dos veces al día en lugar de tres, es posible que simplemente comas menos, tal y como sucede en una dieta hipocalórica.

Seguir el ayuno intermitente puede no ser sencillo e incluso no ser conveniente para muchas personas. Desde la Escuela de Salud Pública de Harvard proponen como alternativa una dieta mediterránea baja en calorías y dejar de comer al final de la tarde.

¿Qué ventajas tiene el ayuno intermitente?

Aunque es necesario continuar investigando sobre los mecanismos del ayuno, hay estudios en los que se observa que podría mejorar la resistencia a la insulina, el colesterol, la obesidad, la presión arterial, el ritmo cardíaco, la forma física, la memoria, la capacidad de aprendizaje y los procesos inflamatorios. Y, como hemos visto en las preguntas del millón, hasta puede influir positivamente en la microbiota. Visto así, resulta imposible resistirse.

¿Cuáles son los contras del ayuno intermitente?

En el corto plazo, mal aliento, irritabilidad, dificultad en la concentración, trastornos del sueño, deshidratación o deficiencias nutricionales. Sin embargo, si el ayuno está bien dirigido, los nutricionistas pueden ofrecer pautas con el objetivo de minimizar estos contras y que las personas aprendan a enfrentarse a la irritación o al hambre que puede aparecer entre las dos primeras semanas y el mes (ese es el tiempo que, en teoría, tarda el cerebro en acostumbrarse al nuevo hábito).

Pasado ese tiempo, el ayuno puede tener un efecto secundario positivo en el hambre y la saciedad gracias a la regulación de algunas hormonas.

Si hay un contra que puede ser especialmente preocupante y por el que es conveniente recibir asesoramiento profesional antes de implementar esta dieta es la posibilidad de que algunas personas desarrollen trastornos del comportamiento alimentario.

¿Qué dice la ciencia sobre el ayuno intermitente?

Cada dos por tres nos despertamos con titulares basados en estudios sobre el ayuno que nos quitan el hipo. En 2019 se viralizó un artículo publicado en la revista *The New England Journal of Medicine* en el que se exponía que el ayuno intermitente podría cumplir tres de los grandes deseos de la humanidad: aumentar la longevidad, disminuir la incidencia de cáncer y disminuir la obesidad.[26] En resumen, vivir más tiempo y más delgados. Suena bien, ¿no?

Suena genial, aunque aún nos queda plancha. Son necesarios más estudios para conocer cuáles son los protocolos de ayuno y restricción calórica más adecuados para cada paciente. La buena noticia es que, como diría don Hilarión, «hoy las ciencias adelantan que es una barbaridad» y, aunque la mayoría de los estudios se han realizado en animales, hay cada vez más evidencia científica de sus posibles beneficios en humanos, sobre todo con enfermedades metabólicas. Estaremos muy pendientes, porque esto solo acaba de empezar.

Conclusión

Cada vez son más los estudios que apuntan a que el ayuno intermitente es una estrategia que puede aportar ventajas para la salud. Sin embargo, aunque puede suponer una herramienta útil para algunas personas, no debe considerarse frívolamente una dieta para *adelgazar* ni un estilo de alimentación apto para todos los públicos. Como siempre, pide consejo a tu profesional sanitario.

Dieta cetogénica o dieta *keto*

Si tuviéramos que resumir en qué consiste la dieta cetogénica de una manera muy sencilla, podríamos decir que la idea es privar a las células de su comida favorita (el azúcar) para que el cuerpo se tenga que buscar la vida y sacar la energía de la grasa y, como consecuencia, *adelgazar*. Cuando el cuerpo no encuentra azúcar al que hincar el diente saltan las alarmas y se activa el plan B: la cetosis.

Cuando las células ya no tienen ni azúcar ni glucógeno (el trenecito con vagones de azúcar) que echarse a la boca, entra en escena el glucagón, una hormona que avisa a la grasa para que se rompa y se liberen los ácidos grasos. Al descomponerse la grasa, se forman los llamados cuerpos cetónicos: el combustible con el que, a partir de ese momento, se alimentarán las células hasta que volvamos a comer hidratos de carbono.

¿Cuánto tiempo tiene que transcurrir desde que dejamos de tomar hidratos de carbono hasta que entramos en cetosis?

¡Sorpresa! Bastante más de lo que muchos piensan. En general, tienen que transcurrir de dos a cuatro días comiendo de 20 a 50 gramos de carbohidratos diarios. Para hacernos una idea, el equivalente en azúcar sería el que aportan dos manzanas, más o menos.

Es decir, no se trata de dejar de comer pan en las comidas o de no comer arroz. La restricción de hidratos de carbono tiene que ser drástica y sostenida en el tiempo. Además, lejos del *café para todos,* se debe seguir un proceso individualizado, ya que algunas personas necesitan una dieta todavía más restrictiva para comenzar a producir suficientes cetonas.

¿Qué se puede comer y qué no se puede comer en la dieta keto?

Para cumplir su objetivo, una dieta cetogénica debe ser rica en proteínas y grasas, y muy baja en hidratos de carbono. Por lo general, esta dieta incluye mucha carne, huevos, quesos, pescado, frutos secos, aceites, semillas y vegetales con mucha fibra. ¿Por qué con mucha fibra? Porque esos hidratos de carbono se eliminan en gran medida por las heces y ya *no cuentan*. En torno a un 5-10 % de calorías se obtendrían a partir de los hidratos de carbono, un 20 % de las proteínas y hasta un 70 % de la grasa. Sí, un 70 %.

¿Qué efectos adversos puede tener la dieta cetogénica?

En el corto plazo, algunas personas se sienten un poco cansadas, mientras que otras pueden tener mal aliento, náuseas, vómitos, estreñimiento y problemas para dormir. A largo plazo pueden aparecer problemas *silenciosos,* como el déficit de nutrientes, ya que en esta dieta se limitan numerosos alimentos saludables que son ricos en hidratos de carbono, como algunas verduras, las legumbres, los cereales integrales o las frutas (a excepción de las bayas, arándanos o moras, por su alto contenido en fibra).

Conclusión

En las revisiones bibliográficas se ha observado que la mayoría de los estudios sobre la dieta *keto* son de baja calidad (es decir, son estudios con un tamaño de la muestra muy pequeño, de corta duración, etc.). La conclusión es que no hay evidencia suficiente para recomendar esta dieta para la pérdida de peso. Si se desea adoptar como estrategia puntual, el asesoramiento de un profesional sanitario es más que recomendable.

Dieta paleo

La teoría sobre la que se sustenta esta propuesta suena bien: como los humanos hemos vivido millones de años en el paleolítico y solo han pasado unos 12.000 años desde que comenzó la agricultura, nuestro cuerpo serrano no ha evolucionado ni genética ni biológicamente para asimilar algunos alimentos que, supuestamente, no se comían en el paleolítico. En la práctica, esta hipótesis tiene varios agujeros, empezando porque la dieta paleo, tal y como nos la venden, no existe.

La dieta paleo ni existe ni existió

Ahora mismo no tenemos una dieta paleo *oficial* que llevarnos a la boca. Mientras que, por ejemplo, las pautas del Plato de Harvard son claras y reproducibles para la población, las de la dieta paleo están sujetas a 1.001 interpretaciones y las recomendaciones varían de un experto a otro.

Podríamos decir que cada *paleomaestrillo* tiene su librillo. Y algunos también tienen su código de descuento para que sus *followers* compren las *paleocremas* de cacao y de cacahuete, las *paleobarritas* energéticas y los *paleosuplementos* de proteínas. Todo tal y como lo comía el *Homo erectus,* por supuesto.

#

TRENDING TOPIC
¿El brócoli es paleo?

Aunque el brócoli es la estrella de muchas recetas paleo, la realidad es que en la Edad de Piedra no existía. Su cultivo empezó en el siglo VI a. C., pero el verdadero responsable de que se extendiera su consumo fue Plinio el Viejo, un escritor naturalista romano que hizo las veces de *influencer healthy* en la antigua Roma y lo puso de moda en el siglo I d. C. Y esto en

Roma. Como en España las modas siempre llegan con cierto retraso, para la suerte de algunos, hasta 1970 aquí no habíamos ni oído hablar del brócoli.

o o o

Curiosamente, los paleontólogos son los primeros que desmontan la dieta paleo.

Las investigaciones sobre lo que realmente se comía en el paleolítico echan por tierra algunos de sus fundamentos:

- **No hay una dieta paleo única.** Hablar hoy de dieta paleo es como si de aquí a 50.000 años alguien describiese nuestra dieta actual como un patrón único y reproducible: ¿acaso come lo mismo una señora de Cuenca que un esquimal de Laponia? Además, en la prehistoria, el clima y la geografía condicionaban enormemente la dieta. Lógicamente, nuestros ancestros sí comían *local y de temporada*. Los paleontólogos han demostrado que los humanos de la cueva de El Sidrón (Asturias) eran casi vegetarianos, mientras que los de la cueva de Lascaux (oeste de Francia), a unos 700 km, eran caníbales ocasionales. ¿Con qué tipo de dieta paleo nos quedamos entonces?
- **En el paleolítico sí se comían algunos cereales.** Analizando la placa dental de algunos *Homo erectus* se han encontrado entre sus dientes restos de cereales, concretamente de cebada. Se han hallado incluso restos de cereales machacados entre piedras. Por tanto, no es cierto que evolutivamente no estemos preparados para consumir cereales. A lo largo de la historia se fueron produciendo mutaciones que nos hicieron tolerantes a alimentos como los cereales o los lácteos.

Alimentos prohibidos en la dieta paleo

Por un lado, están los alimentos desaconsejados *universalmente* (por los *paleo* y por el sentido común) y, por otro, los alimentos que la dieta paleo ha decidido prohibir sin evidencia científica.

Alimentos prohibidos con evidencia científica

- **Bebidas con alcohol:** cerveza, vino, destilados, etc.
- **Bebidas con azúcar:** refrescos azucarados, bebidas energéticas.
- **Alimentos ultraprocesados:** perritos calientes, *snacks*, bollos, helados...

Alimentos prohibidos sin evidencia científica

- **Lácteos.** La lactosa es el enemigo público número 1. Y es cierto que hay personas intolerantes a la lactosa. Pero la mayor parte de la población no lo es y, hasta hoy, no hay evidencia de que suprimir los lácteos aporte ventajas.
- **Cereales (trigo, centeno, arroz).** El gluten es el nuevo anticristo. Y es cierto que hay personas con celiaquía o con sensibilidad al gluten no celíaca. Pero la mayor parte de la población no lo es, y tampoco hay evidencia de que suprimir el gluten en la población sana aporte ventajas. Al contrario, es recomendable tomar cereales integrales.
- **Legumbres y tubérculos.** Si eres paleo, las lentejas ni las comes ni las dejas. Directamente están borradas del mapa. Una verdadera lástima suprimir de la dieta la fuente de proteínas más saludable para el ser humano y más sostenible para el planeta.

Conclusión

Muchos de los seguidores de la dieta paleo pueden sentirse mejor y experimentar mejoras objetivas en su salud porque, sin descubrir la pólvora, eliminan de su dieta algunos sospechosos habituales como el azúcar, el alcohol o los ultraprocesados. Hasta aquí, perfecto, pero para este viaje no hacían falta tantas alforjas.

El problema es que, además de los ultraprocesados, la dieta paleo elimina alimentos como las legumbres, los cereales integrales o los lácteos fermentados, que sí han demostrado ser beneficiosos para la salud. ¿Es posible llevar una alimentación equilibrada sin ellos? Lo es, pero con más esfuerzo. De hecho, así se ven forzadas a hacerlo las personas con celiaquía y las personas con alergia o intolerancia a algunos nutrientes. Sin embargo, la ciencia no ha encontrado motivos para privar a las personas sanas de muchos de los alimentos prohibidos por estas dietas pseudopaleo.

#

TRENDING TOPIC
Los riesgos de ser *follower* en una tribu alimentaria

Como comentábamos en las herramientas del capítulo 1, contar con un grupo de apoyo y con amigos y familiares que compartan tus inquietudes y tus hábitos es de gran ayuda a la hora de instaurar hábitos saludables. Las comunidades que se forman en las redes sociales en torno a la alimentación pueden ser de gran ayuda, tanto desde el punto de vista práctico y divulgativo —se comparten información, recetas...— como del emocional. Sentirte parte de un grupo con tus mismos intereses y *remar* junto a otras personas que se esfuerzan por cumplir tus mismos objetivos es un refuerzo positivo.

A favor, hay grandísimos profesionales en las redes que han conseguido cambiar los hábitos alimentarios de muchos de sus seguidores y tener un impacto muy positivo en su salud. Sin embargo, el sentimiento de pertenencia a una tribu puede ser un arma de doble filo. En primer lugar, porque los líderes de la comunidad no siempre son seres de luz. También hay algunos personajes con mucha labia y un claro conflicto de interés.

¿Cómo consiguen dinero? Una práctica muy habitual es ofrecer códigos de descuento de productos asociados a sus mensajes (desde barritas *keto* a test de intolerancias alimentarias). Otras vías de ingresos son *post* patrocinados, *merchandising* propio, cursos, asesorías, libros... Algunas de estas herramientas pueden ser muy útiles, pero otras son un auténtico atentado contra la salud.

Otro de los grandes riesgos es el sectarismo en el que desembocan muchas de estas comunidades. La comida es un aspecto importante de nuestra vida, pero en algunas tribus dietéticas se cruza la línea roja que separa el hábito alimentario y pasa a ser un signo de identidad. Esto puede ser el origen de problemas emocionales, sociales e incluso de trastornos de la conducta alimentaria. Los nutricionistas, en mi opinión, son profesionales de la salud, no líderes espirituales. Cuando la nutrición se convierte en religión, tenemos un problemón.

Semáforo verde

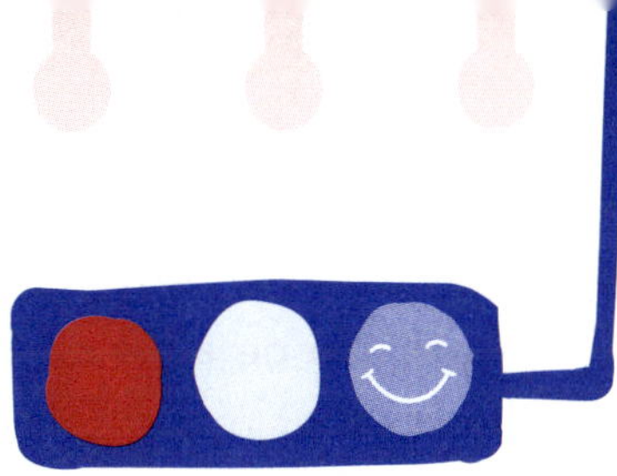

Y, por fin, damos luz verde a las recomendaciones recogidas en las guías alimentarias basadas en la evidencia científica, las GABA. Las GABA son documentos donde se aterrizan los *papers* de laboratorio en infografías y recomendaciones básicas que puedan ser útiles y que se adaptan al entorno y costumbres del ser-humano-cotidiano de cada rincón del planeta. Son dietas que no suelen acaparar titulares porque suenan menos *cool.* Además, sus impulsores las vinculan a una estrategia global de hábitos saludables (y eso de sudar ya no nos hace tanta gracia). Hablamos de dietas que deberíamos abrazar con amor, porque hay evidencia científica de sus efectos beneficiosos.

Un poco de historia: de las pirámides egipcias al Plato de Harvard

Dentro de las GABA, durante décadas reinaron las *pirámides de los alimentos*. La primera y más famosa la impulsó el Departamento de Agricultura de los Estados Unidos en 1992.

El pequeño problema de estas pirámides es que, como en el antiguo Egipto, también se convirtieron en el oscuro objeto de deseo de algunos saqueadores. Hablando claro: además de apoyarse en la evidencia científica, se basaron en los intereses de determinados sectores de la industria alimentaria, que desplegaron sus armas para secuestrar, en cierto modo, las sugerencias de la pirámide. ¿Cómo? Consiguiendo que incluyeran productos no saludables, como dulces, *snacks* salados o alcohol, o que se indicase una mayor frecuencia de consumo de algunos productos (como cereales, lácteos o refrescos, entre otros) de la que aconseja la ciencia.

Por suerte, hay vida más allá del Nilo. En la búsqueda del *icono perfecto,* a la pirámide le siguieron pagodas (China), rombos (España), círculos (Alemania), ruedas (Corea del Sur), pirámides invertidas (Bélgica), pirámides en 3D (Australia) y hasta peonzas (Japón).

Aunque entre estas propuestas hay excelentes guías nutricionales, ninguna ha conseguido calar tanto como la pirámide original.

Como casi siempre, al final, los americanos se han llevado el gato al agua. En 2011, casi veinte años después de que naciera la pirámide de los alimentos, nació su heredero: el famoso Plato de la Alimentación Saludable de la Escuela de Salud Pública de la Universidad de Harvard, o *Plato de Harvard,* para los amigos.

o o o

Plato de Harvard: el patrón de oro de las guías alimentarias

El Plato de Harvard se divide en tres partes (una mitad y dos cuartos) que marcan las proporciones en las que debemos consumir los distintos alimentos.

EL PLATO PARA COMER SALUDABLE

1.

FRUTAS, VERDURAS Y HORTALIZAS. Incluir vegetales de distintos tipos y colores. Los americanos nos recuerdan, por si acaso, que las patatas no cuentan, por su efecto negativo en el azúcar en sangre.

2.

CEREALES INTEGRALES. El trigo y el arroz integral, la avena o la quinoa tienen un efecto más moderado en el azúcar de la sangre y en la insulina que el pan blanco, el arroz blanco y otros granos refinados.

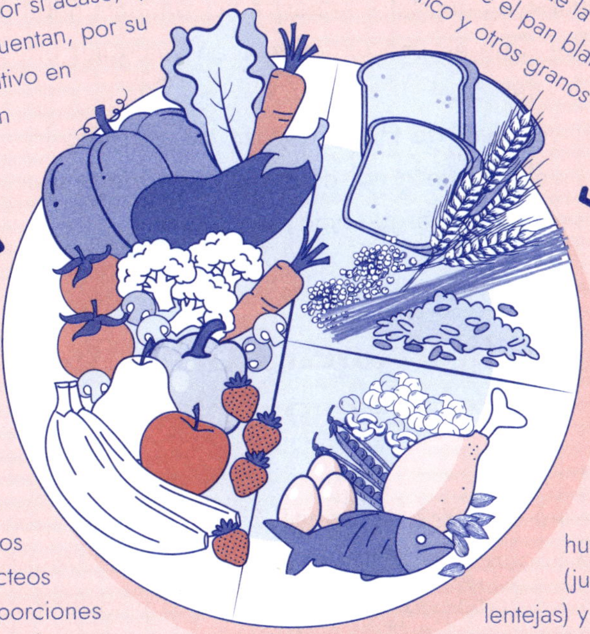

3.

PROTEÍNA SALUDABLE. Es la que proviene del pescado, aves, huevos, legumbres (judías, garbanzos, lentejas) y frutos secos. Se recomienda que se combinen con distintos vegetales. Hay que limitar las carnes rojas y evitar carnes procesadas, como el beicon, las salchichas y los embutidos.

4.

BEBIDAS Limitar las bebidas azucaradas y la leche y otros productos lácteos a una o dos porciones al día, y limitar el zumo a un vaso pequeño al día.

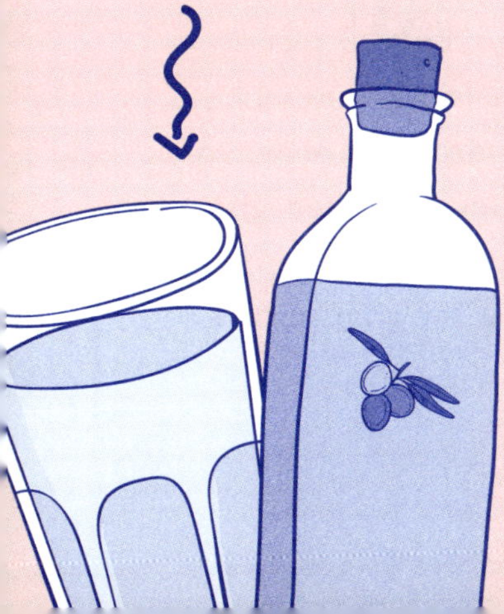

5.

ACEITES RECOMENDADOS Aceite de oliva, canola, soja, maíz, girasol, cacahuete (con moderación) y evitar los aceites parcialmente hidrogenados, con grasas trans no saludables.

6.

Mantente activo

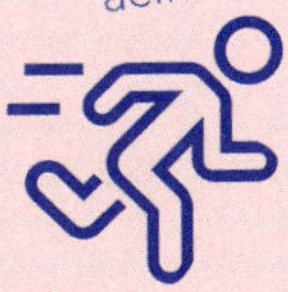

¿Por qué triunfa el Plato de Harvard? Principalmente por tres razones:

- Las pautas se ajustan bastante bien a la evidencia actual y esto ha hecho que sean un recurso ampliamente utilizado por la comunidad médica y científica.
- El modelo *plato* es imbatible desde el punto de vista divulgativo: reproducir las proporciones y los distintos tipos de alimentos que debemos comer es realmente más sencillo e intuitivo en un plato —nuestra herramienta habitual para comer— que en una pirámide o en cualquier otro desvarío geométrico.
- La Universidad de Harvard goza de prestigio internacional, y esto, guste o no, contribuye a darle empaque a la propuesta como argumento de autoridad.

Dieta mediterránea 2.0: las nuevas guías dietéticas españolas

En diciembre de 2022, el Comité Científico de la Agencia Española de Seguridad Alimentaria y Nutrición (AESAN) publicó las *Recomendaciones dietéticas saludables y sostenibles complementadas con recomendaciones de actividad física para la población española.*[27]

Bajo el lema «Come sano, muévete y cuida tu planeta», desde AESAN proponen una guía completísima, que incluye cantidad y frecuencia para los diferentes grupos de alimentos dentro del marco de un patrón de dieta mediterránea. Estas recomendaciones también están basadas en la revisión de la evidencia científica más reciente, recogida en gran parte en las *Dietary Guidelines for Americans* (2020),[28] es decir, las guías dietéticas de Estados Unidos.

La filosofía de la dieta mediterránea va más allá de seguir una mera lista de alimentos aconsejados y desaconsejados. Se trata de un estilo de vida vinculado a una zona geográfica y en el que hay un sello característico en la forma de producir, cocinar y combinar los alimentos entre sí. Por ejemplo, el tomate y el aceite de oliva virgen son alimentos que aportan múltiples beneficios por separado, pero estos se potencian si se consumen en conjunto (el clásico pan *tumaca* o *pa amb tomàquet*), ya que las grasas del aceite de oliva favorecen la absorción del licopeno, pigmento antioxidante del tomate.

Según estas premisas, el Comité Científico de AESAN recomienda:

Consumir diariamente

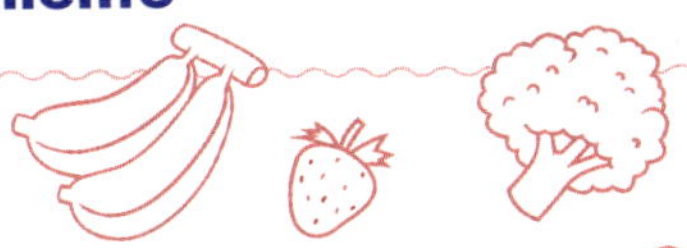

* 3 o más raciones de hortalizas y 2-3 raciones de frutas
* Consumo moderado de patatas y otros tubérculos

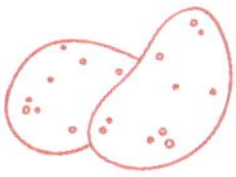

* De 3 a 6 raciones de cereales priorizando integrales (variando según necesidades energéticas)

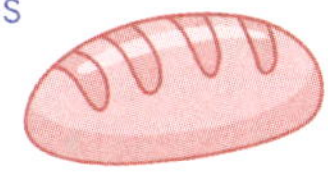

* Hasta 3 raciones de lácteos, evitando aquellos con azúcares añadidos y alto contenido en sal

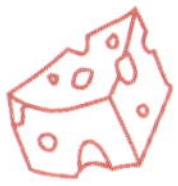

* Aceite de oliva para la preparación culinaria de los alimentos
* Beber tanta agua como sea necesaria (bebida principal de una dieta saludable)

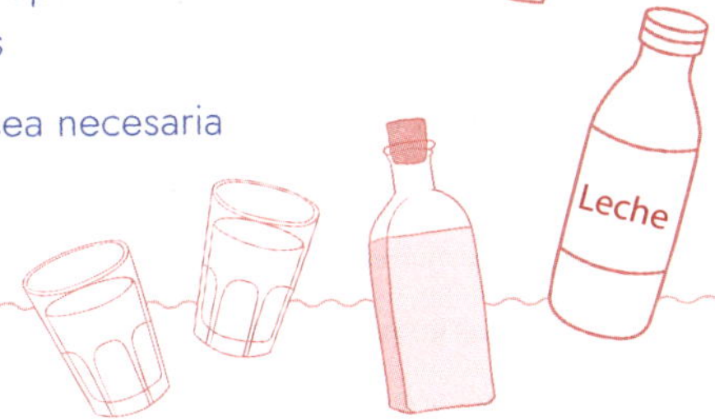

Consumir semanalmente

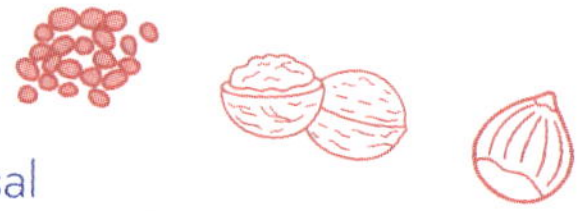

- 4 o más raciones de legumbres
- 3 o más raciones de frutos secos sin sal ni grasas ni azúcares añadidos

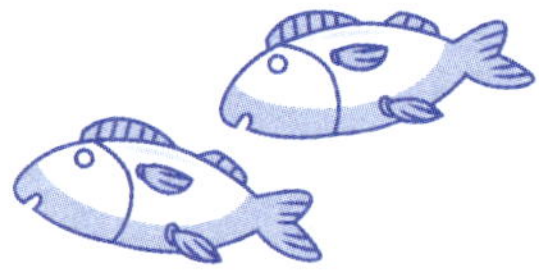

- 3 o más raciones de pescado (priorizando el pescado azul)

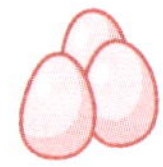

- Hasta 4 huevos

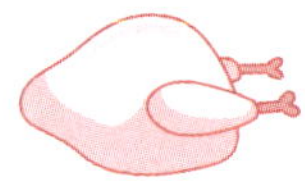

- Hasta 3 raciones semanales de carne (priorizando aves y conejo y minimizando carnes procesadas)

¡Importante! Esta propuesta es una dieta mediterránea actualizada. Nos despedimos, por fin, de ensalzar a los cereales refinados como base de la dieta y de la famosa copita de vino con las comidas. No hay rastro de bebidas alcohólicas en esta propuesta. Además del clásico estudio PREDIMED, en 2022 se publicó en *The Lancet* el estudio CORDIOPREV, en el que se concluye que dos modelos de dieta (mediterránea y baja en grasas) son eficaces en la prevención primaria de enfermedades cardiovasculares.

Dieta atlántica

Es la hermana gallega de la dieta mediterránea; un patrón tradicional basado en consumir alimentos locales y de temporada propios del noroeste de España y del norte de Portugal, cuyo estilo de vida tiene también un sello inconfundible.

Aunque es menos conocida que su hermanísima, también se ha asociado con un menor riesgo de mortalidad por todas las causas en comparación con las personas que siguen otros patrones alimentarios. Estas son sus claves:

* Mucho **pescado** y otros habitantes marinos, como **moluscos, crustáceos** y **cefalópodos.** Aportan proteínas de alta calidad, ácidos grasos omega 3, vitaminas A y D y minerales como yodo, selenio o hierro.

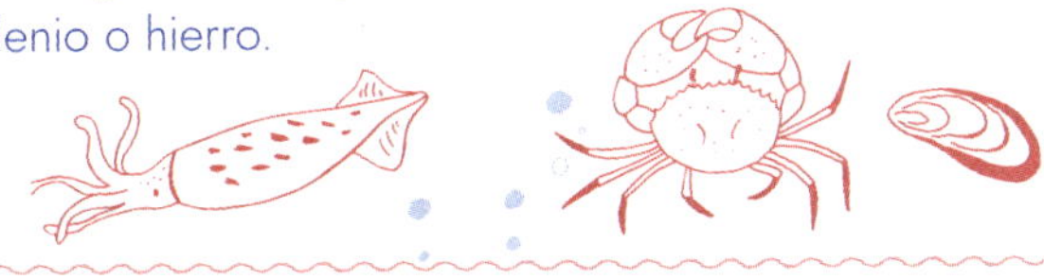

* Muchas verduras, especialmente las **crucíferas**, ricas en glucosinolatos, como el brócoli, el repollo o la berza de toda la vida, que ahora los modernos han redescubierto como *kale*.

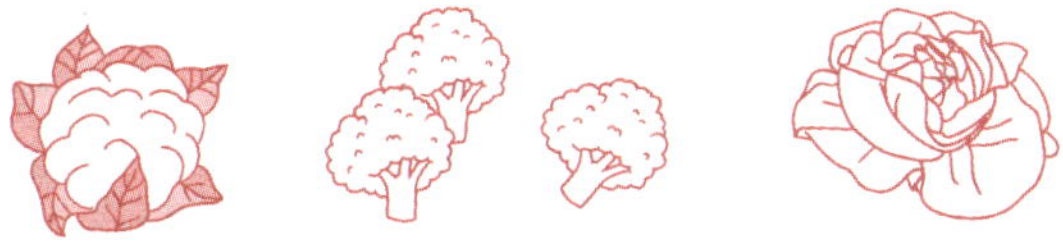

* En los hidratos de carbono, la **patata cocida** y los **panes de harinas no refinadas**, especialmente de centeno o de maíz, y la **castaña** (contiene grasas saludables y aporta un tercio de calorías que otros frutos secos, como las nueces o las almendras).

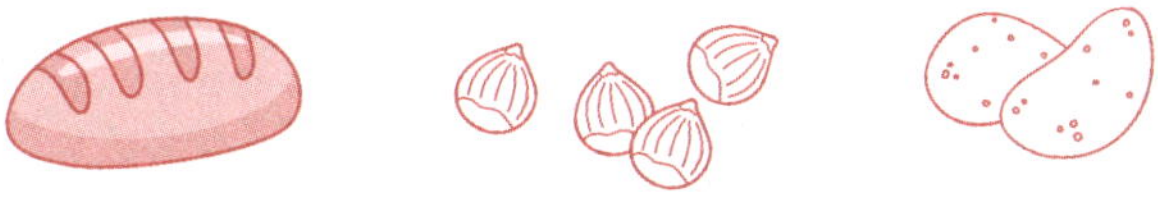

* Muchos lácteos, como quesos frescos, por ser la vaca atrezo típico del paisaje gallego.

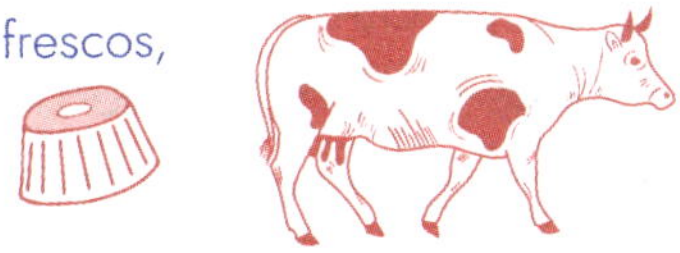

* Las **carnes de vacuno y de cerdo** tienen una marcada presencia en la dieta atlántica.

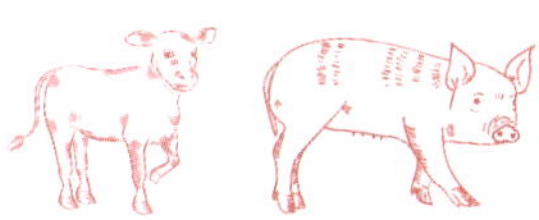

* El **aceite de oliva** vuelve a ser la grasa culinaria principal. Un puntazo de la dieta atlántica es la afición a la ajada (una salsa a base de aceite de oliva, ajo y pimentón).

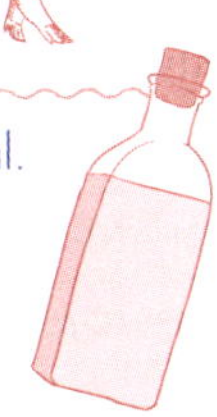

Dieta DASH

DASH es la abreviatura de *dietary approaches to stop hypertension* ('enfoques dietéticos para detener la hipertensión'). Se trata de un patrón dietético creado a finales de los años noventa por el Instituto Nacional de Salud de Estados Unidos y que ha demostrado ser eficaz para reducir la presión arterial.

Sigue un patrón similar al de la dieta mediterránea. Junto a sus recomendaciones habituales, estas son algunas claves específicas según la SEEN:

- Controlar la cantidad de sal para cocinar: menos de 3 g al día, el equivalente a una cucharadita rasa de café. La recomendación para la población general es no superar 5 g al día.
- Las conservas de pescado para ensaladas o similares deben ser preferiblemente al natural (sin sal añadida) y consumirse con moderación.
- Evitar añadir a las comidas pastillas de caldo de carne o pescado.
- Evitar bebidas carbonatadas y estimulantes.
- Evitar productos ultraprocesados o precocinados.
- Ya que hemos reducido la sal, potenciar el uso de condimentos (pimienta, pimentón, azafrán, vinagre, limón, ajo, cebolla...) y hierbas aromáticas (perejil, tomillo, hinojo, laurel, orégano...) para dar más sabor a las comidas.

En resumen, limitar los alimentos que perjudican la presión arterial y priorizar los alimentos ricos en nutrientes que puedan ayudar a bajar la presión arterial (principalmente proteínas, fibra y minerales como el potasio, calcio y magnesio).[29]

Plant-based diets o alimentación basada en vegetales

Las famosas *plant-based diets,* de las que todos hemos oído hablar en los últimos años, son dietas que se sustentan principalmente en alimentos de origen vegetal, como frutas, cereales integrales, legumbres, frutos secos y semillas. No todas las *plant-based diets* son necesariamente veganas. Siempre que los alimentos de origen vegetal sean el grueso de la dieta, pueden incorporarse, en menor medida, carne, pescado, huevos y lácteos.

Estas dietas suelen ser blanco de muchas críticas. Se las acusa de provocar carencias de nutrientes, pero, si se diseñan bien (como habría que hacer con todas las dietas), son perfectamente saludables. De hecho, existe evidencia científica de que estas dietas pueden reducir el riesgo de enfermedades cardiovasculares, diabetes tipo 2 y cáncer. Además, son especialmente beneficiosas para el planeta, ya que el cultivo de vegetales es más respetuoso con el medio ambiente.

- **Dietas vegetarianas:** excluyen carnes y pescados, pero permiten consumir huevos y lácteos.
- **Dietas veganas:** excluyen cualquier alimento de origen animal o que se obtenga a partir de los animales (carne, pescado, huevos, lácteos y miel).
- **Dieta *flexitariana:*** como su nombre indica, es flexible. Es el plan elegido por aquellas personas que no suelen comer alimentos de origen animal, pero que puntualmente hacen excepciones (por ejemplo, en reuniones sociales). Dentro de este grupo se encuentran los *pescetarianos* o los *pollotarianos.*

WARNING!
Veganos y B_{12}

El nutriente crítico en las dietas basadas en plantas, concretamente en las dietas veganas, es la vitamina B_{12}, que solo puede obtenerse en cantidad significativa de alimentos de origen animal. No obstante, este escollo puede salvarse de manera sencilla mediante la suplementación. Otra vitamina a la que las personas veganas tienen que echarle un ojo es a la D.

Find your way, la llave Allen de los nutricionistas suecos

La llave Allen es una herramienta que se utiliza para atornillar o desatornillar tuercas con cabeza interior hexagonal. Es una especie de herramienta universal para muchos de los muebles de Ikea. Y es que los suecos son gente práctica. Tanto que, en 2015, también desarrollaron una guía nutricional casi universal para sus paisanos que lleva por título *Find your way*. Su lema es «Come *más verde*, no comas demasiado y sé activo».[30]

Esta guía nutricional tiene un punto de partida original. No hay pirámides ni plato a los que agarrarse. Las recomendaciones se han dividido de forma sencilla en tres grupos:

Más	Cambia	Menos
* Verduras y frutas * Pescado y marisco * Frutos secos y semillas * Ejercicio	* Harinas refinadas por harinas integrales * Mantequilla por aceites vegetales * Lácteos enteros por desnatados	* Carne roja y carne procesada * Sal * Azúcar * Alcohol

La Generalitat de Catalunya hizo una adaptación muy interesante de esta guía en 2018.[31]

Fuera de carta: los pilares de la dieta

Después de haberme empapado de todas las guías alimentarias nacionales, europeas y mundiales, puedo decir que los que han conquistado mi corazón son el modelo sueco y el mediterráneo.

Con respecto al fondo, el modelo mediterráneo propone pautas nutricionales avaladas por la evidencia científica. Además, favorece la sostenibilidad y la adherencia, porque los alimentos y preparaciones que se proponen son los propios de nuestra tierra y de nuestras tradiciones gastronómicas. Vamos, que, como es *lo nuestro,* es más fácil que hagamos caso.

En cuanto al formato, el modelo sueco *Find your way* representa muy bien la esencia de cómo debería enfocarse una intervención nutricional. Los suecos explican qué hay que potenciar, qué hay que limitar (sin prohibir, siendo amables y flexibles) y qué hay que cambiar. En cuanto a la cantidad, dejan claro que es importante no comer mucho.

De lo mejor de cada casa nace este remix que he bautizado como *los pilares de la dieta*. Son las cuatro columnas de nuestro Partenón que, como sabemos, conectan otras dos áreas clave para nuestra salud: la actividad y el ejercicio físico, y el cuidado de la mente.

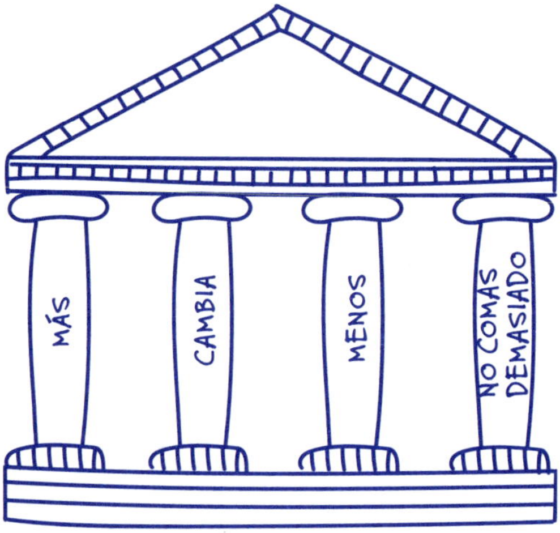

1. **Primer pilar: más.** Alimentos que son beneficiosos para la salud y cuyo consumo debemos potenciar:
    * Frutas y hortalizas.
    * Legumbres.
    * Frutos secos y semillas.
    * Fermentados.
    * Pescado y otros seres acuáticos.
    * Especias.
2. **Segundo pilar: cambia.** Alimentos que nutricionalmente son menos interesantes y que podemos sustituir por otros más saludables:
    * Cambia cereales refinados... por cereales integrales.
    * Cambia margarina, mantequilla, aceite de girasol... por aceite de oliva virgen.
    * Cambia refrescos, zumo... por agua.

* Cambia patatas... por hortalizas.

3. **Tercer pilar: menos.** Alimentos e ingredientes que debemos reducir o evitar porque su consumo se asocia a distintas enfermedades:
   * Sal.
   * Azúcares.
   * Carne roja y carnes procesadas.
   * Alimentos ultraprocesados.
   * Alcohol.
4. **Cuarto pilar: No comas demasiado.** Este es un pilar extra y que a algunos les resultará algo antipático. Pero recordemos que lo ideal es comer hasta sentir que estamos saciados aproximadamente al 80 %.

Los pilares de la dieta introducen algunos cambios con respecto al modelo sueco para adaptar el patrón a nuestros usos y costumbres.

En el primer pilar, **MÁS,** se incluyen tres grupos de alimentos propios de nuestra dieta mediterránea que debemos potenciar y que los suecos no mencionan: legumbres, fermentados y especias.

Las especias, que, como hemos visto, se recomiendan expresamente para reducir la sal en la dieta DASH, pueden marcar la diferencia para conseguir platos más sabrosos de una forma más saludable.

En el segundo pilar, **CAMBIA,** se añaden dos cambios extra: el de bebidas azucaradas por agua y el de patatas por hortalizas.

Vaya por delante que, aunque no hay ningún drama con la patata, solo hay que tener ojos en la cara para ver que las guías nutricionales son bastante tibias a la hora de recomendar su consumo. Lo cierto es que, con nuestro estilo de vida actual, es interesante buscar alimentos de mayor densidad nutricional y que aporten más por menos. No se trata de desterrar las patatas, pero sustituirlas de vez en cuando por hortalizas puede ser muy interesante (por ejemplo, como guarnición).

En el tercer pilar, **MENOS,** junto a los grupos de alimentos que los suecos recomiendan limitar (sal, azúcares, carne roja y carne procesada, alcohol), se añaden los alimentos ultraprocesados.

En el cuarto pilar, **NO COMAS DEMASIADO,** se ubica un concepto que cada vez cobra más fuerza dentro de las estrategias para una vida saludable: la importancia de la restricción calórica, no solo para los que buscan la pérdida de peso, sino para todos los públicos. Lo de *no comer demasiado* es un concepto un poco antipático, pero muy potente y basado en la evidencia científica.

Restricción calórica: el elixir de la eterna juventud

El elixir de la eterna juventud en este caso tiene poco glamur. Ni el santo grial ni la piedra filosofal; el secreto de la longevidad es algo que suena muy poco exótico: limitar la ingesta energética. En dos palabras: comer poco.

CERVANTES *DIXIT*

«Come poco y cena más poco,
que la salud de todo el cuerpo se fragua
en la oficina del estómago.»

El ingenioso hidalgo Don Quijote de la Mancha

Un grupo de investigadores, tras hacerles unas cuantas perrerías a un puñado de moscas, monos y ratones, comprobaron que la restricción calórica era el método más efectivo para aumentar la esperanza de vida. Dándoles de comer un 20-40 % menos de calorías, pero cubriendo las necesidades de todos los nutrientes para que no les faltara de nada, se dieron cuenta de que, al comer menos, aumentaba la esperanza de vida de estas criaturas del Señor.

Y diréis: «OK, esto pasa en moscas, ratones y monos, pero... ¿y en seres-humanos-cotidianos?». Pues parece que también.

Los japoneses centenarios de la isla de Okinawa

Muchos de los habitantes de la isla japonesa de Okinawa viven más de cien años, lo que llamó la atención de unos investigadores. Al analizar el estilo de vida y los hábitos de los *okinawenses* descubrieron que, de forma natural, ponían en práctica una restricción calórica de entre el 10-15 %. De hecho, estos japoneses no solo vivían más años, sino también mejor, con mayor calidad de vida.

¿Por qué comer menos puede hacernos vivir más y mejor?

La teoría es que con la restricción calórica se produce una *adaptación metabólica* en la que, por decirlo de algún modo, el cuerpo aprende a vivir con menos: consume menos, gasta menos y se vuelve más eficiente. Cuando esto ocurre, se producen menos radicales libres, que ya sabemos que son los malos de la película. Al haber menos compuestos malignos pululando por nuestro organismo, se consigue un menor daño oxidativo en órganos y tejidos.

Además, ya vimos que la restricción calórica tiene efectos positivos en la microbiota:

- Mejora la diversidad microbiana. Cuanto más variaditas sean y mayor repertorio tengamos de bacterias intestinales, mejor para nuestra salud.
- Aumenta las bacterias buenas.
- Disminuye las bacterias malas.

Los beneficios de la restricción calórica sí son para todos los públicos

La restricción calórica es especialmente beneficiosa en individuos con obesidad. Es la manera de poder crear un déficit calórico y perder grasa, que es lo realmente interesante.

Sin embargo, la restricción calórica también ofrece numerosos beneficios para aquellas personas que no tienen obesidad: reduce los niveles circulantes de compuestos inflamatorios, disminuye los niveles en sangre de glucosa, triglicéridos y colesterol, y también la presión arterial. De propina, también reduce la inflamación del sistema nervioso central, que influye en el desarrollo de enfermedades neurodegenerativas.

Autofagia: ¿el secreto de la longevidad está en comernos a nosotros mismos?

Nuestro cuerpo, en sus *labores de mantenimiento,* tiene siempre puestas en marcha un montón de aspiradoras tipo Roomba por todos sus rincones. Estas Roombas, como las de nuestros hogares, se encargan de eliminar la basura que sobra y deshacerse de los compuestos potencialmente tóxicos que pueden dañar nuestras células. ¿Alguien se ha parado a pensar adónde van las células defectuosas o los restos de virus tras una infección? Las Roombas (también conocidas como *autofagosomas*) se encargan de ello.

¡Pero todavía hay más! Estas Roombas no solo funcionan como un sofisticado sistema de limpieza, sino también de reciclaje: son capaces de transformar los desechos en energía y en otras moléculas que se pueden reaprovechar. Así, van renovando las estructuras y, de propina, se retrasa el envejecimiento.

Por ejemplo, si nuestra Roomba particular engulle una proteína defectuosa, la puede degradar en las distintas partes que la componen, en este caso, aminoácidos. Después, como si se tratara de piezas de Lego, estas piezas pueden volver a utilizarse para formar una nueva proteína, evitando tener que sintetizarlas desde cero y ahorrando energía. Aunque estas labores de mantenimiento tienen lugar de manera permanente a baja intensidad, cuando hay una restricción calórica importante el proceso de autofagia se pone las pilas para obtener recursos extra.

¿Qué ocurre si la Roomba falla?

Los fallos en el sistema de autofagia (por inactivación o hiperactivación) pueden dar lugar a la aparición de enfermedades neurodegenerativas, cardiovasculares, autoinmunes y metabólicas, diversos tipos de cáncer y, específicamente, otros problemas relacionados con un mayor ritmo de envejecimiento. Por el contrario, y explicándolo de manera muy simple, la ciencia nos dice que, si mantenemos nuestras Roombas funcionando como un reloj, podemos vivir más y mejor.

¿Cómo podemos estimular a nuestras Roombas y potenciar la autofagia?

La forma más sencilla de inducir la autofagia es mediante la restricción calórica y el ejercicio. Pero también se está investigando cómo hacerlo mediante fármacos y miméticos de restricción calórica.

¿Y eso qué es lo que es? Compuestos que han conseguido imitar los efectos antienvejecimiento que se consiguen mediante la restricción de calorías, pero sin necesidad de reducir la ingesta calórica, en animales de laboratorio y en algunos humanos. Algunos son de origen natural y de aquí nace la gloria del famoso resveratrol, un antioxidante protagonista de muchos suplementos y cosméticos.[32]

La pregunta del billón: ¿qué tengo que comer para perder peso?

El Plato de Harvard, la dieta mediterránea, *Find your way* o *los pilares de la dieta* son propuestas de mantenimiento, pero ¿y si necesito un plan de intervención nutricional para perder peso? Cuando existe sobrepeso y obesidad, es aconsejable adoptar un planteamiento integral para:

* **Perder grasa.** Y así, entre otras cosas, disminuir la inflamación sobre el adipocito y la microbiota.
* **Ganar masa muscular.** Y dar cariño al miocito y generar superquinas, que nos ayudarán a equilibrar nuestros sistemas, como veremos en el capítulo siguiente.

Sin embargo, mejorar nuestra composición corporal y aumentar el porcentaje de músculo frente al de grasa es algo que fisiológicamente nos interesa a todos, tengamos o no sobrepeso u obesidad.

Es fundamental aceptar nuestro cuerpo y quererlo tal y como es. Y, aceptándonos y queriéndonos, también es lícito querer mejorar nuestra composición corporal, nuestra condición física o incluso nuestro aspecto.

Los científicos llevan años investigando cuáles son las estrategias más efectivas con respecto a la dieta y la pérdida de peso. Y tenemos buenas y malas noticias.

La buena es que sí hay evidencia de qué es más eficiente para perder peso.

La mala es que ni un solo gurú te hablará de esto en las redes sociales.

Las diez verdades del barquero (y de la ciencia) sobre la pérdida de peso

1. No existe una dieta universal más efectiva para perder peso.
2. Reducir la ingesta de calorías es el factor más importante.
3. Las calorías que entran no siempre son las que salen.
4. No todas las calorías cuentan igual.
5. Las dietas altas en proteínas pueden ser útiles para mantener la pérdida de peso.
6. El ejercicio físico puede contar menos de lo que pensábamos.
7. El horario de las comidas puede contar más de lo que pensábamos.
8. La clave está en las recetas bajas en calorías.
9. Comer azúcar estimula la ingesta en el corto y medio plazo.
10. Las dietas muy bajas en calorías solo se recomiendan en casos muy concretos.

Y ahora, en detalle.

Las diez verdades del barquero (y de la ciencia) sobre la pérdida de peso

1. No existe una dieta universal más efectiva para perder peso

Cada persona es única, con una fisiología y un estilo de vida particulares, y, aunque nuestros científicos se han esforzado, no han encontrado pautas efectivas para perder peso que se puedan aplicar de manera universal. La ciencia nos dice que, aquí, los trajes son a medida y las estrategias para perder peso deben diseñarse de manera personalizada.

Aun así, cada día nacen media docena de gurús que saben más de manipulación que de nutrición y en los que las personas depositan su ilusión, su cuerpo y su dinero. El dinero perdido puede hacernos más o menos daño según el tamaño de nuestro bolsillo, pero del daño físico y psicológico que supone hacer estas dietas es mucho más complicado recuperarse. Y ante ese daño todos somos igual de vulnerables.

¿Qué podemos hacer? Desconfía de cualquier persona, cuñado o cosa que te recomiende un método infalible para *adelgazar*. Aunque al principio la dieta funcione, recuerda que después tienes un 85 % de posibilidades de recuperar los kilos. Es importante resetear viejas creencias y entender que no se trata de perder peso, sino de transformar tu cuerpo. Y que comienzas un nuevo viaje. Un viaje para siempre.

Puedes confiar en aquellos profesionales que te orienten hacia una intervención nutricional con estas características:

- Que incluya formación sobre temas como el tamaño de las raciones, los alimentos que son más y menos aconsejables y los cambios de conducta.
- Que no sea demasiado restrictiva con respecto al tipo de alimentos que debes comer. Si una dieta te prohíbe algo, es señal de que no es una buena dieta.
- Que se base en una pérdida de peso gradual y sostenible en lugar de una pérdida de peso a corto plazo.

2. Reducir la ingesta de calorías es el factor más importante para perder peso

No existe una regla única que se aplique para todos, pero, como sé que os gustan los datos, os diré que, para perder peso a un ritmo seguro y sostenible (de 0,5 a 1 kg por semana), la mayoría de las personas deberían reducir su consumo de energía en unas 600 kilocalorías por día. Para la mayoría de los hombres esto significa limitarse a 1.900 kilocalorías al día, y, para las mujeres, 1.400 kilocalorías al día.[33]

¿Qué podemos hacer? La vida no está hecha para contar calorías. Sin embargo, ya comentamos en el capítulo anterior que, al comenzar un plan de reducción de peso, puede ser interesante emplear registros y herramientas para ser conscientes de lo que realmente comemos. Muchas veces tendemos a infravalorar la ingesta, a pensar que comemos como un pajarito... y es solo al poner negro sobre blanco cuando nos enfrentamos a la cruda realidad. Una vez que hayamos tomado conciencia de cuál es nuestra ingesta real, no necesitamos (ni es recomendable) vivir contando calorías.

3. Las calorías que entran *no siempre* son *las calorías* que salen

Aunque el factor más importante para perder peso es reducir la ingesta de calorías, cómo se crea ese déficit también importa.

Durante años se ha pensado que siempre se podría perder peso de manera segura con cualquier combinación de *comer menos* y *moverte más*. Pero esta suposición no tiene en cuenta lo complejas que son la fisiología y la mente humana.

Por ejemplo, ante un plan de pérdida de peso no controlado, con reducciones drásticas de la ingesta o aumentos drásticos del gasto energético, es decir, un plan que plantee un déficit calórico desproporcionado, nuestro cuerpo puede defenderse poniéndose en *modo ahorro* y ser más eficiente en el consumo de energía gastando menos.

Por otro lado, las alteraciones neurohormonales que hemos visto en el capítulo 1, la revolución de la microbiota que hemos visto antes, la presencia o no de masa muscular que veremos en el capítulo 3 y algunas variaciones genéticas que veremos en el capítulo 4, pueden alterar también la manera en la que nuestro cuerpo maneja las calorías y el resultado final de la que pensábamos que era una ecuación perfecta.

En resumen: las gallinas que entran no siempre son las mismas que las que salen.

¿Qué podemos hacer? El plan de pérdida de peso debe tener en cuenta la parte física y mental, estar basado en alimentos de calidad e implantarse de manera gradual y sostenida en el tiempo para evitar que nuestro cuerpo se ponga en guardia.

4. No todas las calorías cuentan igual

Además de la cantidad, la calidad también importa. El cuerpo no es capaz de extraer todas las calorías de algunos alimentos. Por ejemplo:

- Las almendras enteras crudas son más difíciles de digerir y nuestro cuerpo solo es capaz de procesar aproximadamente dos tercios de sus calorías. Sin embargo, si las trituramos en forma de mantequilla de almendras, se pueden *aprovechar* todas las calorías.
- Los cereales integrales y la avena también se digieren de manera menos eficiente de lo que podríamos pensar. En un experimento que comparó personas que seguían una dieta con 30 g de fibra frente a personas que seguían una dieta con la mitad de fibra, se observó que, en el primer grupo, había un aumento en las calorías perdidas tanto en las heces como en el metabolismo. ¿Y esto qué puede suponer? En este caso, estos cambios representaron un beneficio neto de casi 100 kilocalorías por día, lo que, con el paso de los años, puede tener un efecto significativo en el peso.

¿Qué podemos hacer? Priorizar unos alimentos frente a otros. Tal y como se indica en *los pilares de la dieta,* podemos sustituir los cereales refinados por cereales integrales y consumir diariamente una ración de frutos secos en la cantidad adecuada (que quepan en la mano con el puño cerrado).

5. Las dietas altas en proteínas pueden ser útiles para mantener la pérdida de peso

Las posibles razones son:

* Tienen un mayor efecto saciante. ¿Por qué? Porque la ingesta elevada de proteínas hace que se liberen las primas hormonas de la saciedad, como la leptina, y disminuye la liberación de las primas hormonas del hambre, como la grelina. Como consecuencia, estar más saciado puede ayudar a disminuir la ingesta de energía y a mantener con éxito la pérdida de peso.
* Las proteínas tienen un mayor *efecto térmico de los alimentos* (ETA). El efecto térmico es lo que gasta tu cuerpo después de comer para procesar y utilizar los alimentos. Podríamos decir que al cuerpo le cuesta más trabajo desmenuzar y metabolizar las proteínas de un filete que los hidratos de carbono de la pasta.
* Comer proteínas favorece el mantenimiento de la masa muscular después de perder peso, lo que contribuye a un mayor gasto energético en reposo.

¿Qué podemos hacer? Se recomienda que la ingesta de proteínas para adultos sea de 46 a 56 g o 0,8 g/kg de peso corporal ideal por día. Si el consumo de proteínas en la dieta supera los 0,8 g/kg/día, se considera una dieta alta en proteínas. En general, si queremos seguir una dieta rica en proteínas, estas deben suponer aproximadamente el 30 % del total de calorías diarias o de 1 a 1,2 g/kg del peso corporal ideal por día.[34]

WARNING!

¿Es peligrosa una dieta alta en proteínas?

Se ha hablado mucho sobre que las dietas ricas en proteínas pueden ser perjudiciales para los riñones. Es cierto que la proteína procedente de carne roja puede aumentar el riesgo de enfermedad renal crónica, pero no se observa este efecto con las proteínas de los lácteos desnatados, el pescado y los mariscos. De hecho, si las proteínas provienen de las frutas y verduras, en realidad, su consumo podría dar lugar a un efecto protector renal. En adultos sanos las dietas altas en proteínas no influyen negativamente en la función renal, aunque podría existir un mayor riesgo de formación de cálculos renales.

Con respecto a los estudios que vinculan el consumo elevado de proteínas con la enfermedad cardiovascular, este efecto también está directamente ligado al consumo de carnes rojas y procesadas.

En resumen: no solo importa la cantidad, sino la procedencia de la proteína. Cuando se obtiene de alimentos distintos a las carnes rojas y procesadas, los potenciales efectos negativos de las dietas hiperproteicas disminuyen.

¡Importante! Dado que la obesidad está asociada con la enfermedad renal crónica, la ingesta alta de proteínas a largo plazo, especialmente de origen animal, debe ser monitorizada de cerca en pacientes con obesidad.

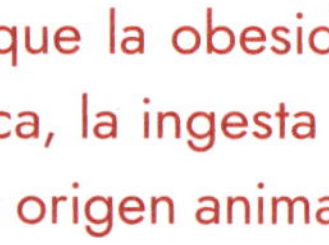

6. El ejercicio físico puede contar menos de lo que pensábamos

Durante muchos años también se creyó que con el ejercicio físico podríamos compensar nuestros excesos. Sin embargo (y aunque aumentando la masa muscular podemos incrementar nuestro gasto energético en reposo), hay muchos motivos por los que no es tan sencillo expiar nuestros pecados con el ejercicio.

¿Qué podemos hacer? Entender que debemos incorporar el movimiento a nuestra vida porque es la mejor *medicina natural* que existe, no como un medio de tortura para quemar calorías.

7. El horario de las comidas puede contar más de lo que pensábamos

Los ritmos circadianos también pueden influir en los hábitos alimentarios, en la digestión y en el metabolismo.

Hay investigaciones que apuntan a que comer más tarde en el día, más cerca del momento en que se libera la melatonina, puede aumentar la liberación de colesterol y disminuir el gasto energético en reposo y la tolerancia a la glucosa.

Como consecuencia, puede producirse un aumento de la grasa corporal y del peso, que a menudo se asocia con obesidad, enfermedades cardíacas y diabetes.

¿Qué podemos hacer? Hacen falta más estudios para determinar qué momento puede ser más adecuado para comer sin descolocar nuestro reloj biológico, pero la evidencia disponible hasta la fecha apunta a que es conveniente concentrar la mayor parte de la ingesta en las horas del día y evitar las ingestas copiosas a última hora de la noche.

La crononutrición es un campo de estudio emergente, pero no olvidemos que, por ahora, qué comemos y cuánto comemos sigue siendo más importante que cuándo comemos.

8. La clave está en las recetas bajas en calorías

Esta recomendación es especialmente importante para las dietas bajas en grasas o hidratos de carbono. Como curiosidad, los resultados a largo plazo en dietas bajas en grasa y bajas en hidratos de carbono son similares.

¿Qué podemos hacer? Aunque debe ajustarse la cantidad y la proporción de los grupos de alimentos de manera individual, estas son las líneas generales que deben cumplir las recetas bajas en calorías:

- **El tamaño importa.** El tamaño de la ración debe ser suficiente para saciarnos sin llenarnos. Recordemos aquello de llenarse al 80 %.
- **Recetas ricas en frutas y verduras.** Son alimentos ricos en fibra y, por tanto, saciantes, ricos en vitaminas, minerales y antioxidantes, y bajos en kilocalorías, ya que un porcentaje importante de su peso es agua. ¿Cuántos vegetales hay que comer? En torno a la mitad del plato deben ser frutas y hortalizas.

- **Recetas ricas en cereales integrales.** Son más saciantes, alimentan nuestra microbiota y estorban la absorción de otros nutrientes. Como curiosidad, puede que al digerirse se extraigan menos calorías de los cereales integrales que de sus parientes refinados. ¿Cuántos cereales integrales hay que comer? El contenido de hidratos de carbono debe ajustarse en función de nuestra actividad física y de nuestro gasto energético. En resumen: si nos movemos poco, deberíamos comer menos hidratos.
- **Recetas con proteínas de calidad.** Proteína de aves, pescado, huevos, frutos secos o legumbres. ¿Cuántas? Aproximadamente un cuarto de nuestra ingesta debe provenir de las proteínas, aunque en una dieta de pérdida de peso podría ser interesante aumentar su consumo.
- **Todo regado con aceite de oliva virgen.** Eso sí, al comenzar una intervención nutricional de pérdida de peso, conviene medir el aceite con cucharitas para no pasarnos de frenada con el clásico chorreón.

9. Comer azúcar estimula la ingesta en el corto y medio plazo

Comer azúcar puede despertar el hambre emocional y el hambre Dragon Khan. Por un lado, ya sabemos que la dopamina estimula el deseo de seguir comiendo. Y, por otro, que consumir alimentos con un índice glucémico elevado nos hace entrar en la montaña rusa del azúcar, con sus subidas y bajadas, lo que puede hacer que acabemos comiendo más a lo largo del día.

¿Qué podemos hacer? La idea es disminuir el consumo de azúcar todo lo posible, tanto del añadido como de los alimentos en los que va *escondido*. ¿Cómo? ¡Huye de los radicalismos! Pasar de 100 a 0 puede que no sea sostenible en el tiempo.

Prueba a ir reduciendo poco a poco las cantidades que añades a alimentos como el yogur o el café para acostumbrarte al sabor original de los alimentos. Si normalmente le echas dos cucharadas de azúcar al café, ponle solo una. Si le pones una cucharada, ponle media. Si le pones media, ponle un cuarto. Aunque nunca llegues a eliminarlo del todo, estos pequeños cambios ya marcan la diferencia.

¿Y sustituir azúcar por edulcorantes? Los edulcorantes son seguros, pero pueden alterar nuestra microbiota y, sobre todo, favorecen nuestra preferencia por el dulce. Si puedes evitarlos o reducirlos, mejor.

10. Las dietas muy bajas en calorías solo se recomiendan en casos muy concretos

En general, una dieta muy baja en calorías (< 800 kcal al día) no se recomienda para el control rutinario del peso.

¿Cuándo podría ser útil? Solo debe utilizarse en circunstancias muy específicas, durante un tiempo limitado, junto con programas conductuales y un seguimiento médico.

¿Cuál es el futuro de las dietas?

El futuro de las estrategias de pérdida de peso está en la nutrición personalizada, un plan de alimentación hecho a medida del individuo que hay que diseñar considerando numerosos factores y de la que hablaremos en el capítulo dedicado a nuestros genes.

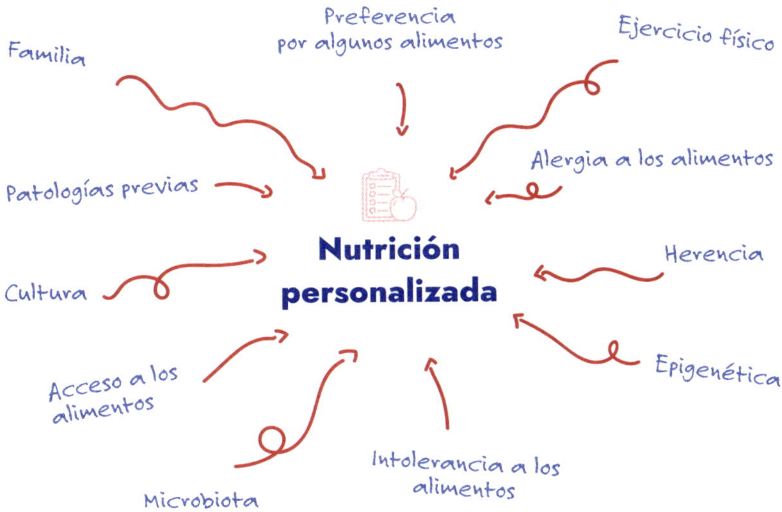
Preferencia por algunos alimentos
Familia
Ejercicio físico
Alergia a los alimentos
Patologías previas
Nutrición personalizada
Herencia
Cultura
Epigenética
Acceso a los alimentos
Microbiota
Intolerancia a los alimentos

Cuando compramos un traje en Zara estamos comprando un patrón que se ha diseñado para quedarle bien a la mayoría de las personas. Y sí, el traje puede que nos quede estupendamente, pero nunca nos quedará igual que uno diseñado a medida, en función de nuestras medidas exactas, nuestros gustos y el uso que vayamos a darle.

Del mismo modo, un modelo alimentario (dieta mediterránea, Plato de Harvard, etc.) sigue un patrón que ha demostrado en distintos estudios ser adecuado para la mayoría. Y puede que la dieta nos vaya fenomenal. Pero nunca nos irá tan bien como una diseñada en función de nuestros genes, nuestros gustos o la actividad física que hagamos.

Hoy la ciencia nos propone intervenciones que son el Zara de la nutrición. Lo que ha demostrado encajar mejor a la mayoría de las personas. El futuro está en la nutrición personalizada: un traje a medida para cada uno.[35]

LAS OCHO REGLAS DE ORO para cuidar de tus adipocitos

1. Muévete y baja el termostato: las temperaturas frías y el ejercicio físico son dos vías para transformar el adipocito blanco en adipocito marrón.
2. No comas demasiado: hay evidencia científica de que puede ayudar a vivir más.
3. Aumenta el porcentaje de proteínas de origen saludable en la dieta: puede ayudar a que te sientas más saciado.
4. Come más alimentos antioxidantes: así puedes prevenir o disminuir la inflamación.
5. Come más alimentos fermentados (probióticos) y ricos en fibra (prebióticos): así alimentas a tus bacterias buenas y favoreces el equilibrio en la microbiota.
6. El ayuno intermitente puede favorecer la autofagia y mejorar la microbiota, pero no es una dieta para perder peso. Si te planteas hacerlo, es recomendable acudir a un profesional.
7. Huye de las dietas *detox,* de las dietas *de los famosos* o de cualquiera que suene muy restrictiva: no son saludables y, además, pueden favorecer el efecto yoyó.
8. Cuida el lenguaje a la hora de hablar con personas con obesidad o al referirte a ellas para no contribuir al estigma.

3.

Tus músculos ESTÁN TRISTES

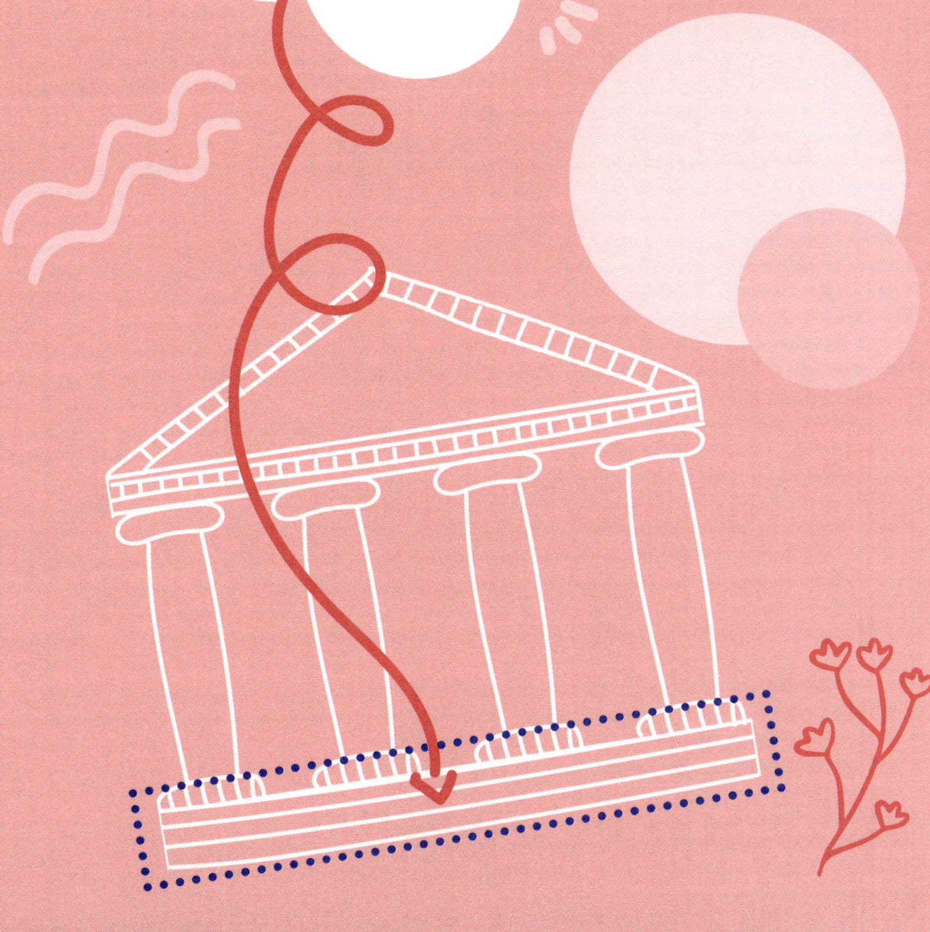

El eje intestino-cerebro está demodé. Hoy sabemos que la Santísima Trinidad de la salud es el eje intestino-cerebro-músculo. Bueno, en realidad, saberlo saberlo solo lo sabemos unos cuantos, pero la buena noticia es que, después de leer este capítulo, tú también pasarás a formar parte del selecto club.

Gracias al doctor Javier Butragueño, que me ha desentrañado pacientemente estos nuevos misterios de la fisiología, he tenido la suerte de conocer la vida, obra y milagros del miocito. Y resulta que la célula *cachas* del cuerpo humano ha resultado ser mucho más que el músculo que vemos en el espejo: tiene el poder de generar superquinas, la mejor medicina.

Si soy capaz de transmitir en las siguientes páginas una centésima parte del entusiasmo que Javier me ha inoculado por conseguir que el adipocito y el miocito se hagan amigos, habremos triunfado. Y, si no lo consigo ahora, seguiré intentándolo. Nunca es tarde para despertar a tus superquinas.

A continuación, en nuestro Partenón de la salud, después de haber sacado brillo al frontón, que es la mente, y a los pilares de la alimentación, que sostienen nuestro cuerpo y nuestras tripas, vamos con la base de todo, que es, literalmente, el ejercicio físico.

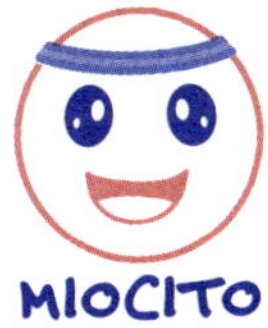

Érase una vez el músculo: explicación para un niño de diez años

Los miocitos son las células que forman los músculos. Si el adipocito es el patito feo, la célula a la que todo el mundo hace *bullying*, el miocito es la célula a la que todo el mundo hace un *ghosting* de manual. Es decir, pasamos de ella olímpicamente. O, mejor dicho, sedentariamente.

La verdad es que el miocito es el novio perfecto. Es el yerno que toda suegra quiere tener. Pero, más allá de sus encantos físicos, la belleza del miocito está en su interior. El miocito es ese novio bueno y formal que nos trae a nuestras vidas la paz y el equilibrio. Es ese muchacho que sabe lo que necesitamos cuando estamos de bajón, que nos apoya y nos ayuda a ser más fuertes, a eliminar todo lo malo... y, además, nos da felicidad en forma de endorfinas. ¿Se puede pedir más?

A cambio de todo esto, el miocito solo pide que se le dé cariño. Le gusta que juguemos con él de todas las maneras posibles. Él es muy bueno, pero no tiene un pelo de tonto, y nos pide que trabajemos la relación a diario y que haya comunicación, a ser posible en forma de ejercicio físico. Y claro, esto supone una inversión de tiempo y energía. Sobre todo teniendo en cuenta que la tentación vive ahí arriba, en nuestro cerebro, y se llama dopamina.

¿Cómo suele acabar esta conmovedora historia de amor? Lo habitual es que, en lugar de currarnos una relación sólida y a largo plazo con el miocito, busquemos emociones fuertes y cortas. Sucumbimos al deseo. Pasamos tres pueblos del novio perfecto y buscamos el rollo de una noche, a ser posible con el malote, que es el que *nos pone:* la comida rica en azúcar, grasas y sal, el alcohol... Nos lanzamos a los brazos de otro tipo de relaciones basadas en el placer, que a la larga se convierten en relaciones tóxicas. Nunca mejor dicho.

El pobre miocito, de vez en cuando, nos recuerda que está ahí, nos manda algún wasap... Por ejemplo, cuando subimos las escaleras y no podemos con nuestra alma, el miocito nos da un toque y nos recuerda que, si le hiciéramos caso, estaríamos mejor. Pero a nosotros eso no nos gusta. Ante esas verdades incómodas, preferimos ignorarlo y hacerle *ghosting*. Preferimos la dopamina. Dame más dopamina.

Y, como en cualquier relación tóxica, el problema es que pensamos que podemos dejarla cuando queramos y que el novio perfecto nos estará esperando siempre... Pero la realidad es que, cuanto más nos dejemos llevar hacia el lado oscuro, cuanto más nos arrimemos a los malotes, más difícil será que podamos comprometernos con el miocito.

Cinco razones por las que la falta de masa muscular puede influir en la obesidad

Prepárate, porque, después de leer esto, te aseguro que no volverás a ver las mancuernas con los mismos ojos.

Si no tienes suficiente masa muscular en tu cuerpo, pueden ocurrir las siguientes cosas:

1. **Disminuye el metabolismo basal.** El músculo es metabólicamente más activo que el tejido graso. Esto que

suena tan rimbombante quiere decir que el músculo en reposo quema más calorías que la grasa. Si tenemos menos masa muscular es posible que gastemos menos energía y, al final, ganemos peso.

2. **Disminuye la capacidad para oxidar las grasas.** El músculo es capaz de utilizar la grasa almacenada como combustible durante la actividad física y el ejercicio. Si tenemos menos masa muscular, se reduce la capacidad para oxidar o quemar grasas, y esto nos podría llevar a desarrollar obesidad.
3. **Disminuye la sensibilidad a la insulina.** El músculo es uno de los principales destinos de la glucosa en el cuerpo. Si hay poca masa muscular, la capacidad de las células para captar glucosa se reduce y esto puede aumentar los niveles de azúcar en sangre. La resistencia a la insulina también está relacionada con la obesidad y la diabetes tipo 2.
4. **Se altera el equilibrio hormonal.** El tejido muscular tiene la capacidad de producir y regular ciertas primas hormonas, como las archiconocidas adiponectina y leptina, que están involucradas en el metabolismo y en el control del apetito. La falta de masa muscular puede alterar este equilibrio hormonal y contribuir al desarrollo de obesidad.
5. **Disminuye la actividad física.** El músculo es necesario para realizar actividad física y ejercicio. Cuanta menor sea la masa muscular y peor funcione el músculo, menor será nuestra capacidad para movernos. Si una persona se mueve menos y gasta menos calorías, aumenta el riesgo de acumulación de grasa y obesidad. Pero esto no acaba aquí, sino que, además, como sabemos, terminará afectando al sistema inmune, la policía que cuida de nuestro cuerpo. Tener menos masa muscular es otra pescadilla que se muerde la cola.

Protagonistas: el miocito

Radiografía de un miocito

Un miocito es una célula alargada, cilíndrica y con los extremos cónicos. Aunque *miocito* es un nombre tierno y cariñoso, a esta célula también se la llama «fibra muscular esquelética».

Su longitud varía desde unas pocas micras hasta varios centímetros, dependiendo del músculo al que pertenezca y la función que tenga.

Partes del miocito

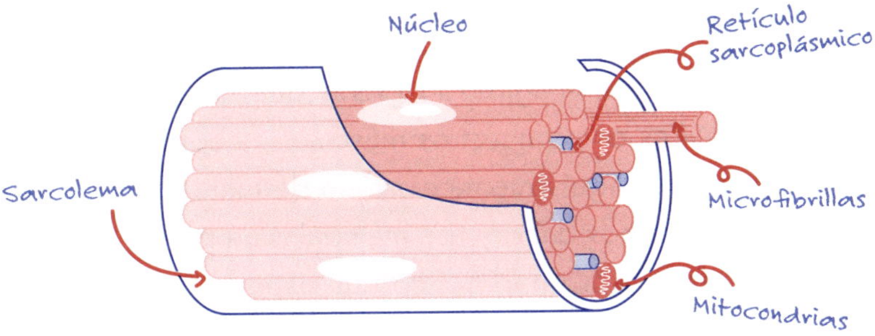

- **Microfibrillas.** Son una especie de cuerdas que se estiran y encogen, como una goma elástica, encargadas de hacer que el músculo se mueva.
- **Núcleo.** Como en el adipocito, el núcleo es el centro de control, el cerebro de la célula. La mayoría de las células tienen un solo cerebro, pero el miocito es más chulo que un ocho y tiene varios. Esto le permite trabajar más y mejor, especialmente para mover el músculo.
- **Mitocondrias.** Ya sabemos que las mitocondrias son las calderas o las centrales eléctricas de la célula, capaces de generar la energía que el cuerpo necesita para moverse.

- **Sarcolema.** Es una especie de abrigo protector que tiene el miocito, con pequeños botones especiales que le permiten hablar con los nervios y así saber cuándo tiene que moverse.

¿Qué ocurre en el miocito (y en nuestro cuerpo) cuando entrenamos?

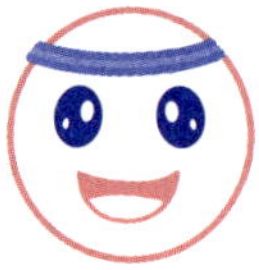

Cuando entrenamos y damos cariño al miocito, este experimenta una serie de cambios para poder adaptarse, lo que lo convierte en una célula más grande y más *lustrosa*.

- **Más músculo.** Imagina un globo que se infla poco a poco. Así es como nuestros músculos se agrandan cuando hacemos regularmente ejercicio de fuerza. Es como si les estuviéramos dando más material para crecer y hacerse más fuertes. Con lo bonito que es todo este proceso, tiene un nombre feísimo: hipertrofia muscular.
- **Más mitocondrias.** El entrenamiento aeróbico o cardiovascular aumenta el número de centrales eléctricas en los miocitos. Cuanto más ejercicio aeróbico o de resistencia hacemos (como correr o nadar), más centrales eléctricas construimos y más energía podremos producir. Esto nos permitirá resistir más y sentirnos menos cansados.
- **Más capacidad de transportar oxígeno.** El entrenamiento aeróbico también puede aumentar la cantidad y calidad de los vasos sanguíneos que aportan oxígeno y nutrientes a los miocitos. ¿El resultado? Más capacidad para captar, transportar y utilizar el oxígeno durante el ejercicio, lo que a su vez mejora la resistencia y el rendimiento físico.

El miocito muere de amor. Podríamos decir que cuando hacemos ejercicio intenso, el miocito muere de amor. Se generan pequeñas microlesiones que producen inflamación. ¡Pero este cuento ahora tiene final feliz! Llegan los antidisturbios y esto ayuda al miocito a activar las células necesarias para que se produzca la regeneración.

El miocito tiene memoria histórica. El músculo recuerda el cariño que le hemos dado. Por eso, si has entrenado y, por el motivo que sea, tienes que dejarlo, cuando vuelvas al lío, recuperarás antes la condición física cuanto más hayas entrenado y más tiempo le hayas dedicado.[36]

Superquinas: el quinto elemento

El miocito, el yerno perfecto, tiene cinco superpoderes por los que muchas personas pagarían su peso en oro. Él lo hace gratis, solo nos pide que a cambio le demos un poco de cariño. Es el mejor fondo de inversión en salud.

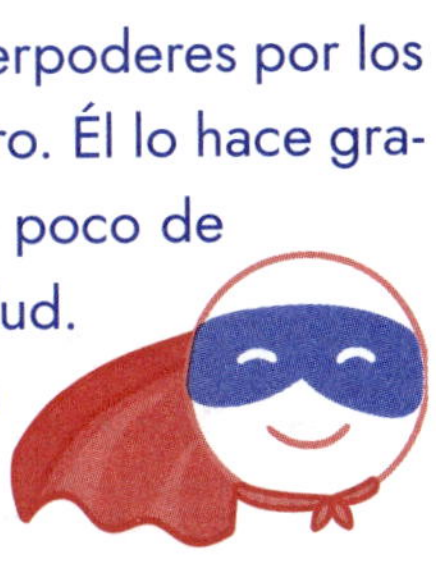

SUPERQUINAS

Los cuatro primeros superpoderes son de sobra conocidos. El último es un descubrimiento relativamente reciente que no te va a dejar indiferente.

1. **Contrae los músculos y permite el movimiento.** Si la función clásica del adipocito es la de almacenar grasa, la del miocito es contraer los músculos para permitir el movimiento y mantener la postura y la estabilidad corporal.

2. **Regula el peso y la composición corporal.** Como hemos visto, el tejido muscular es metabólicamente más activo que la grasa. Esto quiere decir que quema más calorías en reposo. Por lo tanto, un mayor porcentaje de masa muscular está asociado con un metabolismo basal más activo y una mayor quema de calorías.
3. **Controla la glucosa.** Para poder contraer el músculo, el miocito tiene que comer, y su alimento preferido son la glucosa y los ácidos grasos. El músculo es capaz de captar glucosa, lo que ayuda a mantener bajo control los niveles de glucosa en sangre. Este superpoder es especialmente relevante para prevenir y tratar la diabetes tipo 2 y para mejorar la salud cardiovascular.
4. **Cuida los huesos.** La contracción muscular ejerce tensión en los huesos, lo que estimula su formación y los hace más fuertes. Ejercitando el músculo podemos prevenir la pérdida ósea y reducir el riesgo de osteoporosis. El músculo y el hueso (el miocito y el osteocito) son como hermanos gemelos que se sienten y se entienden. Cuando uno está mal, el otro, posiblemente, también.
5. **Servicio de mensajería y paquetería.** Ya hemos visto como el adipocito tiene montado un sistema de mensajería en el que trabajaban sus primas hormonas, las mensajeras de Amazon, y los neurotransmisores, los motoristas de Glovo. El miocito no se queda atrás: también es capaz de enviar señales a múltiples rincones de nuestro cuerpo cuando hacemos ejercicio.

En este caso las mensajeras son unas superheroínas, las superquinas, cuyos nombres científicos son *mioquinas* y *exerquinas*. *Quinas* viene del griego *kein* (καμία), 'movimiento'. Son las *moléculas del movimiento,* que se liberan en el músculo al hacer ejercicio físico, pero también en distintos órganos y tejidos del cuerpo. Se descubrieron hace unos veinte años y, si ya entonces sabíamos que hacer ejercicio era beneficioso, a medida que avanzamos en el conocimiento de las superquinas, entendemos mejor su verdadera dimensión. Y es que son la verdadera medicina natural de nuestro cuerpo. El quinto elemento de nuestra salud. Las superquinas suponen una auténtica revolución y, si no te mueves, te las pierdes.[37,38]

¿Qué son y dónde se liberan las superquinas?

Cuando le damos cariño al miocito y hacemos ejercicio, él nos devuelve con creces su amor, liberando las superquinas en un montón de órganos, células y tejidos. Dependiendo de dónde se liberen tendrán un nombre u otro: mioquinas (músculo esquelético), cardioquinas (corazón), hepatoquinas (hígado), adipoquinas (tejido adiposo blanco), baptoquinas (tejido adiposo pardo), neuroquinas (neuronas), etc.

Los efectos sistémicos del ejercicio

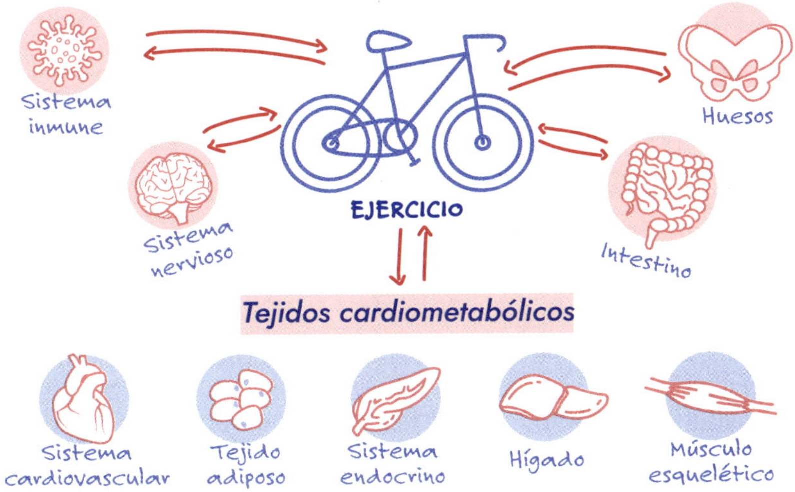

Las superquinas que libera nuestro cuerpo en respuesta al ejercicio físico de una determinada intensidad son como una poción mágica. Tienen el potencial de combatir enfermedades cardíacas, problemas cognitivos, diabetes tipo 2, obesidad y hasta el cáncer. Además, pueden ayudarnos a vivir más tiempo y con mejor calidad de vida. Suena a ciencia ficción, pero es verdad de la buena. Si estuvieran a la venta, pagaríamos fortunas por ellas y haríamos colas para comprarlas..., ¡incluso más largas que las de Doña Manolita!

Pongamos un ejemplo: efectos de las superquinas en el cerebro.

Cuando hacemos ejercicio de determinada intensidad, se estimula la producción de exerquinas en tejidos como el músculo esquelético, el tejido adiposo o el hígado, para terminar afectando al sistema nervioso.

Efectos del ejercicio sobre el sistema nervioso

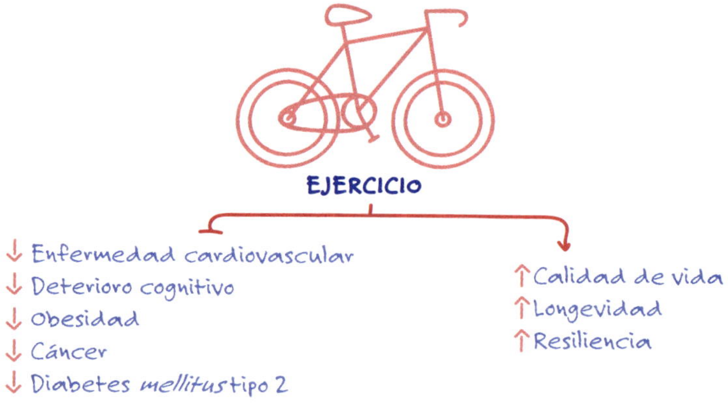

Estas exerquinas se liberan en la circulación y tienen numerosos efectos potenciales sobre el sistema nervioso, que incluyen:

- **Más neuronas.** Pueden facilitar la neurogénesis, es decir, la generación de nuevas neuronas.

- **Más memoria.** Pueden facilitar la plasticidad sináptica, que es la facilidad con la que las neuronas conectan entre sí y su capacidad para adaptarse a la actividad y a la experiencia diaria. Este fenómeno es esencial para el aprendizaje y la memoria.
- **Mejor estado de ánimo.** Se sabe que la inactividad física tiene efectos negativos en la salud mental. Por el contrario, el entrenamiento aeróbico y el de resistencia han demostrado ser efectivos para combatir los síntomas de la depresión.

En un ensayo en adultos mayores (de 55 a 80 años) que participaron en un programa de caminata aeróbica se registró un aumento en el volumen del hipocampo y mejoras en la memoria. Además, la evidencia acumulada sugiere que el ejercicio y la actividad física pueden prevenir o retrasar la aparición de enfermedades neurodegenerativas.

Todo esto es lo que podemos conseguir si le damos cariño al miocito. Lamentablemente, nos pasamos la vida buscando atajos *quemagrasas* que no nos llevan a ninguna parte. Aunque nos pese, la clave no solo está en quitar alimentos superfluos, sino en movernos más. El lema de la OMS es «cada movimiento cuenta».[39]

Año 2000: odisea en el miocito
Se descubren las exerquinas

Durante el ejercicio, nuestros músculos se contraen y se generan pequeñas lesiones en las fibras musculares. En el año 2000 se descubrió que, como respuesta a estas lesiones, se libera la interleuquina-6 (IL-6), una proteína que actúa como una señal en el cuerpo. Hasta entonces, que se liberase la IL-6 se consideraba preocupante, porque se creía que era solo una molécula inflamatoria.

En el año 2000 varios estudios[40] observaron que, en realidad, lejos de ser dañina, esta molécula era una especie de árbitro que, cuando hay juego peligroso, señala la falta para que pueda ponerse orden en el campo. Actúa como una señal inflamatoria para indicar el daño muscular y estimular la reparación, pero al mismo tiempo puede tener efectos antiinflamatorios para limitar que el tejido se inflame demasiado. Este equilibrio entre efectos inflamatorios y antiinflamatorios es importante para la respuesta adecuada del cuerpo ante el ejercicio y para promover la recuperación muscular.

Y es que no hay moléculas buenas o malas, sino contextos metabólicos que te generan malestar o te enferman. Si le dejas un cuchillo a un cocinero, seguramente lo utilizará para algo bueno; si se lo dejas a un asesino, pues ya sabes lo que ocurrirá. El cuchillo no es el problema, sino el entorno donde esté.

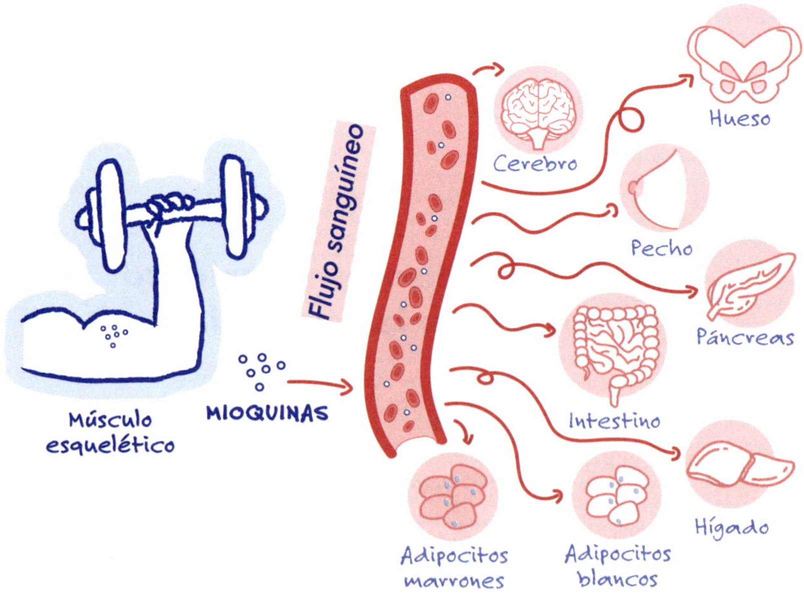

Las preguntas del millón

¿Cómo debemos enfocar la práctica de ejercicio físico?

Tradicionalmente nos han vendido el ejercicio como una forma de pagar por nuestros pecados, de compensar nuestros excesos y de transformar nuestro cuerpo serrano para que encaje dentro del canon socialmente aceptado. Queremos sentirnos guapos por fuera sin importarnos demasiado qué esté pasando por dentro. Si este es nuestro enfoque, lo normal es que veamos el ejercicio físico como una herramienta de tortura.

Además, si solo hacemos ejercicio de forma aislada, sin integrarlo dentro de un cambio de hábitos global, lo más probable es que no obtengamos los resultados deseados y tiremos la toalla pronto. ¡Una oportunidad perdida, porque el ejercicio tiene mucho que ofrecernos!

Debemos ser capaces de entender que hacer ejercicio físico es una forma de autocuidado y respeto hacia uno mismo:

- Para nuestro *yo presente,* mejorando nuestro estado de ánimo, reduciendo el estrés, haciéndonos sentir física y mentalmente más fuertes y, de rebote, mejorando nuestra vida social e incluso sexual.
- Para nuestro *yo futuro,* mejorando nuestra calidad de vida cuando seamos mayores, potenciando la autonomía y reduciendo el riesgo de padecer numerosas enfermedades.

Si dejamos de ver el ejercicio como un castigo y lo percibimos como un regalo que no tiene precio en nuestro camino hacia una vida plena, el cuento cambia mucho.

¿De dónde saco la motivación para levantarme del sillón?

Así, en plan cursi, la motivación es el conjunto de razones que nos impulsan a llevar a cabo una acción y mantenerla en el tiempo. Si todos sabemos que nos sobran las razones para hacer ejercicio físico..., ¿por qué nos cuesta tanto arrancar y ser constantes?

Hay tres formas de conseguir la motivación, que *se venden* juntas y por separado:

1. **Visualizar el objetivo futuro.** Los estudiantes universitarios continúan madrugando para ir a clase, aunque muchos días no les apetezca y no les gusten algunas asignaturas. Lo hacen porque no piensan a corto sino a largo plazo y visualizan su futuro como, por ejemplo, abogados o veterinarios. Del mismo modo, visualizarnos de aquí a unos cuantos años con mejor calidad de vida gracias al ejercicio nos motivará a continuar. Para que nos lo creamos es imprescindible que entendamos cómo funciona nuestro cuerpo, cuál es el poder real del miocito y los beneficios de esa píldora natural que son las superquinas.
2. **Disfrutar del camino.** Los estudiantes están más motivados a ir a clase cuando disfrutan de sus compañeros, de los trabajos en grupo, del ambiente universitario... Lo habitual es que, a medida que avanzan en sus estudios, descubran muchas asignaturas que les gustan y en las que van a querer profundizar incluso de manera autodidacta. Del mismo modo, cada uno de nosotros tenemos nuestros deportes o ejercicios favoritos y podemos encontrar la manera de motivarnos para realizar los que nos cuesten

un poco más si los practicamos con amigos, familia o en clases grupales. Tener compañeros de fatigas siempre es motivador.

3. **Establecer prioridades y disciplina.** *Disciplina, prioridades,* sé que son palabras antipáticas, con poco glamur, en desuso. Pero en los días en los que ninguno de los dos puntos anteriores se ven claros, toca tirar de disciplina. Para poder obtener resultados, debemos encajar el ejercicio físico en nuestra agenda con la misma urgencia que les otorgamos a otras actividades. Igual que ducharse o lavarse los dientes no es negociable, porque es higiene y salud, no hacer ejercicio tampoco debería serlo. Si lo relegamos a cuando *nos sobre tiempo* o *estemos motivados,* no funcionará.

Un poquito de autocrítica...

Lo sé, cuesta encontrar el hueco, especialmente cuando existen condicionantes familiares, sociales y económicos en contra, pero también debemos hacer una reflexión sobre el tiempo que algunos, entre los que me incluyo, dedicamos a otras actividades: ¿has mirado cuánto tiempo pasas al día en redes sociales presa del algoritmo?, ¿o encadenando capítulos de series? Siempre que sea posible, y especialmente al principio, puede ser de gran ayuda contar con un entrenador personal, no solo para poder trabajar de manera más eficiente y rigurosa, sino también para comprometernos. Y sí, también *funciona* con sesiones *online*.

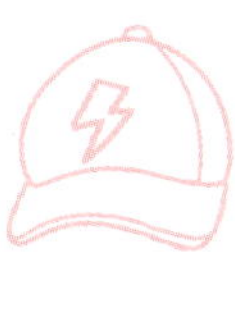

Cervantes *dixit*

«Sea moderado tu sueño; que el que no madruga con el sol, no goza del día; y advierte, oh, Sancho, que la diligencia es madre de la buena ventura y la pereza su contraria, jamás llegó al término que pide un buen deseo.»

El ingenioso hidalgo Don Quijote de la Mancha

¿Es cierto que hacer ejercicio físico engancha?

Aunque te suene a ciencia ficción, porque de momento solo estás enganchado a Netflix y a los Risketos, nuestro cuerpo nos echa un cable para encontrar la motivación recompensándonos con las endorfinas, los opioides endógenos de los que hablamos en el primer capítulo. Haciendo ejercicio regularmente, descubrirás dos cosas: el placer que aportan las endorfinas que se generan y que el ejercicio físico es de las pocas actividades que puedes hacer sin arrepentirte jamás.

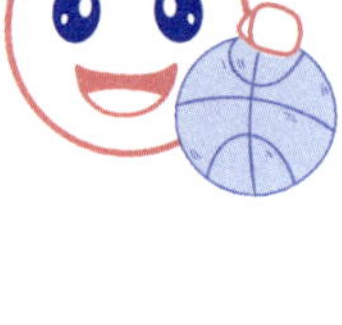

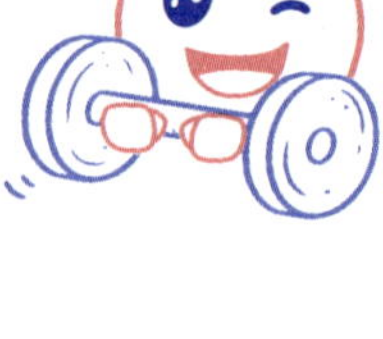

Más sentadillas y menos Prozac

Hoy sabemos que la actividad física es muy beneficiosa para mejorar los síntomas de depresión, ansiedad y angustia en un amplio abanico de poblaciones adultas, incluidas la población general, personas con trastornos de salud mental diagnosticados y personas con enfermedades crónicas. La actividad física debería ser un componente fundamental en el tratamiento de la depresión, la ansiedad y el malestar psicológico.

o o o

¿Te niegas a pasarte las tardes en el gimnasio? ¡Buenas noticias! Algunas investigaciones recientes han revelado que las píldoras de ejercicio de entre 10 y 20 minutos en circuito pueden ser sorprendentemente efectivas. Hay evidencia de que en ocho semanas se ven mejoras significativas entrenando 3 días a la semana.

Vale, pero ¿y esto cuánto tiempo me va a quitar? Aquí van las cuentas de la vieja: supongamos que 8 semanas son 56 días, de los cuales te piden entrenar 24 aproximadamente. De esos 24 días debes entrenar entre 10 y 20 minutos de los 1.440 que tiene cada día. En total, entre 240 y 480 minutos de los 80.640 que tienen las 8 semanas. Estamos hablando de entre un 0,3 % y un 0,6 % de tu tiempo. Sí, has leído bien. Visto así, parece que tenemos que ir yendo a por las zapatillas…, ¿no?

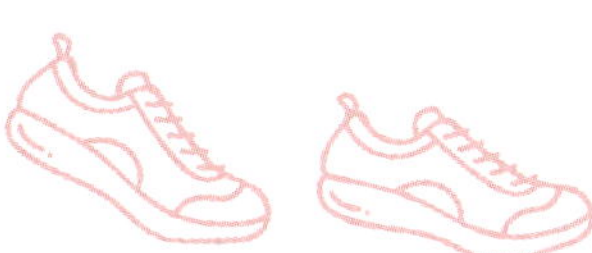

¿En qué consiste ese circuito mágico de 10-20 minutos?

Un circuito es una combinación de ejercicios breves y dinámicos que activan diferentes grupos musculares y optimizan el flujo de energía en tu cuerpo.

Pero no solo revitalizan y recargan tu energía, sino que también aumentan tu metabolismo y tu resistencia. Y sí, son para ti. Los circuitos son flexibles y se adaptan a cualquier nivel de condición física. Lo mejor es que pueden hacerse en casa, en el parque o donde te pille.

Cuando supe que esto era posible lo primero que pensé fue «¡aleluya!, ¡puedo entrenar en un tris!». Lo del *tris* fue cogiendo forma y, gracias al doctor Javier Butragueño, al final de este capítulo encontrarás tres circuitos llamados Tris, Tras y Cucú-tras, aptos para todos los públicos (desde nivel principiante hasta avanzado).

EN PRIMERA PERSONA

Después de muchos años intentando comprometerme sin éxito con el ejercicio físico, ha habido cuatro claves que me han ayudado (y me siguen ayudando) a hacer el cambio. Esta es solo mi experiencia y nada más que mi experiencia.

- **Entender el motivo.** Estudié Farmacia y Nutrición y actualmente me dedico a la divulgación científica. Pero, en mi opinión, ni en la universidad ni en la calle se comunica debidamente la importancia que tiene el ejercicio físico para nuestra salud. Todos sabemos que es bueno, sí. Pero

¿cuánta gente sabe realmente lo que es un ejercicio de fuerza y cuáles son sus beneficios? ¿Quién ha oído hablar de las mioquinas y las exerquinas y sabe que son la mejor medicina natural para nuestro cuerpo? En mi caso, conocer en mayor profundidad los secretos del miocito y del adipocito me hizo *cambiar el chip*. Pasé de concebir el ejercicio físico como un castigo para quemar calorías y redimirme de mis pecados alimentarios a pensar en él como algo positivo para mí, como un regalo que me hago a mí misma a diario y como una inversión para el futuro. En palabras del doctor Javier Butragueño: «Entrena para la vida, no para el espejo».

* **Buscar *partners in crime*.** Al tener cerca amigos o familia con los que comprometerte a realizar ejercicio físico, ellos tirarán de ti y tú tirarás de ellos. En mi caso, mi marido prácticamente ha tenido que tirarme de la cama algún día para que me pusiera las zapatillas. Practicar ejercicio en grupo o con algún amigo, como ha sido mi caso para correr o jugar al bádminton, puede ser un buen punto de partida, porque, además de ser divertido, favorece que no abandonemos el hábito: si ya has quedado a una hora o ya has pillado la pista, es más difícil rajarse.

  ¡Importante: el apoyo en remoto también cuenta! Aunque practicar ejercicio en grupo puede ser un estímulo muy motivador, no siempre es posible. A veces tus amigos o compañeros más implicados pueden vivir en otra ciudad o no coincidir en horarios contigo. Sin embargo, el valor que tiene recibir el apoyo diario, compartiendo metas, resultados, ilusiones —¡y también los días malos!— a través de una herramienta tan sencilla como puede ser WhatsApp, es incalculable.

* **Usar *wearables*.** Los *wearables* son dispositivos electrónicos que registran tu actividad. Uno de los más populares es el reloj inteligente. Por si hay alguna duda, ni el hábito hace al monje ni comprarte un *smartwatch* te convertirá en *runner*. De hecho, actualmente no hay evidencia científica de que usar estos dispositivos mejore significativamente la motivación, aunque es necesario realizar más estudios al respecto.

  Sin embargo, en mi experiencia, la aplicación que registra la actividad es una herramienta útil que me ha permitido marcarme objetivos de ejercicio diarios y semanales y monitorizar el progreso a lo largo del tiempo. ¡Lo que no se mide no existe! También me resulta especialmente útil recibir notificaciones que me recuerdan que tengo que levantarme de la silla cuando llevo demasiado tiempo sentada o los avisos que me recuerdan a media tarde que convendría aumentar mi actividad si a esas horas aún estoy lejos de cumplir mi objetivo. Estos dispositivos permiten compartir la información con terceros, algo que, en mi caso, ha resultado muy motivador. Mantener un pique sano con amigos me anima a no quedarme atrás cuando veo que ellos sí están cumpliendo las metas comunes que nos hemos marcado.
* **Hacer ejercicio en casa.** Y cuando digo *en casa* me refiero también al parque que hay cerca de mi casa y a la habitación del hotel donde me toca dormir algún día. Los gimnasios, las piscinas y otros centros para practicar ejercicio pueden ser opciones fantásticas y complementarias, pero, para engancharme, ha sido fundamental incorporar ejercicios que pueda realizar en cualquier lugar, en cualquier momento, únicamente trabajando con mi cuerpo

(sentadillas, planchas, *jumping jacks*...) o con herramientas sencillas como unas gomas, una esterilla o unas pesas.

Unos 10-15 minutos de ejercicio intenso en casa cada mañana son mucho mejores que nada. De hecho, son los minutos que recomienda la OMS para este tipo de actividad. Cuando no encontramos hueco y los horarios y el trabajo se interponen entre el ejercicio y nosotros, el hueco está donde tú estés, contigo mismo. La clave está en ponértelo fácil.

o o o

Hago ejercicio para mejorar mi aspecto físico, ¿debería sentirme culpable?

En absoluto. Para empezar, que la primera motivación que uno encuentre para cuidarse sea estar *fit* o tener un cuerpo normativo es algo más que esperable, teniendo en cuenta que vivimos en el mundo del culto al cuerpo, con la guinda del postureo digital. Somos humanos y no permanecemos indiferentes ante la presión y los cánones estéticos establecidos. Tampoco somos inmunes a la hostilidad y al estigma que hay en la sociedad frente a las personas con obesidad. Sí, la gordofobia existe y se asocia a numerosos problemas para la salud mental.

Del mismo modo, ninguna persona debe sentirse culpable por querer mejorar o cambiar su forma y su apariencia física. Aunque sea una persona con un teórico *normopeso* y unas analíticas perfectas. La báscula y el IMC están demodés y nos engañan, pero, afortunadamente, hoy disponemos de otras herramientas para analizar cómo estamos *por dentro*. En mi caso, un análisis de composición corporal por bioimpedancia (una prueba que puede realizarse en muchas consultas, centros deportivos e incluso en algunas farmacias a pie de calle por un precio económico) me chivó que tenía más de tres kilos de exceso de grasa y falta de masa muscular. No es nada de lo que preocuparse. Sin embargo, ¿por qué no mejorar estos datos y prepararme para el futuro? Sobre todo, porque lo que con cuarenta años es sostenible, con cincuenta puede complicarse un poquito más. Independientemente de los cánones estéticos, cuanto antes tomemos conciencia de lo importante que es darles cariño a nuestros miocitos y no estresar a los adipocitos, mejor.

Empezar hoy a andar treinta minutos al día o bajarnos del bus una parada antes puede suponer un gran cambio en el futuro. Lo importante es empezar hoy y no esperar al lunes. Para subir las escaleras no hace falta que termine el fin de semana.

¿Cuál es la diferencia entre actividad física y ejercicio físico?

Actividad física es el término general que abarca cualquier movimiento corporal producido por los músculos y que conlleva un gasto de energía. Dentro de la actividad física podemos diferenciar dos tipos principales:

* **NEAT *(Non-Exercise Activity Thermogenesis).*** Es todo gasto energético que haces cuando no estás durmiendo, comiendo o haciendo ejercicio. Esto incluye acciones como las que comentábamos en el punto anterior (caminar hasta el trabajo o subir escaleras), realizar tareas domésticas y cualquier otra forma de movimiento que no se considere *ejercicio*.

* **Ejercicio.** Es la actividad física que haces de forma planificada, estructurada, repetitiva y que tiene como objetivo final mejorar o mantener la condición física. Esto incluye actividades como correr, nadar o levantar pesas, entre otras muchas.

¿Se puede vivir del NEAT?

La respuesta corta es... no. Es cierto que las personas con un estilo de vida más activo, que se mueven más y tienen mayores niveles de NEAT, pueden quemar más calorías con las actividades diarias y tener un mayor gasto energético total. Sin embargo, aunque aumentar el NEAT puede ser una estrategia útil para mantenerse activo y contribuir a un estilo de vida saludable, no reemplaza la necesidad de ejercicio físico regular y estructurado. El ejercicio aporta beneficios adicionales para la salud que no podemos conseguir con la actividad cotidiana. Para entendernos: sin ejercicio físico puro y duro, no hay superquinas.

¿Cómo podemos aumentar el NEAT?

Se pueden tomar medidas sencillas como caminar más, subir por las escaleras en lugar del ascensor, hacer pausas activas durante el trabajo (es importante romper el sedentarismo al menos cinco minutos cada dos horas), hacer tareas domésticas, jugar con los niños y cualquier otra actividad que implique movimiento y gasto de energía.

Una buena recomendación es aumentar un 2-5 % a la semana los pasos diarios. Esto significa que, si andas de media 2.500 pasos, en tres meses acabarás en 6.000. Un pequeño reto que puede significar un gran cambio.

¿Es lo mismo *sedentarismo* que *inactividad física*?

No exactamente. Una persona puede considerarse deportista porque realiza ejercicio de gran intensidad, por ejemplo, saliendo con la bici o jugando al pádel los fines de semana (los llamados *weekend warriors*) y, sin embargo, ser una persona sedentaria, porque de lunes a viernes pasa más de ocho horas sin moverse de la silla y después vuelve a casa agotada para sentarse en el sofá.

¿Cómo podemos romper el sedentarismo?

Los llamados *breaks* o *snacks de ejercicio* cada una o dos horas pueden romper el sedentarismo y evitar que se pongan en marcha mecanismos que son negativos para la salud. ¿Recordáis el anuncio «tómate un respiro, toma un KitKat»? La *revolucionaria* propuesta es hacer un *kitkat* de ejercicio, en el que también vas a respirar, pero enchufando buenas dosis de oxígeno en todo tu cuerpo, y en el que también vas a generar dopamina, pero de la buena.

¿Qué son los *snacks* de ejercicio?

Son pequeñas pausas que podemos hacer en medio de la rutina diaria, en casa o en el trabajo, con ejercicios de pocos minutos y de mayor o menor intensidad.

La idea es romper el sedentarismo cada hora o cada dos horas para evitar que se pongan en marcha algunos mecanismos que son negativos para la salud y que describimos anteriormente.

¿Te da miedo que te miren en el trabajo como si fueras el loco de las sentadillas? Quizá lo extraño sea que parar para fumar o tomar palmeras de chocolate sea algo socialmente aceptado, pero parar para hacer cinco sentadillas, no.

Elige tu propio *kitkat* (y combina varios si tienes tiempo)

- Sentadillas (10-15).
- Levantamiento de talones (10-15).
- Levantarse y sentarse en la silla (10-15).
- Subir y bajar escaleras varias veces al día.
- Bailar una canción.
- Hacer estiramientos.
- Llevar la compra del supermercado.
- Mover los muebles de casa.
- Caminar cinco minutos después de comer o cenar.
- Caminar cuando se recibe una llamada de teléfono.
- Jugar con familiares sin pantallas.

- ✳ Usar un fortalecedor de manos o un *pedalier* (importante tenerlo a mano en el escritorio o sofá).

Para matrícula de honor: si teletrabajas y tienes posibilidad, hazte con un escritorio elevable.

¿Cuándo hacer el *kitkat*?

- ✳ Nada más levantarte y poner un pie en el suelo.
- ✳ Mientras preparas el café o se enciende el pilotito de la Nespresso de turno.
- ✳ Mientras el agua de la ducha se pone caliente.
- ✳ Siempre que haya opción de no coger el ascensor.
- ✳ Mientras hablas por teléfono.

o o o

¿Qué diferencia hay entre actividad moderada y actividad intensa?

Imaginemos una escala del cero al diez, donde estar sentado es cero y el nivel más alto de actividad es un diez.

Actividad moderada

Sería un nivel cinco o seis. Notarás que respiras más fuerte y que tu corazón late más rápido. Es posible mantener una conversación, pero quizá no puedas cantar a grito *pelao*.

- ✳ Caminata rápida (5-6 km/hora o unos 100 pasos/min.)
- ✳ Trabajo moderado en el jardín (recoger hojas o cortar el césped).
- ✳ Jugar de forma activa con tus hijos.
- ✳ Pasear en bicicleta.

Actividad intensa

Equivaldría a un nivel siete u ocho. Notarás que tu ritmo cardíaco se acelera sustancialmente y que tienes que respirar muy fuerte y rápido para poder mantener una conversación en la que probablemente solo puedas decir unas pocas palabras antes de parar para volver a respirar.

- Trotar o correr.
- Nadar.
- Saltar a la comba.
- Patinar a un ritmo acelerado.
- La mayoría de los deportes de competición (baloncesto, fútbol).

Como regla general, un minuto de actividad intensa es lo mismo que dos minutos de actividad moderada. Puedes realizar actividad moderada, intensa o una combinación de ambas.

Zona	Nivel	Índice de esfuerzo percibido
Zona 1	0 1 2	* Reposo total * Esfuerzo muy suave * Esfuerzo suave
Zona 2	3 4	* Esfuerzo moderado * Esfuerzo un poco duro
Zona 3	5 y 6	* Esfuerzo duro
Zona 4	7, 8 y 9	* Esfuerzo muy duro
Zona 5	10	* Esfuerzo máximo

¿Cuántas calorías se gastan con cada tipo de actividad?

La tabla siguiente muestra las calorías utilizadas en las actividades físicas comunes, a un nivel de intensidad moderada y vigorosa.

Kcal gastadas por hora en las actividades físicas comunes

	Actividad	Kcal aproximadas /30 min para personas de 70 kilos	Kcal/h aproximadas para personas de 70 kilos
Actividad física moderada	Caminar en senderos montañosos	185	370
	Trabajo de jardinería moderado	165	330
	Bailar	165	330
	Golf (caminando y cargando los palos)	165	330
	Ciclismo (< 16 km/h)	145	290
	Caminar (> 5 km/h)	140	280
	Levantar pesas (ejercicio general moderado)	110	220
	Ejercicios de estiramiento	90	180

Actividad física vigorosa	Correr/trotar (8 km/h)	295	590
	Ciclismo (> 16 km/h)	295	590
	Nadar (estilo libre lento)	255	510
	Aeróbicos	240	480
	Caminar (7 km/h)	230	460
	Trabajo de jardinería intenso (cortar madera)	220	440
	Levantar pesas (esfuerzo vigoroso)	220	440
	Baloncesto (vigoroso)	220	440

Fuente: CDC.

¿Qué diferencia hay entre ejercicio aeróbico o cardio y ejercicio de fuerza?

Ejercicio aeróbico o cardiorrespiratorio

Son las actividades que nos hacen respirar más fuerte y aumentar nuestra frecuencia cardíaca y la ventilación (por eso se llaman *cardiorrespiratorios*), como, por ejemplo, correr, nadar, bailar o montar en bici.

Los adultos deben realizar a la semana al menos 150-300 minutos de actividad aeróbica moderada (como caminar a paso rápido) o 75-150 minutos de actividad aeróbica intensa (como correr) o una combinación equivalente de ambas. Esto equivale a 20-45 minutos diarios de actividad moderada o 10-20 minutos diarios de actividad vigorosa.

Hacer estos ejercicios puede reducir el riesgo de muerte prematura en un 21 % y, si superamos la cantidad recomendada, puede reducirse aún más el riesgo, hasta en un 31 %.

¿Qué se consigue con los ejercicios de cardio?

* **Impulsas tu corazón.** Imagina que tu corazón es como un motor: con el entrenamiento lo afinas y lo haces funcionar con más eficacia, reduciendo el riesgo de problemas como la hipertensión.
* **Impulsas tus pulmones.** Tus pulmones también se vuelven más eficientes para transportar oxígeno a los distintos rincones del cuerpo. Regalas *un chute de oxígeno* a tus células.
* **Aumentas la resistencia.** No solo permites que tus músculos utilicen mejor el oxígeno, sino que las tareas diarias te costarán menos esfuerzo. Es como tener una batería de larga duración, unas pilas alcalinas.
* **Quemas calorías.** Esto ayuda a que todo funcione mejor y seas capaz de utilizar la energía para perder ese peso que quieres.
* **Equilibras la mente.** Aumentar el oxígeno del cerebro es como despejar las nubes negras ahí arriba, mejorando la concentración y la oxigenación.
* **Reduces el estrés.** Las endorfinas que se liberan actúan como pequeños mensajeros de la felicidad que calman el estrés y la ansiedad. Mejoras el azúcar en sangre y la sensibilidad a la insulina.

- **Duermes mejor.** El ejercicio aeróbico puede ser beneficioso para el sueño, valorando siempre de manera individual cómo incorporarlo en la rutina de cada persona. Si practicamos ejercicios aeróbicos justo antes de dormir, puede aumentar la frecuencia cardíaca y la excitación. Como norma general, se recomienda no hacer ejercicios muy intensos dos o tres horas antes de dormir.
- **Fortaleces el sistema inmune.** Si el sistema inmune es la policía que nos protege, el ejercicio cardiorrespiratorio es como un entrenamiento en la academia para hacerlo más fuerte y preparado para la defensa.
- **Mejoras la autoestima.** Como consecuencia de todo lo anterior, mejora la autoestima y la confianza en uno mismo.

BONUS
El cardio mejora las mitocondrias

Las mitocondrias son las centrales eléctricas de nuestras células, que trabajan sin parar para generar la energía que necesitamos. Cuando le damos cariño al miocito, en estas centrales ocurren cosas extraordinarias:

- **Multiplicación.** Cuando entrenamos, invitamos a más mitocondrias a unirse al equipo. Con más de estas centrales podemos producir más energía para todas nuestras actividades.
- **Optimización y renovación.** Con el ejercicio las mitocondrias se vuelven más eficientes, como si mejoraran su *software* interno para procesar carbohidratos y grasas con mayor rapidez y efectividad.

* **Reciclaje celular.** A veces algunas de nuestras centrales eléctricas se desgastan o no funcionan adecuadamente. Gracias al entrenamiento, el cuerpo puede identificar y destruir estas células en un proceso natural llamado *apoptosis*, del que ya hablamos en el capítulo 2.

o o o

Ejercicios de fuerza

Los ejercicios de fuerza son los que obligan a tu cerebro y a tus músculos a comunicarse bien, trabajando contra algún tipo de resistencia, como pesas, bandas elásticas o, incluso, contra el propio peso corporal.

Se deben realizar ejercicios de fuerza al menos dos días por semana. Estas actividades deben ser de una intensidad moderada o mayor e involucrar todos los grupos musculares principales.

Este tipo de entrenamiento se asocia con una reducción del riesgo de muerte prematura en un 10-17 %, y hacer 30-60 minutos semanales puede maximizar este beneficio.

Y, por supuesto, no se trata de elegir entre papá y mamá: combinar ejercicios de fuerza y aeróbicos puede reducir el riesgo en un 40 %.

Estas son las dianas de actuación y algunos ejemplos para cada una de las zonas:

* **Tren superior.** Cuando hablamos del tren superior, nos referimos principalmente a los brazos, el pecho, los hombros y la espalda. Sus músculos nos ayudan a realizar acciones como levantar cosas, empujar y tirar. Ejemplos: flexión de brazos *(push-ups)*, levantar pesas, remo con mancuernas, trabajar con bandas de resistencia...

* **Tren inferior.** Esta zona incluye los músculos de las piernas y los glúteos, que nos permiten caminar, correr, saltar y agacharnos. Ejemplos: sentadillas, zancadas, elevaciones de talón...
* **Zona central (*core*).** Este es el pilar central de nuestro cuerpo, que incluye los músculos del abdomen y la espalda baja. Estos músculos nos ayudan a mantenernos erguidos y equilibrados. Ejemplos: planchas, abdominales *(sit-ups)*, elevaciones de piernas...

¿Qué se consigue con los ejercicios de fuerza? Muchos de sus beneficios son comunes (en mayor o menor grado) a los que hemos comentado en los ejercicios aeróbicos. Por ejemplo, entrenar la fuerza también mejora la sensibilidad a la insulina y la resistencia (en este caso de los músculos) y nos ayuda a quemar calorías y a controlar el peso (en el corto plazo, lo normal es que se quemen menos calorías que con el ejercicio aeróbico, pero, a largo plazo, el músculo aumenta el gasto energético en reposo). Y, por supuesto, también se secretan endorfinas y mejoran nuestro estado de ánimo y nuestra confianza.

Sin embargo, hay beneficios concretos que solo conseguirás entrenando la fuerza:

* **Más músculo.** Tener músculos fuertes nos ayuda a realizar las tareas diarias más fácilmente y protege nuestras articulaciones. Además, como ya hemos comentado, tener más cantidad de masa muscular aumenta el metabolismo y el gasto energético en reposo. Aumentar la masa muscular es especialmente importante a medida que envejecemos, porque tenemos una tendencia natural a perderla.
* **Mejor densidad ósea.** Realizar ejercicios de fuerza como levantar pesas puede mejorar la densidad ósea y prevenir la osteoporosis.

- **Mejor equilibrio.** Que puede ser muy útil para prevenir facturas.
- **Menos lesiones.** Si nuestros músculos y articulaciones están fuertes, pueden soportar mejor la tensión, reduciendo el riesgo de lesiones en la vida diaria.

¿Cómo sé si el ejercicio de fuerza está siendo efectivo? Cuando realizamos ejercicio aeróbico, como correr o montar en bici, las señales que nos envía nuestro cuerpo (falta de respiración, aumento del latido cardíaco…) nos indican que estamos haciendo un esfuerzo. Sabemos reconocer —más o menos— si estamos *de paseo* o forzando la máquina. Sin embargo, ¿cómo sabemos si *estamos haciendo bien* los ejercicios de fuerza?

Para que un ejercicio de fuerza aporte realmente beneficios para la salud, necesitas hacer actividades para fortalecer los músculos hasta llegar al punto en que se te haga difícil hacer una **repetición** adicional sin ayuda.

Una repetición es un movimiento completo de una actividad, como alzar una pesa, hacer una sentadilla o un abdominal. Una recomendación es tratar de hacer de 8 a 12 repeticiones por ejercicio, lo cual compone un *set* (o serie). Trata de hacer al menos una serie de ejercicios para fortalecer los músculos. Para obtener más beneficios, haz dos o tres.

¿Es mejor hacer cardio o fuerza?

Si trasladamos esta cuestión al ámbito de la nutrición, sería como preguntar si es mejor comer hortalizas o legumbres. Ambos grupos de alimentos tienen beneficios comunes (vitaminas, minerales), pero unos nutrientes estarán presentes en mayor proporción en un grupo que en otro. Además, habrá nutrientes específicos que solo estén en las legumbres o en las hortalizas.

Como acabamos de ver, los beneficios concretos que nos proporcionan los ejercicios de fuerza son diferentes a los que nos aportan los ejercicios de cardio. Y necesitamos ambos. ¿Tiene sentido elegir entre oxigenar tu cuerpo o ganar músculo? ¿Es mejor centrarnos en prevenir las enfermedades cardiovasculares o en prevenir la osteoporosis y las fracturas por caídas? Lo ideal es que una persona sana practique ambos tipos de ejercicios (más adelante explicaremos cómo y en qué proporción) para poder beneficiarse de todo lo que nos aportan.

Ya, pero... ¿y si solo puedo elegir uno?

La pregunta es: ¿en qué contexto solo podríamos elegir uno? Si una persona está comprometida con mejorar su salud debe incorporar, al menos, los famosos 20-25 minutos al día de ejercicio moderado o 10-12 minutos al día de ejercicio intenso. Dentro de esa ventana, da tiempo de sobra a repartir el pastel e incorporar ambos tipos de ejercicio. De hecho, haciendo una píldora de ejercicio en circuito, como las que detallaremos al final del capítulo, ya tocaríamos las dos patas (resistencia + fuerza).

En caso de que durante una temporada haya poco margen para hacer ejercicio y sea imprescindible elegir, daremos prioridad al ejercicio de fuerza, ya que es la única vía que tenemos para conseguir que la masa muscular funcione correctamente y no se pierda por el camino. Pero hablamos de situaciones anecdóticas que no deben ser el foco de nuestras dudas.

¿Es posible que necesitemos potenciar un tipo de ejercicio más que otro?

Sí. Las personas que, por distintos motivos, necesiten una preparación específica (por su edad, su estado salud o porque quieren realizar alguna actividad en concreto) deberán priorizar determinados ejercicios.

Por ejemplo, si Carlos va a hacer el Camino de Santiago, deberá entrenar específicamente los ejercicios aeróbicos para ganar resistencia cardiovascular y pulmonar. Por su parte, si Carmen se acerca peligrosamente a la menopausia, deberá incluir en su rutina una mayor cantidad de ejercicios de fuerza para mejorar su densidad ósea. Pero esto no significa que Carlos no deba entrenar la fuerza ni que Carmen deba olvidarse de los ejercicios cardiorrespiratorios. Simplemente tendrán que potenciar aquellos entrenamientos que les ayuden en función de sus características y necesidades.

¿Qué puede pasar si intentamos perder peso haciendo solo ejercicio físico?

Si algo nos ha quedado claro es que, para que haya pérdida de peso, debe haber un déficit calórico.

Cómo funcionan los tipos de dietas para perder peso

Dieta	*Descripción breve*	*Cómo funciona*
Baja en carbohidratos	Menor ingesta de carbohidratos y mayor de alimentos ricos en proteína y grasa	**Creando un déficit calórico**
Cetogénica	Ingesta mínima de carbohidratos, algunas proteínas e ingesta mayoritaria de grasas	**Creando un déficit calórico**
Paleo	Consumo exclusivo de alimentos «paleolíticos» mínimamente procesados	**Creando un déficit calórico**
Baja en grasa	Se evitan alimentos altos en grasas y se ingieren mayoritariamente proteínas y carbohidratos	**Creando un déficit calórico**
Ayuno intermitente	La ingesta de alimentos se limita a una franja horaria	**Creando un déficit calórico**
Weight watchers	Sistema basado en puntos para ayudar con el control de raciones	**Creando un déficit calórico**
Muy baja en calorías	Se consumen todo tipo de nutrientes, pero se limita la ingesta energética a 800 kcal al día	**Creando un déficit calórico**
A base de zumo	Se consumen únicamente zumos de frutas y verduras, y ningún alimento sólido	**Creando un déficit calórico**
Dieta *raw*	Se consumen únicamente alimentos crudos	**Creando un déficit calórico**

Este déficit suele crearse restringiendo la ingesta (es decir, comiendo menos) y aumentando el gasto (moviéndonos más). Y, aunque suena sencillo, la realidad es que no podemos simplificar tanto la historia. Ya sabemos que no se trata solo de *comer menos* y *movernos más,* sino también de *comer mejor* y *movernos mejor.*

Aunque presentemos un déficit de calorías porque estemos controlando la ingesta, si solo realizamos ejercicios aeróbicos sin ejercitar la fuerza (por ejemplo, si nos ponemos a correr como locos, pero solo corremos) es posible que, además de perder grasa, acabemos perdiendo masa muscular. En el corto plazo nos pondremos muy contentos por lo que nos cuentan los números de la báscula, pero... ¡los números engañan!

A la larga, perder músculo no nos ayudará a mantener la pérdida de peso, sino todo lo contrario. Como hemos visto, el músculo es un tejido metabólicamente más activo que consume más energía en reposo. Además, ayuda a equilibrar sistemas clave en nuestro cuerpo, por ejemplo, optimizando el metabolismo de la glucosa y los lípidos. En resumen, asegúrate de que tu maquinaria corporal esté bien afinada y que ese miocito y ese adipocito se manden mensajes de amor prácticamente a diario. Esta es la misión del músculo.

¿Qué otros tipos de ejercicio existen más allá del cardio y la fuerza?

No todo en la vida es correr y hacer sentadillas. Existen otros entrenamientos esenciales para el bienestar y la salud integral. Vamos, que si queremos estar en plena forma, aún nos queda mucha plancha:

* **Ejercicios de flexibilidad,** como estiramientos o yoga. Son esenciales para mantener nuestro cuerpo ágil y móvil. La flexibilidad nos ayuda a realizar movimientos completos y fluidos en nuestras articulaciones, lo cual es fundamental para las tareas diarias, desde atarnos los zapatos hasta girar la cabeza mientras conducimos. Además, estos ejercicios ayudan a prevenir lesiones y dolores musculares.
* **Ejercicios de equilibrio.** Pueden parecer menos obvios, pero son esenciales, especialmente a medida que envejecemos. Actividades como el taichí, el yoga o incluso ejercicios sencillos, como mantener el equilibrio de pie sobre una pierna, ayudan a mejorar nuestra coordinación y estabilidad, lo que, a su vez, reduce el riesgo de caídas, un problema de salud común y serio entre los adultos mayores.

¿Andar es suficiente?

Caminar es una actividad muy beneficiosa para el cuerpo y la mente que nos ayuda a mantenernos activos y contribuye a prevenir numerosas enfermedades. Sin embargo, no se considera específicamente *ejercicio físico*, ya que con esta práctica no se obtienen los beneficios concretos que hemos comentado para los entrenamientos de cardio y de fuerza. En palabras del profesor de fisiología Jorge Roig: «Caminar está bien para no estar mal, pero no sirve para estar bien». Hablando en plata:

* Si queremos conseguir los beneficios del ejercicio aeróbico, debemos introducir prácticas de mayor intensidad. Para los *runningfóbicos:* ¡no es imprescindible correr! Podemos nadar, montar en bici o en una elíptica, remar, bai-

lar, jugar al tenis o realizar otros ejercicios aeróbicos en casa o en el gimnasio.

- Si queremos ganar músculo y que las superquinas corran por nuestras venas, tendremos que hacer ejercicios de fuerza.

Caminar rápido tiene premio

Dos estudios publicados en 2022 en las revistas *JAMA Internal Medicine*[41] y *JAMA Neurology*[42] analizaron cuál era el ritmo de pasos por minuto de los 30 minutos con mayor actividad diaria de los participantes. Los investigadores descubrieron que las personas cuyo ritmo promedio era más alto (entre 80 y 100 pasos por minuto) tenían mejores resultados de salud en comparación con las que caminaban una cantidad similar cada día, pero a un ritmo más lento.

Los caminantes enérgicos tenían un 35 % menos de riesgo de morir, un 25 % menos de probabilidades de desarrollar una enfermedad cardíaca o un cáncer y un 30 % menos de desarrollar demencia.

Aterrizando: ¿cuánto tiempo conviene *andar rápido*? Si una persona, en su total de pasos diarios, incluye entre 2.400 y 3.000 de caminata enérgica, podrá ver una fuerte reducción del riesgo de desarrollar enfermedades cardíacas, cáncer y demencia.

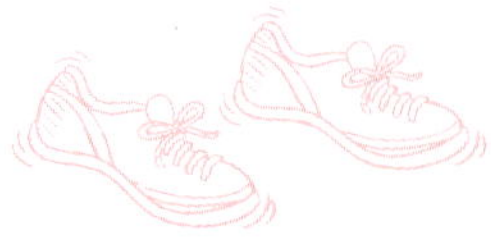

¿Cuántos pasos diarios debemos hacer?

Un reciente metaanálisis que incluyó quince estudios realizados en más de 47.000 adultos respalda la popular creencia de que dar 10.000 pasos al día es beneficioso para la salud.[43]

Los participantes que daban en promedio 10.901 pasos al día disminuían en un 53 % su riesgo de muerte prematura por cualquier causa, en comparación con los que solo daban 3.553 pasos. Además, incluso los que no alcanzaban la cifra de 10.000 pasos diarios, pero se situaban en un rango de 5.800 a 7.800 pasos, mantenían un riesgo de muerte reducido en un 40-45 % en comparación con los que daban menos pasos.

¿Hay que descansar un día a la semana?

Tampoco hay una respuesta categórica para esta pregunta, porque... ¡depende!

* Es cierto que **cuando hacemos ejercicio físico de manera intensa los músculos sufren estrés y microlesiones.** Si volvemos a la carga sin dar el tiempo necesario para que las fibras se reparen y se refuercen, es decir, para que aprendan a tolerar y entender esta fatiga como algo positivo, puede aumentar el riesgo de lesiones. Esto ocurre especialmente en personas sedentarias que comienzan con mucha motivación cuando su cuerpo no está preparado.

- Es cierto que no solo hablamos de músculos, **el sistema nervioso central y nuestras primas hormonas mensajeras también necesitan suficiente descanso** para recuperarse.
- Además, **el entrenamiento diario puede llevar al agotamiento emocional** y a una pérdida de motivación y de interés por el ejercicio. En palabras del doctor Javier Butragueño: «Entrena con corazón y disfrutando, pero descansa con inteligencia».

¿Significa esto que, porque un día haya hecho un entrenamiento intensivo de fuerza, al día siguiente tengo que estar tumbado en el sofá, o que tengo que descansar un día a la semana para recuperarme del *daño acumulado*? No necesariamente.

Puedes alternar, por ejemplo, con ejercicios de menor intensidad, con ejercicios que trabajen otros grupos musculares, o directamente no realizar ejercicios de fuerza, sino alternar con ejercicios aeróbicos como correr, nadar, montar en bici o practicar algún deporte de equipo. Y, por supuesto, siempre puedes caminar a ritmo rápido.

Si escuchas a tu cuerpo..., sonará Chaikovski

Igual que en el primer capítulo aprendimos a preguntarle a nuestra hambre y, si escuchábamos con atención, nos hablaba por los codos, ahora debemos escuchar al miocito.

No se recomienda forzar un entrenamiento cuando te sientes agotado y sin energía, pero, si tu cuerpo te pide marcha, si las sensaciones al practicar ejercicio son buenas y si sientes que te revitaliza, no hay ningún motivo para privarte un día a la semana, por obligación, de sus beneficios.

El ejercicio es un regalo, son más de 9.000 moléculas haciendo *ballet* por tu cuerpo. Si lo haces bien y aprendes a escucharte, con el tiempo puede que incluso acabes oyendo a diario a Chaikovski y los compases de *El lago de los cisnes.*

o o o

¿Es malo saltarse algún entrenamiento?

Al contrario, es incluso necesario para nuestra salud física y mental si, por los motivos que sean, un día no podemos o no queremos. La regularidad y la constancia se miden a medio y largo plazo, por nuestra actividad en la última semana, en los últimos meses o incluso años. No por una sesión de entrenamiento puntual.

Ni es imprescindible descansar un día a la semana ni vas a perder todo el trabajo conseguido si dejas de hacer ejercicio algún día. De hecho, marcarte como objetivo entrenar diariamente de manera inflexible puede suponer una gran dosis de estrés y un condicionamiento vital (tanto para ti como para los que te rodean). Como consecuencia, ser inflexible favorecerá que se abandone el hábito.

Life is life! La vida nos pone con frecuencia en situaciones en las que nos va a ser difícil entrenar a diario (habrá días de picos de trabajo, viajes o vacaciones que nos impidan encontrar el momento, incidentes inesperados, enfermedades...). Pero si nuestro hábito es sólido y está asentado, retomaremos la rutina con ganas en cuanto nos sea posible.

Insisto: es importante escuchar al cuerpo, actuar con sentido común y, por supuesto, recurrir a la ayuda de un profesional siempre que tengamos dudas sobre si lo que estamos haciendo es lo correcto.

¿Es mejor hacer ejercicio por la mañana o por la tarde?

Nuestro cuerpo sigue un ritmo diario natural, conocido como *ritmo circadiano,* que afecta a diferentes funciones corporales, incluyendo la energía y el rendimiento físico. Esto significa que nuestra capacidad para realizar ciertos tipos de ejercicios puede variar dependiendo de la hora del día.

Algunos estudios indican que nuestra fuerza física y la eficiencia con la que nuestras células musculares producen energía son más altas al final de la tarde, por lo que estas horas podrían ser más indicadas para realizar ejercicios de fuerza. En contraste, durante las mañanas nuestro cuerpo puede ser más eficaz para usar sus reservas de energía, lo que puede convertir este período en un buen momento para realizar ejercicios de activación y resistencia.

Según la teoría, sería más eficiente realizar ejercicios aeróbicos por la mañana y ejercicios de fuerza al terminar la tarde. Sin embargo, para mantener una rutina de ejercicios a largo plazo y obtener los beneficios asociados, lo más relevante es la constancia.

En lugar de buscar el momento óptimo del día para hacer ejercicio, que puede variar dependiendo de cada persona y del tipo de ejercicio, resulta más beneficioso encontrar un horario de entrenamiento que puedas mantener de manera regular. Este horario debe ser compatible con tus obligaciones diarias y tus horarios de sueño, asegurando así que puedas mantenerlo a largo plazo.

El mejor momento para hacer ejercicio físico es el que mejor te encaje y en el que puedas comprometerte.

¿Es mejor hacer ejercicio en ayunas o después de desayunar?

Tampoco hay una respuesta categórica para esta pregunta.

Es cierto que si entrenas en ayunas podría haber una mayor oxidación de las grasas. La teoría es que, al no haber muchas reservas de azúcar a mano, el cuerpo tirará de las grasas.

Con respecto a los ejercicios vigorosos, aunque hay quien apunta a que en ayunas podemos andar un poco más flojos y no conseguiremos ejecutarlos con toda la intensidad deseada, lo cierto es que esto es relativo y depende de cada uno. Si la cena fue fuerte, puede que tengas energía más que suficiente para entrenar. Lo que sí es muy recomendable en este caso es evitar la deshidratación.

La buena noticia es que, para el ser-humano-cotidiano que entrena a diario, no hay grandes diferencias. Ante una sesión rutinaria lo ideal es, de nuevo, que escuchemos a nuestro cuerpo y actuemos en función de nuestras preferencias. Habrá quien prefiera entrenar habiendo desayunado y quien se sienta más cómodo entrenando en ayunas. Ambas opciones pueden ser perfectamente válidas.

¿Para perder peso es más importante cuidar la alimentación o hacer ejercicio?

En principio, puede parecer como elegir entre papá y mamá, ya que ambas cuestiones son imprescindibles. Pero lo cierto es que la pregunta tiene mucha chicha.

Si nuestra prioridad es perder peso, la ciencia nos dice que lo mejor es combinar ambos factores y que, si hay que elegir, la alimentación es lo principal.

¿Cuál es el problema de este enfoque? ¿Por qué no deberíamos hacer una pregunta tan reduccionista?

Primero porque, si hay que elegir, mal vamos. Sin ejercicio físico será más complicado que la pérdida de peso se mantenga en el tiempo. Y segundo, porque nunca es buena idea pensar en el ejercicio únicamente como un simple medio para compensar la ingesta. Si lo hacemos así, puede ser un poco frustrante.

- Para quemar un refresco de cola (140 kcal), una persona tendría que caminar 30 minutos con intensidad moderada.
- Para quemar un dónut con chocolate (260 kcal), tendría que correr durante más de 25 minutos.

El ejercicio físico es una parte imprescindible de la ecuación para perder peso. Pero no porque en el corto plazo vayamos a compensar la ingesta calórica, sino porque en el medio-largo plazo generaremos más masa muscular, lo que elevará nuestro gasto metabólico, entre otros muchos beneficios.

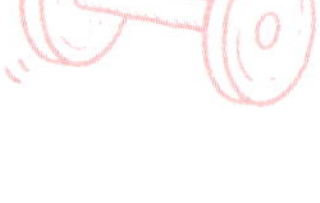

Estudio en mujeres con posmenopausia

Los autores de un artículo publicado en la revista *Obesity* estudiaron durante doce meses qué era más eficaz para perder peso en mujeres con posmenopausia: la dieta, la actividad física o una combinación de las dos.

El resultado fue que la media de pérdida de peso fue mayor en el grupo que seguía una dieta y hacía ejercicio (10,8 % de peso corporal), en comparación con el que solo seguía una dieta (8,5 %) y el que solo hacía ejercicio (2,4 %).

Podríamos decir, por tanto, que lo mejor es combinar dieta y ejercicio, pero, si hay que elegir, solo con dieta se obtienen mejores resultados que solo con ejercicio.[44]

¿Cuánto ejercicio hay que hacer para perder peso sin hacer dieta?

Respuesta corta: mucho más de lo que pensamos y de lo que suele ser compatible con la situación personal y profesional del ser-humano-cotidiano.

Respuesta larga: en algunos estudios que han analizado cómo conseguir una pérdida de peso significativa únicamente a través del ejercicio, los participantes quemaron entre 400-500 kcal por sesión de actividad física, cinco o más días a la semana. Esto se consigue haciendo entre 225 y 420 minutos de ejercicio físico de intensidad vigorosa a la semana.

Tranquilos, que os hago las cuentas: si entrenas cinco días a la semana, son entre 45 min y 1 h y 20 min al día, aproximadamente. Si lo haces siete días a la semana, son entre 30 minutos y una hora al día. Algo difícil de encajar en la vida de muchas personas.

El problema añadido es que, aunque seamos capaces de realizar este esfuerzo y generar ese gasto energético adicional..., ¡esto no son matemáticas! Si nuestro cuerpo nota un cambio brusco en el gasto calórico, es muy posible que se quede descolocado e intente defenderse. Nuestros sistemas no entienden el motivo de ese gasto energético y, si lo ven como una amenaza para su equilibrio, harán algo para solucionarlo.

¿Qué hará nuestro cuerpo para protegerse? Implementar estrategias para mantener *lo suyo*. Por ejemplo, aumentar el apetito y ralentizar el metabolismo.[45]

¿Qué es el efecto rebote?

El efecto rebote o yoyó es el famoso fenómeno por el que una persona, después de haber perdido peso gracias a una dieta restrictiva, cuando vuelve a la vida normal y deja la dieta, recupera su peso inicial o incluso lo supera. Lo normal es que la pérdida de peso se produzca durante un período de unos seis a nueve meses, seguida por una meseta de peso. Después, empieza la recuperación.

¿Por qué ocurre? Cuando perdemos peso de manera drástica, nuestro cuerpo, que no lo ha visto venir, lo considera una agresión y se pone en guardia. Hemos cambiado las reglas del juego y el organismo, para protegerse, desarrolla una serie de cambios hormonales y metabólicos que favorecen la recuperación del peso.

¿Qué primas hormonas se alteran ante el efecto rebote?

- **Leptina.** Nuestro cuerpo entiende que la pérdida de peso drástica es una señal de escasez e intenta mantener sus depósitos. Para ello, disminuye los niveles de leptina, la hormona de la saciedad. Si no estamos saciados, tendremos más hambre. Si comemos más, ganaremos peso.
- **Grelina.** Por el contrario, al perder peso de manera abrupta, nuestro cuerpo aumenta los niveles de grelina, la hormona del hambre. Con más grelina campando por nuestro cerebro, también puede aumentar el hambre.
- **Hormonas tiroideas.** La glándula tiroides regula el metabolismo. Ante una restricción calórica, el cuerpo puede disminuir la producción de hormonas tiroideas y ralentizar el metabolismo.
- **Hormonas del estrés.** Si perdemos peso de manera intensa, nuestro cuerpo puede sufrir estrés y aumentar la liberación de cortisol, que, como ya sabemos, es kriptonita para almacenar grasa abdominal y poner zancadillas a la pérdida de peso.

El coche que circula en reserva

Cuando nuestro cuerpo sufre un déficit calórico drástico, saltan las alarmas y se comporta de manera similar a como lo hacemos nosotros cuando nos salta la alerta de que se nos acaba la gasolina y empezamos a circular en reserva.

En ese momento todos nos ponemos un poco nerviosos y es probable que apliquemos alguna estrategia para ahorrar gasolina: apagamos el aire acondicionado o la calefacción (es decir, todos los extras que no son imprescindibles) y puede que conduzcamos más despacio, porque sabemos que yendo más despacio se consume menos gasolina.

Del mismo modo, cuando nuestro cuerpo detecta que no tiene energía suficiente, se pone en modo ahorro. Sí o sí tiene que seguir realizando las funciones básicas para vivir, como respirar, bombear la sangre y llevarla por el cuerpo..., así que ahorrará en otras funciones que no son imprescindibles en el corto plazo, como el sistema inmunitario (puede reducir la producción de policías del cuerpo humano). Además, al igual que cuando salta la reserva conducimos más despacio, cuando el cuerpo detecta el déficit calórico también puede ralentizar el metabolismo para consumir menos y adaptarse a la falta de energía.

En el corto plazo, nuestro coche y nuestro cuerpo seguirán funcionando. Pero, a la larga, si forzamos, pueden aparecer los problemas. Esto es lo que se denomina la RED-S *(relative energy deficiency in sport),* que lleva a graves problemas de salud en deportistas, sobre todo en mujeres.

o o o

Mito: cuanto más ejercicio se haga, más se adelgaza

Realidad: cuando la actividad física supera niveles moderados, el consumo energético no aumenta, sino que se estabiliza.

«Burro grande, ande o no ande.» Este refrán refleja a la perfección el sentir de las personas que piensan que, como haciendo ejercicio se queman calorías, cuanto más ejercicio hagamos, más calorías quemaremos.

Este enfoque peca de reduccionista, porque, en nuestro cuerpo, las cosas son un poquito más complicadas. Además de comer menos y movernos más, hay otros muchos factores que influyen en cómo gestionamos la energía.

¿Qué dice la ciencia?

Que el cuerpo humano es un ente dinámico y complejo que tiende a adaptarse a los cambios. Ante lo que considera una agresión, es capaz de defenderse mejor. Hacer ejercicio es muy importante para la salud y puede contribuir a la pérdida de peso, pero no debemos jugarlo todo a esa carta y descuidar otros aspectos que pueden tener un impacto positivo, como la alimentación.

Además, hay que recordar que el ejercicio físico es un estrés —un daño— que el cuerpo es capaz de gestionar. Contra una pequeña dosis de veneno, el cuerpo lucha para adaptarse, pero, en cantidades demasiado altas, este veneno puede causar un daño real.

Experimento en Tanzania

Herman Pontzer, investigador en la Universidad de Nueva York, pasó una temporada investigando a los hadza, una población de cazadores-recolectores del norte de Tanzania. Los hadza son un colectivo especialmente activo. Caminan largas distancias cada día y hacen un trabajo físico muy duro. Sin embargo, a pesar de sus altos niveles de actividad, Pontzer y su equipo observaron que su gasto de energía diaria era similar al de personas en Estados Unidos y Europa más sedentarias y con estilos de vida urbanitas. Esto le hizo reflexionar sobre la relación entre la actividad y el gasto energético.

Para explorar el problema, los investigadores midieron el gasto energético y la actividad diaria de más de 300 hombres y mujeres a lo largo de una semana. Las personas con actividad moderada gastaban unas 200 kilocalorías más al día que las sedentarias; pero, ¡sorpresa!, aquellas que superaban los niveles de actividad moderada no consumían más calorías por hacer ejercicio extra. Es decir, su organismo se estaba adaptando y ahorrando esas calorías.

Aunque es necesario realizar más estudios sobre este campo, los investigadores concluyeron que, a partir de ciertos niveles de actividad, a la hora de adelgazar, llevar una dieta adecuada puede tener más importancia que dejarse la piel en el gimnasio. Además, señalaron la importancia de explorar otras variables como, por ejemplo, cómo se adapta el organismo para que, cuando la exigencia física sea mayor, no se vean afectadas funciones clave, como la función inmune o el sistema reproductivo, sin consumir calorías adicionales.[46]

o o o

CONCEPTOSAURIO

Cuanto más me machaque en el gimnasio, más calorías voy a perder.

Cambia el chip

A partir de un nivel de intensidad determinado, el cuerpo se adapta y ahorra calorías. Es fundamental cuidar la salud con un enfoque integral, sin descuidar nunca la alimentación y la gestión de nuestras emociones.

Mito: puedes perder grasa de forma localizada

Realidad: no existe, de momento, ningún tipo de ejercicio físico que permita quemar grasa de un lugar determinado. Es cierto que trabajando zonas concretas podemos vascularizarlas más, lo que puede mejorar la situación, pero no significa que quememos la grasa que podamos tener localizada.

Basta una simple búsqueda en Google para encontrar titulares reales como estos:

¿Quieres saber cómo quemar grasa abdominal?

Si la respuesta es afirmativa, presta atención a los siguientes trucos. A continuación, te hablamos de métodos que te ayudarán a perder barriga, como la crema reductora, la efectiva dieta para perder barriga o los mejores ejercicios para quemar grasa. ¡Manos a la obra!

35 EJERCICIOS PARA PERDER BARRIGA EFECTIVOS Y FÁCILES

Si quieres perder tu barriga, esculpe con mimo tu *six pack* y elimina esa molesta grasa abdominal con estos 35 ejercicios recomendados por entrenadores. ¡Los mejores para esa zona del *core*!

Suena bien, ¿verdad? Recordemos: cuando algo suena demasiado bien como para ser verdad..., es que probablemente no sea verdad.

¿Qué dice la ciencia?

Que *nanái*. La respuesta corta de la ciencia es que no. Así lo afirma abiertamente la Asociación Americana de Salud, Educación Física y Recreación, cuyos estudios muestran que la actividad de un músculo específico no produce necesariamente la pérdida de grasa en esa zona.

La larga, por si tenéis tiempo, es que, si bien en los estudios se demuestra que un déficit de calorías sumado con actividad física tiene como resultado una recomposición corporal (es decir, ganar músculo y perder grasa), lamentablemente es imposible saber de qué zona se perderá esa grasa. ¿Por qué, si es lo que yo más quiero en el mundo?

La ciencia nos ofrece una razón fisiológica muy sencilla. La grasa está almacenada en los adipocitos en forma de triglicéridos, pero las células musculares no pueden utilizar estos triglicéridos *en bruto* como combustible. Algo parecido ocurre en el cerebro, que utiliza como combustible la glucosa suelta y no las cadenas de glucógeno, que es la forma en la que se acumula la glucosa.

Para que el músculo pueda alimentarse, la grasa debe descomponerse en glicerol y ácidos grasos libres que luego pasan al torrente sanguíneo, donde corretean por nuestros vasos sanguíneos. ¿Qué ocurre entonces? Que la grasa descompuesta que se utiliza como combustible durante el ejercicio prolongado puede provenir de cualquier parte del cuerpo, no solo de la que más se trabaja. Por eso, como curiosidad, para realizar el mismo ejercicio, cada persona utilizará como combustible grasa de diferentes zonas. Que use una u otra dependerá de factores hormonales, funcionales y genéticos.

En resumen: los muñecos de nuestra infancia nos han hecho mucho daño. Nuestro cuerpo no es como el de un Mr. Potato, con cada ojo, nariz o brazo que se pone y quita por separado. Ni tampoco como un He-Man desmembrable. Nuestro cuerpo es un conjunto interconectado, todo de una pieza, que trabaja de manera integral y que no se puede dividir ni seccionar a la hora de perder grasa.

Conceptosaurio

Se puede perder grasa de manera localizada.

Cambia el chip

El ejercicio físico en una zona concreta, como los abdominales, sirve para fortalecer esa zona, pero no podemos confundir fortalecer con quemar grasa de un sitio en particular.

La polémica: hay que hacer ejercicio para perder peso

Ha llegado la hora de decir adiós a las teorías *pesocentristas*. Durante años, el foco ha estado puesto en el veredicto que nos ofrecía la todopoderosa báscula, esa jueza inmisericorde de nuestras carnes. Hoy la jueza está demodé, porque sabemos que el peso, el IMC, la circunferencia de la cintura y otras medidas que *clasifican* nuestro cuerpo son solo algunas variables entre las muchas que definen nuestra salud. La realidad es que *el secreto está en la grasa*.

¿Qué nos dicen de nuestra salud el IMC y la circunferencia de la cintura?

El famoso IMC es un valor que, de forma sencilla, nos cataloga como personas con peso normal (18,5-24,9), con sobrepeso (25-29,9) o con obesidad (> 30). Es tan sencillo que os animo a que lo calculéis ahora mismo dividiendo vuestro peso en kilos entre la altura en metros al cuadrado. Fácil, ¿verdad? Tanto que se nos queda corto para valorar algo tan importante como nuestra salud.

La circunferencia de la cintura también es un recurso barato que, con una simple cinta métrica, nos da una pista sobre cuánta grasa visceral tenemos (la grasa visceral es esa grasa chunga que está pegada a órganos importantes, como el hígado). En este caso, el tamaño sí importa, ¡y mucho! Un perímetro alto (> 88 cm en mujeres y > 102 cm en hombres) es un buen predictor de enfermedad cardiovascular, resistencia a la insulina y tejido adiposo disfuncional:

- **Enfermedad cardiovascular.** La enfermedad cardiovascular es el cajón de sastre donde se engloban distintos tipos de enfermedades que afectan al corazón o los vasos sanguíneos. La enfermedad cardiovascular más común es la cardiopatía coronaria (arterias coronarias estrechas u obstruidas), que a veces produce dolor de pecho, infarto de miocardio o accidente cerebrovascular.

- **Resistencia a la insulina** (diabetes tipo 2).
- **Tejido adiposo disfuncional.** Por explicarlo de manera sencilla: adipocitos alborotados. Ya vimos que el tejido adiposo no es un mero almacén de grasa, sino que está muy vivo y puede alterarse fácilmente.

Simplificando mucho y combinando la información del IMC y la circunferencia de la cintura, podríamos llegar a algo así:

Sistemas basados en la medida corporal

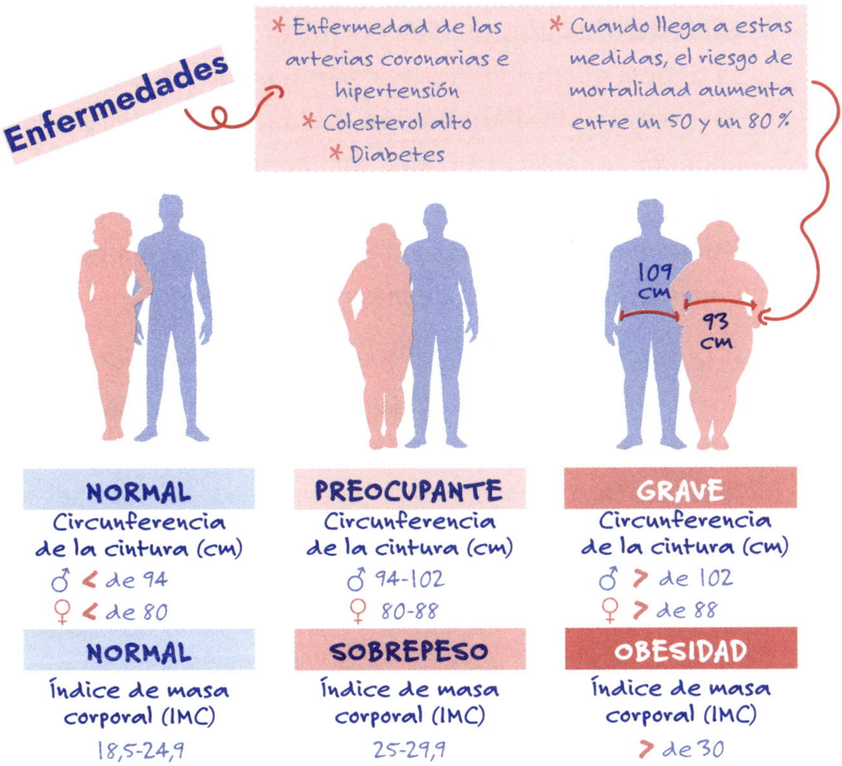

¿Qué dice la ciencia?

Una de las revisiones bibliográficas más recientes sobre el tema es la guía GIRO *(Guía española del manejo Integral y multidisciplinaR de la Obesidad en Personas adultas)*, publicada en 2024, que ha adaptado y enriquecido las guías clínicas canadienses para el manejo de la obesidad de 2022.[47] Acabar con el *pesocentrismo* es uno de los objetivos prioritarios de sus autores, ya que este enfoque clásico, además de insuficiente y confuso, alimenta los prejuicios y los estigmas y contribuye a aumentar la tasa de mortalidad.

El IMC aporta ciertas ventajas y ofrece una información valiosa, pero también tiene sus inconvenientes:

- **No refleja la composición corporal.** Es decir, si el peso se debe a que hay más grasa, más músculo, más agua...
- **No muestra la distribución de la grasa.** Es diferente la de los michelines a la que está pegadita a los órganos vitales.
- **Puede ser poco preciso** si, por ejemplo, hay un edema o un mayor porcentaje de masa muscular.

Esto puede llevar a definir como *sanas* a personas que no lo están. Y viceversa. Es especialmente confuso en personas de baja estatura, mayores, personas musculadas, con retención hidrosalina o embarazadas. Por ejemplo, algunos atletas de élite (halterofilia, sumo...) tienen una estatura media-baja y un peso elevado por su gran musculatura. Aunque tengan un IMC alto, sería un error clasificarlos como personas con sobrepeso u obesidad. Por otro lado, también hay personas con un IMC de libro, pero cuyo estado de salud, porcentaje de grasa corporal y analíticas no lo son.

En resumen: el peso solo es uno de los factores que influyen en la salud. En el abordaje del sobrepeso y la obesidad se deben tener en cuenta la salud física y la mental, y el estado funcional.

¿Por dónde empiezo? Tris, Tras y Cucú-tras

Si quieres que tu relación de amor con el miocito sea para siempre, lo primero es que os conozcáis bien. Un profesional del ejercicio físico será la mejor celestina, la persona ideal para hacer las presentaciones. Es muy recomendable que un profesional valore factores como la edad, sexo, estilo de vida, condición física y salud general para decidir *cuánto amor os cabe*.

Sin embargo, vamos a mojarnos y ver cómo podría ser una rutina de entrenamiento general para una persona sin problemas de salud que se está iniciando (o retomando) el ejercicio:

Cardiorrespiratorio

De una a tres sesiones a la semana de aproximadamente 50-60 minutos. Podemos hacer los famosos CaCo: intercalar caminar y correr, dando más minutos inicialmente al primero y aumentando progresivamente los minutos que corremos a medida que vamos ganando forma física.

Un ejemplo de un programa de entrenamiento de cardio para principiantes que quieran llegar a correr 30 minutos seguidos podría ser el siguiente:[48]

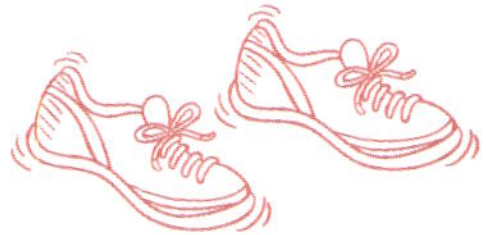

		Semana								
		1	2	3	4	5	6	7	8	9
Sesión 1	Correr	1	2	4	6	6	8	10	30	30
	Andar	1	1	2	2	2	2	2	0	0
	Rep.	(10)	(6)	(3)	(3)	(3)	(3)	(2)	(1)	(1)
Sesión 2	Correr	1	2	4	5	9	15	15	15	30
	Andar	1	1	2	2	2	0	5	5	0
	Rep.	(10)	(6)	(4)	(3)	(2)	(1)	(2)	(2)	(1)
Sesión 3	Correr	1	2	4	6	6	15	10	30	30
	Andar	1	1	2	2	2	5	2	0	0
	Rep.	(10)	(6)	(3)	(3)	(3)	(2)	(2)	(1)	(1)

El contenido de cada sesión está expresado en minutos de carrera (correr), minutos andando entre carreras (andar) y el número de repeticiones (rep.).

Fuerza

Dos sesiones de fuerza a la semana de 20-30 minutos, donde podemos ir alternando entre ejercicios enfocados en el tren superior, el inferior y el *core*. Una buena herramienta son los circuitos de rutina *full body*.

Una manera sencilla de hacerlo sería establecer un circuito de 5 a 12 ejercicios, donde realizaríamos cada ejercicio durante un período de 30 segundos a 1 minuto, seguido de un pequeño descanso de 15-20 segundos antes de saltar al siguiente. Podemos repetir el circuito dos o tres veces con un descanso de 3 a 5 minutos entre circuitos, dependiendo del nivel. En el último apartado de este capítulo veremos ejemplos prácticos de sesiones de fuerza para diferentes niveles.

Tris, Tras y Cucú-tras: tu rutina de fuerza en un tris

Salir a correr, montar en bici o saltar a la comba son ejercicios que requieren poca explicación, pero, cuando se habla de sesiones de entrenamiento de fuerza, a muchos se les queda cara de póker. ¿Cómo demonios se hace un ejercicio de fuerza?

Para que quede claro de una vez por todas, hemos creado tres circuitos que se enfocan en diferentes grupos musculares. Hemos bautizado el circuito como *hacer un Tris* porque, como comentábamos, la idea es poder vencer a la pereza y a tu apretada agenda para que puedas hacer un entrenamiento de fuerza en un tris, es decir, en muy poco tiempo. Y como estamos seguros de que *un Tris* te acabará sabiendo a poco, puedes completarlo con el Tras y el Cucú-tras.

Las siglas nos ayudarán a recordar qué partes del cuerpo estamos trabajando:

- **Tris:** **tr**en **i**nferior y **s**uperior.
- **Tras:** **tr**abajo de **a**bdomen ***s**exy*.
- **Cucú-tras:** **cu**erpo, **cu**ádriceps y **tras**ero.

Nivel principiante

Tris: tren inferior y superior. ¡Arriba y abajo! El foco de este circuito está en fortalecer el tren superior (brazos, hombros, pecho y espalda) y el tren inferior (piernas y glúteos). La idea es ir alternando ejercicios de uno y otro para, dentro de lo que cabe, hacerlo más llevadero.

Sentadillas (peso corporal)

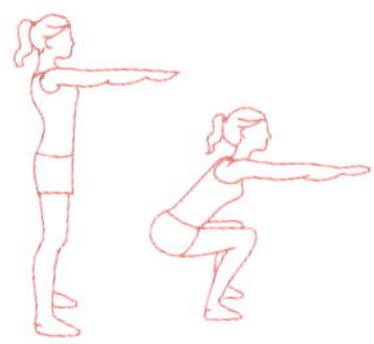

Curl de bíceps (con mancuerna o goma)

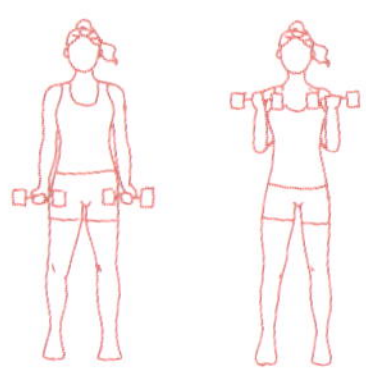

Zancadas alternas (peso corporal)

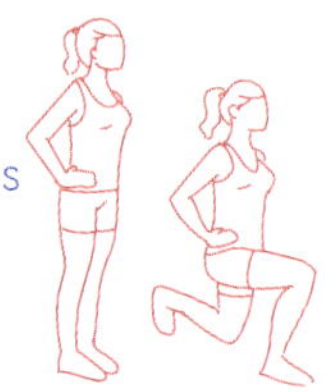

Flexiones de brazos en rodillas (peso corporal)

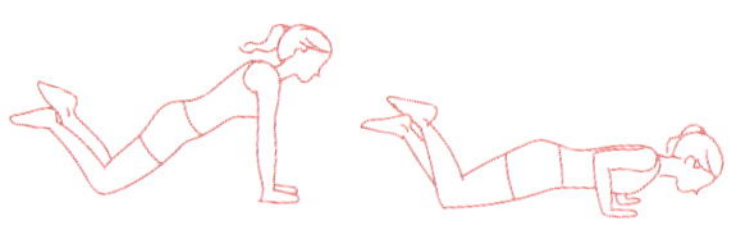

Elevación de talón (peso corporal o con mancuerna)

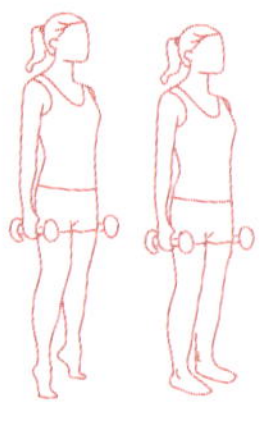

Fondos de tríceps (peso corporal)

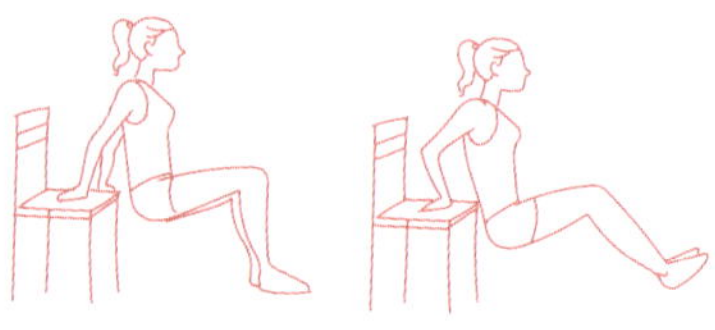

Tras: trabajo de abdomen sexy (core). Este circuito está enfocado en fortalecer nuestro núcleo (*core* en inglés), que son los músculos que tenemos en la región central del cuerpo. Hablamos del abdomen, los músculos oblicuos y los músculos del suelo pélvico, entre otros. Además de para sacar tableta, para lo que realmente son esenciales estos músculos es para favorecer la estabilidad, el equilibrio, el soporte de la columna vertebral y, por supuesto, para facilitar el movimiento y prevenir lesiones.

Plancha con apoyo en rodillas

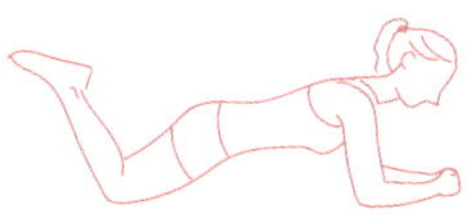

Elevaciones de piernas

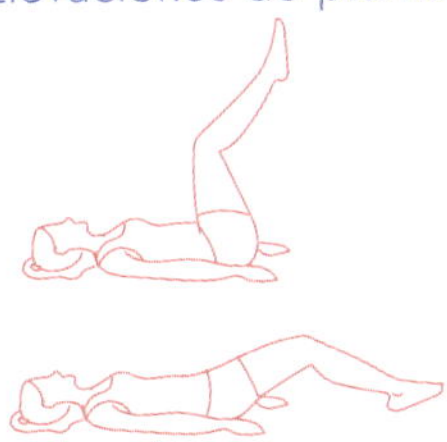

Crunch de bicicleta

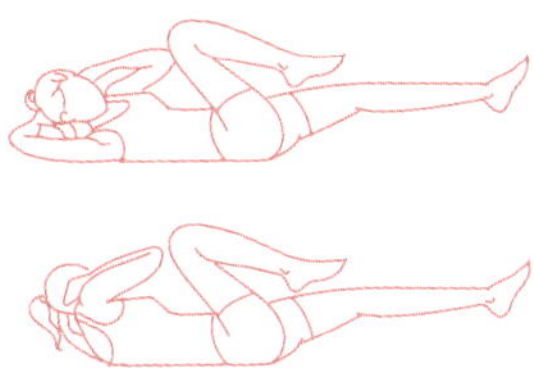

Plancha lateral con apoyo en rodillas (ambos lados)

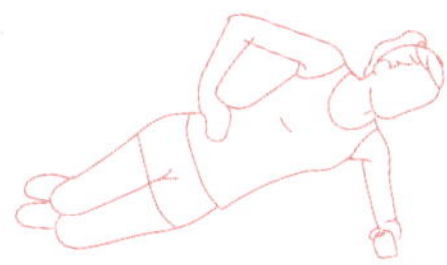

Curl McGill

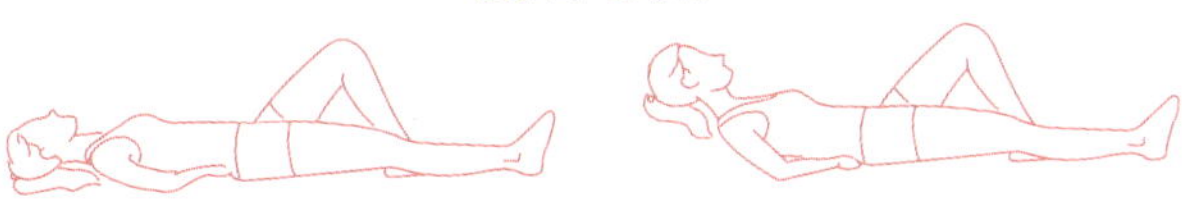

Cucú-tras: cuerpo, cuádriceps y trasero. Con el Cucú-tras intentamos activar el mayor número posible de grupos musculares. Es decir, son los ejercicios *destroyer* con los que acabarás *reventao,* pero con las superquinas corriendo a chorros por tus venas.

Sentadilla con rebote

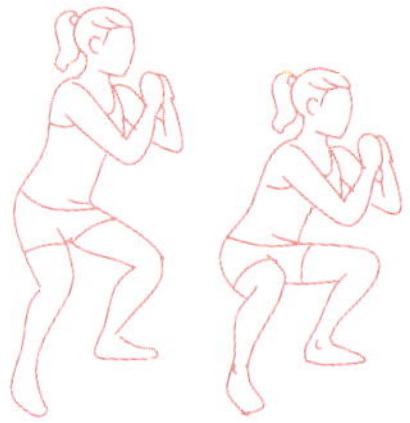

Zancadas alternas

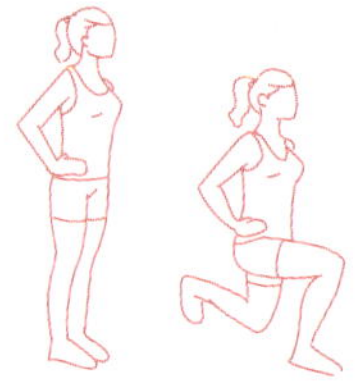

Puente de glúteos

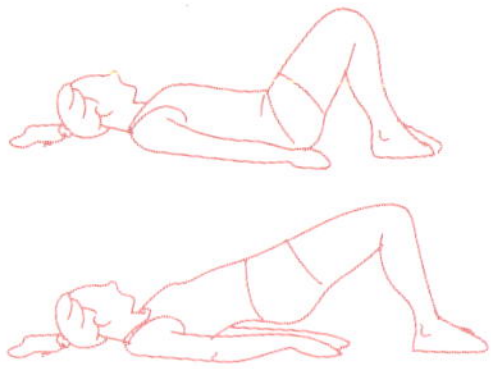

Remo con mancuerna en posición inclinada

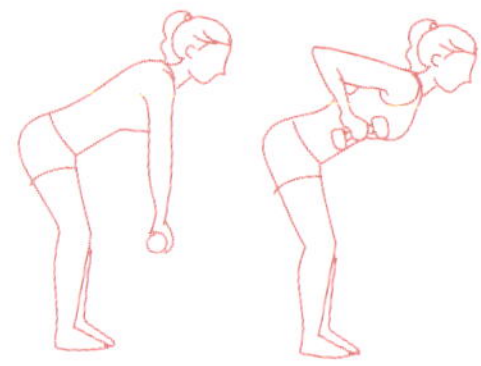

Sentadilla con *press* de hombros

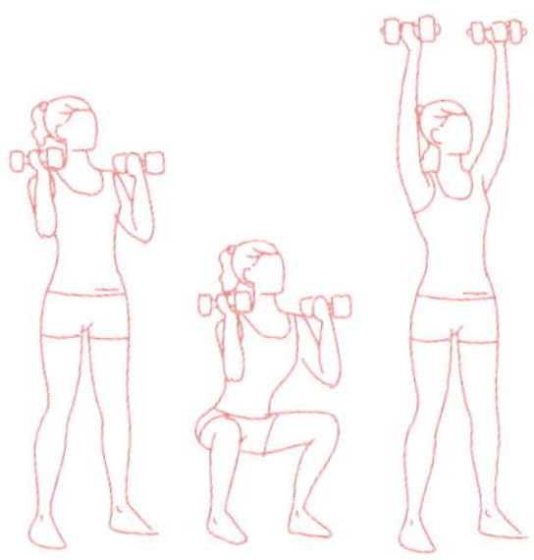

Para el Tris, Tras y Cucú-tras, la recomendación para principiantes sería realizar cada ejercicio durante 30 segundos con 15 segundos de descanso entre ellos. Puedes hacer cada circuito dos o tres veces, dependiendo de cómo te sientas, con un descanso de 3-5 minutos entre circuitos.

A medida que vayas notando progresión (aunque te parezca imposible, al final, uno acaba progresando) puedes aumentar el tiempo de trabajo y el número de ejercicios diferentes y reducir el descanso.

Nivel avanzado

Cuando notes que las superquinas llevan ya tiempo corriendo por tus venas y tu cuerpo te pida *más madera*, puedes saltar a los ejercicios de la siguiente tabla.

Tris	**Tras**	**Cucú-tras**
Sentadilla con *press* de hombro 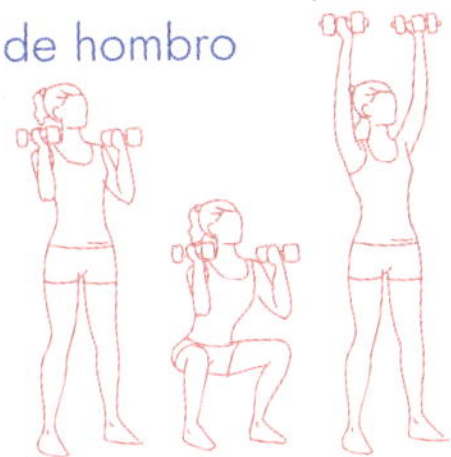	Elevación de piernas 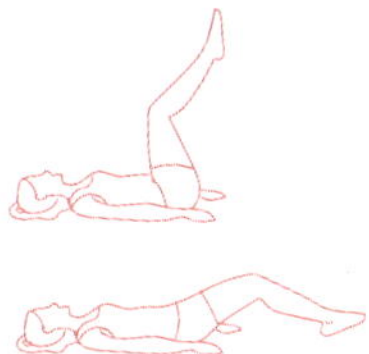	Peso muerto con *curl* de bíceps 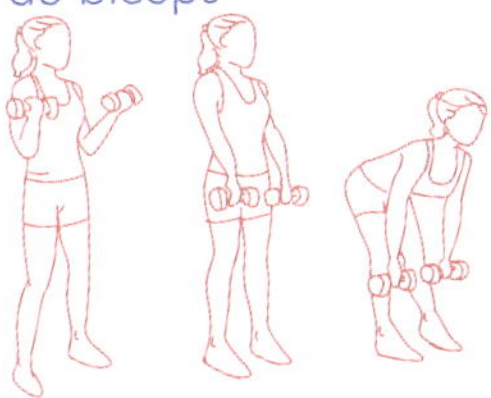
Plancha con remo 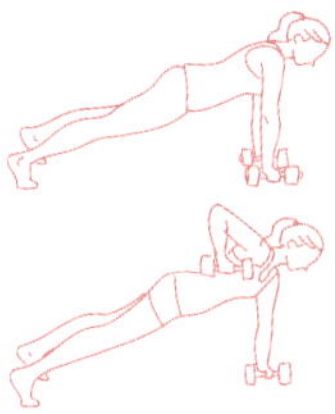	Giros rusos 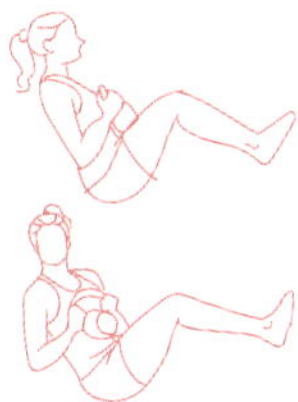	Zancada búlgara 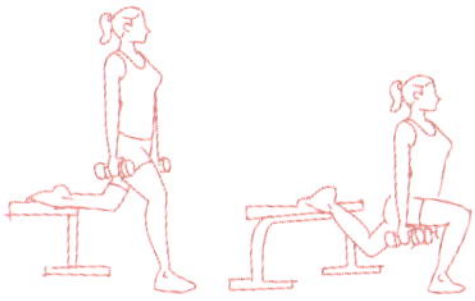
Zancada con *curl* de bíceps 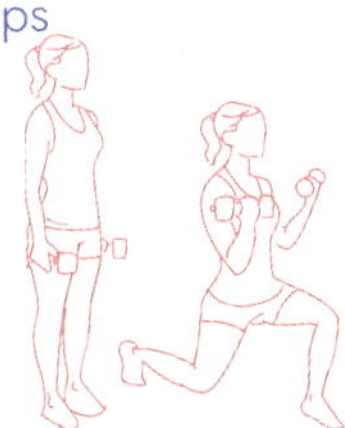	Plancha lateral con descenso de cadera 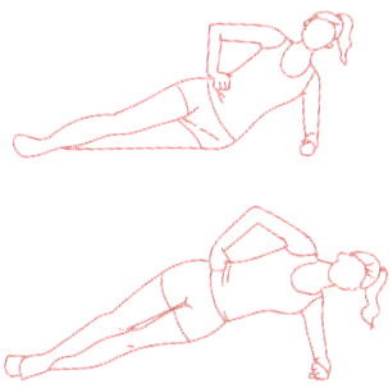	Puente de glúteos con *press* de pecho 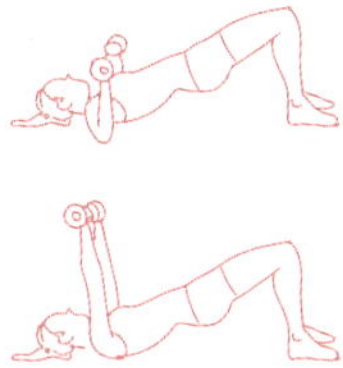
Flexión de brazos con rodilla al codo 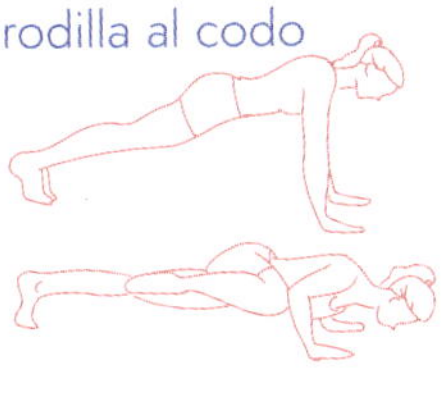	Puente de glúteo con pierna elevada 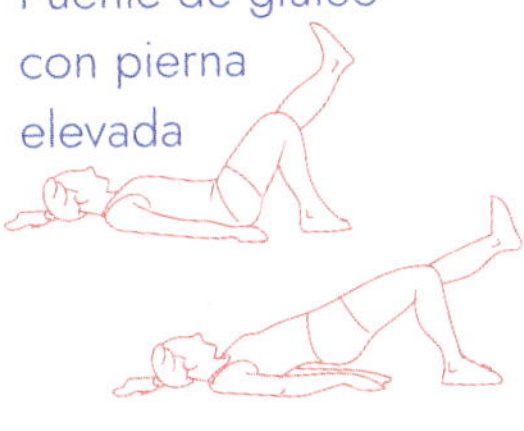	Saltos de patinador 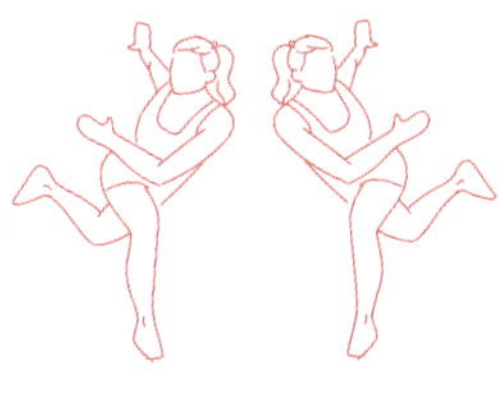

¿Quieres hacerlo más *pro* aún? Una variante es añadir entre cada ejercicio de 15 a 30 segundos de ejercicios cardiorrespiratorios (comba, *jumping jacks, burpees...*). Es decir, alternar un ejercicio de fuerza con uno cardiorrespiratorio para aumentar la oxigenación de cada una de las zonas en las que vamos a trabajar.

La pregunta del billón: ¿cuál es la dosis mínima de ejercicio?

Para los que están a punto de ponerse las zapatillas por primera vez, tenemos muy buenas noticias: no hay un umbral mínimo. Ya sabemos cuál es lema de la OMS («todo movimiento cuenta»), y estas son algunas de sus conclusiones:

- Hacer algo de actividad física es mejor que permanecer totalmente inactivo.
- Los adultos deben comenzar con pequeñas dosis de actividad física para ir aumentando gradualmente su duración, frecuencia e intensidad.

Sin embargo, además de la OMS, en el Nuevo Testamento nos dan una pista de por dónde van los tiros:

«El que siembra poco cosecha poco.»

2 Corintios, 9: 6

Con el miocito ocurre lo mismo. Si le damos poco amor, el músculo crecerá menos y se liberarán menos superquinas. Pero, si le damos cariño y le hacemos *casito* sin mirar el reloj cada dos por tres, nos devolverá el amor con creces.

Para los que necesitan números, estas serían nuestras notas del cole en función del ejercicio que hagamos a la semana:

Aprobado raspado	* 1 sesión de cardio * 1 sesión de fuerza
Notable	* 1-2 sesiones de cardio * 2 sesiones de fuerza
Matrícula de honor	* 2-3 sesiones de cardio * 2-3 sesiones de fuerza

A medida que mejores tu condición física, es probable que tu cuerpo te pida *marcha* y te sientas atraído por formas de entrenamiento más exigentes, como el entrenamiento funcional, el *crossfit* y el entrenamiento de intervalos de alta intensidad (HIIT).

* **Crossfit.** Es una forma popular de entrenamiento funcional que se centra en movimientos compuestos y variados que reflejan las acciones que podrías realizar en la vida diaria. Por ejemplo, levantar objetos pesados del suelo (como en un *deadlift*) o colgar objetos en un estante alto (similar a un *press* de hombros). Los entrenamientos de *crossfit* suelen ser intensos y varían de un día a otro, promoviendo la aptitud general y la preparación física.
* **HIIT.** Uno de los entrenamientos que han demostrado ser más eficaces para mejorar la resistencia cardiovascular y la quema de grasa es el HIIT (*high intensity interval training,* 'entrenamiento de intervalos de alta intensidad'). El

HIIT consiste en ejercicios de alta intensidad intercalados con períodos de descanso o ejercicio de baja intensidad. Por ejemplo, podrías correr a toda velocidad durante 30 segundos y luego caminar durante un minuto. Es importante considerar que no todo el mundo está preparado para él.

* **SIT.** Dentro de la familia de entrenamientos de intervalos, también encontramos los SIT (*sprint interval training*, 'entrenamiento de intervalos de *sprint*'). Estos entrenamientos son una versión aún más corta e intensa que los HIIT. Mientras que en un HIIT puedes hacer, por ejemplo, 30 segundos de ejercicio intenso seguido de 30 segundos de descanso o ejercicio ligero, en un SIT podrías estar haciendo un *sprint* a tu máxima velocidad durante 6 a 20 segundos, seguido de un descanso completo de 2 minutos.

  Lo que hace que los entrenamientos SIT sean especialmente interesantes es que, a pesar de su corta duración, pueden inducir adaptaciones cardiorrespiratorias y metabólicas similares o incluso superiores a los entrenamientos más largos y menos intensos. Es decir, con menos tiempo, puedes obtener resultados similares o incluso mejores en términos de aumento del rendimiento y flujo de energía. Esta eficiencia es una gran ventaja para aquellos con horarios apretados que aun así desean obtener los beneficios completos del ejercicio.

Es importante mencionar que, debido a su alta intensidad, tanto el HIIT como el SIT deben ser abordados con precaución, especialmente si eres un principiante o tienes condiciones de salud preexistentes. Siempre es recomendable consultar con un profesional del ejercicio antes de comenzar cualquier nueva rutina de entrenamiento.

LAS OCHO REGLAS DE ORO
para cuidar de tus miocitos

1. **Recuerda:** caminar está bien para no estar mal, pero no sirve para estar bien.
2. **Intenta conseguir los famosos 10.000 pasos diarios,** pero, si no llegas, una buena recomendación es aumentar entre un 2 y un 5 % a la semana la cantidad de pasos. Esto significa que, si andas de media 2.500 pasos, en tres meses acabarás en 6.000.
3. **Haz ejercicios de fuerza para mejorar la relación músculo-hueso:** dos sesiones a la semana de 20-30 minutos donde puedes ir alternando entre ejercicios enfocados en el tren superior, el tren inferior y el *core*.
4. **Haz ejercicios cardiorrespiratorios para oxigenar todo tu cuerpo:** de una a tres sesiones a la semana de aproximadamente 50-60 minutos.
5. **Engánchate a los *snacks* de ejercicio:** son pequeñas pausas para romper el sedentarismo en medio de la rutina diaria, en casa o en el trabajo (como hacer unas sentadillas o subir unas escaleras).
6. **Haz circuitos de ejercicio como el Tris y el Tras:** son combinaciones de ejercicios breves y dinámicos que activan diferentes grupos musculares y optimizan el flujo de energía en tu cuerpo. Ideales para generar superquinas.
7. **No intentes perder grasa de manera localizada:** céntrate en ejercitar la mayor cantidad posible de grupos musculares.
8. **Tira de disciplina** los días que no tengas motivación para hacer ejercicio físico.

4.

Tus genes también PESAN

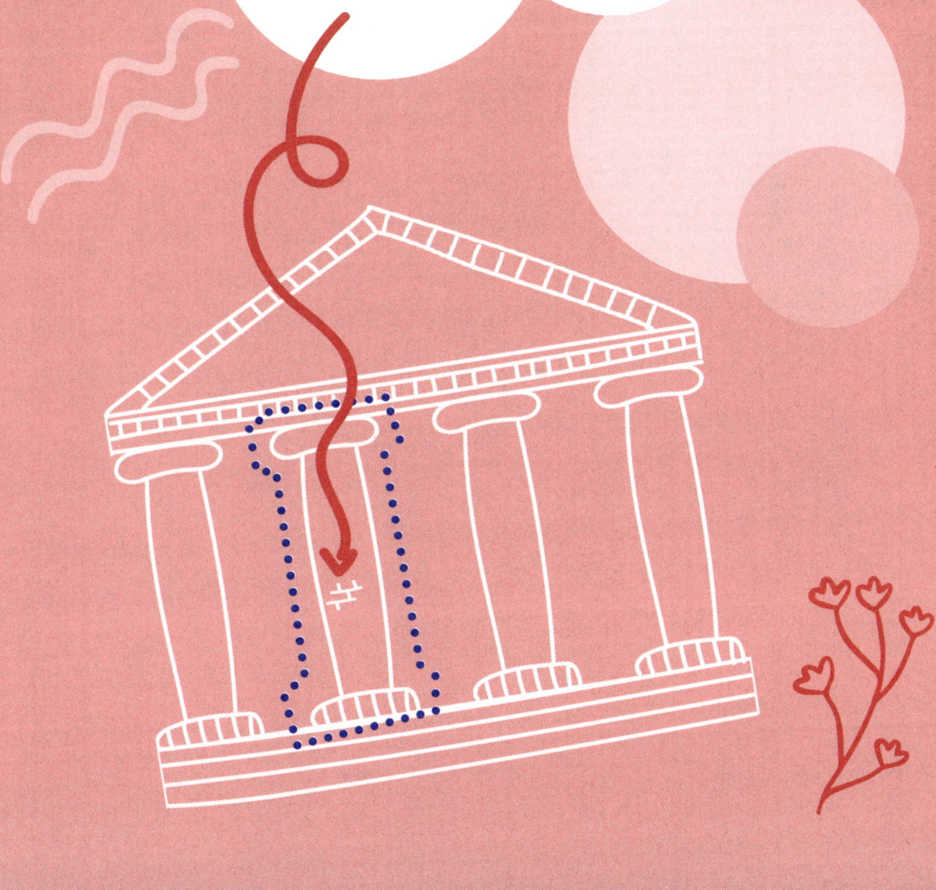

Tras analizar cómo deben ser el frontón, las columnas y la base de nuestro Partenón de la salud, toca hablar de la esencia. ¿De qué estamos hechos?

El Partenón de cada ser-humano-cotidiano está construido con una piedra determinada, un material concreto que es diferente a otros. Y, como todo en la vida, hay piedras de mayor y de menor calidad. Por si fuera poco, no solo importa la calidad de la piedra, sino las inclemencias del tiempo y cómo nuestro entorno impacte en ella. Hablamos de genética, pero también de epigenética.

Érase una vez los genes: explicación para un niño de diez años

Imagina que vas a plantar una semilla, por ejemplo, de girasol. De esa semilla saldrá una planta que tendrá unas características propias. Pero, para que la planta desarrolle bien esas características (para que nuestro girasol quede tan pintón como los de Van Gogh) hacen falta unas condiciones concretas, como la temperatura, la humedad, la disponibilidad de nutrientes y la luz solar.

Como yo soy una mujer de campo —y porque me lo ha chivado la web del Ministerio de Agricultura—, sé que la temperatura ideal para el crecimiento y la floración del girasol está entre 20 y 25 °C, y que por encima de 30 °C la cosa empieza a torcerse. La escasez de agua es el factor de mayor impacto, pero, ¡cuidado!, el exceso también es perjudicial. Y ahora viene lo peor de todo, porque, aunque cumplamos todos los requisitos para plantar el girasol, puede llegar una riada, una helada, una ola de calor, la sequía, un pajarito que picotea el tallo… y crearnos un problema. Hay muchos condicionantes que pueden hacer que el girasol no crezca como está programado en la semilla. ¡Y al contrario! Un buen abono suele conseguir que la planta tenga *más lustre*.

En nuestro cuerpo sucede algo parecido. Cada gen es como una semilla que puede contribuir a desarrollar diferentes características y funciones en el organismo. En los genes que heredamos está todo el potencial, pero que se expresen bien y cumplan su función dependerá también del entorno.

Nuestros genes son las semillas y la epigenética sería el conjunto de condiciones ambientales que afectan el crecimiento y el desarrollo de las plantas. Una especie de interruptor que, en función de los factores externos, puede encender o apagar los genes, controlando qué instrucciones del ADN se utilizan en un momento dado. Entre estos factores están nuestros hábitos, como, por ejemplo, qué comemos, a qué contaminantes estamos expuestos, cuánto estrés sufrimos, si fumamos o no, etc.

CERVANTES *DIXIT*

«Cada uno es como Dios le hizo,
y aún peor muchas veces.»
El ingenioso hidalgo Don Quijote de la Mancha

Cinco genes que influyen en el sobrepeso y la obesidad

Lo primero es asumir la cruda realidad: no existe un *gen de la obesidad*. No podemos echarle la culpa a una sola semilla. Pero sí existe un puñado de genes que, dependiendo del entorno y de nuestro estilo de vida, puede influir en el riesgo de desarrollar obesidad.

Y si estos genes influyen es porque pueden estar relacionados con muchos de los procesos que ocurren en nuestra mente y en nuestras tripas, y que hemos ido desgranando a lo largo de este libro. Sí, ahora es cuando la cosa se complica un poquito más y terminamos de entender por qué si uno no adelgaza no es porque no tenga fuerza de voluntad.

Resulta que nuestros genes también pesan. Por ejemplo, pesan en cómo gestiona nuestro cuerpo el hambre y la saciedad, en cómo se metabolizan el azúcar y las grasas y puede, incluso, que pesen en cómo se gestiona el estrés.

A continuación, vamos a hacerles la ficha policial a algunos de los antipáticos genes que están relacionados con nuestros michelines. A juzgar por lo terribles que son los nombres, a los investigadores que los bautizaron no debían de caerles muy bien tampoco, así que mi consejo es que los olvides en cuanto los leas.

- **Genes que regulan el apetito.** Hay genes que están relacionados con uno de los receptores del cerebro que regula el hambre y la saciedad. Lo normal es que, cuando llega la señal al receptor, la persona se sienta saciada y coma menos. Pero, si hay variaciones en este gen, los niveles de primas hormonas que generan la señal de saciedad se pueden alterar y que aumente el hambre. Si esto ocurre, es posible que la persona coma más y acabe desarrollando obesidad. *Nombre para olvidar:* gen MCR4 (receptor de melanocortina).
- **Genes que regulan la insulina.** A estas alturas todos conocemos bien a la insulina, la prima hormona que actúa como una llave para abrir la puerta de las células y que pueda entrar la glucosa. La insulina es clave para regular el metabolismo de la glucosa y cómo se almacena la grasa. Si hay variaciones en los genes que están relacionados con ella, puede haber un mayor riesgo de resistencia a la insulina y de obesidad. *Nombre para olvidar:* gen IRS1 (receptor de insulina sustrato 1).
- **Genes que influyen en el apetito y en que gastemos más o menos energía.** Uno de los genes asociados con la obesidad que más se ha estudiado es todo un jefazo, con grandes dotes de mando sobre otros dos genes que se encargan de la termogénesis, es decir, de quemar energía. Cuando hay problemas en la cadena de mando, el proceso de termogénesis puede ser menos eficiente y, como consecuencia, se acabará almacenando más energía de la debida.

Pero aquí no acaba la cosa. Además de almacenar más energía, las personas con variantes en este gen *mandón* están biológicamente programadas para comer más por un doble mecanismo: por un lado, tienen niveles más altos de grelina y sienten más hambre, y, por otro, sus cerebros responden de manera diferente a las imágenes de comida, provocando un mayor impulso de comer. Vamos, que, en este caso, se juntan literalmente el hambre con las ganas de comer. *Nombre para olvidar:* gen FTO *(fat mass and obesity-associated).*

* **Genes que influyen en cómo se almacena la grasa y cómo se distribuye por el cuerpo.** Hay variantes de genes relacionados con la obesidad que pueden favorecer que se almacene más grasa en algunas zonas del cuerpo, como el abdomen. Y esto ya lo sabemos, porque es de *primero de adipocito:* acumular un exceso de grasa en la zona central es una bandera roja para nuestra salud y se relaciona con la resistencia a la insulina y enfermedades cardiovasculares. *Nombre para olvidar:* gen PPARG (receptor gamma activado por proliferador de peroxisomas).
* **Genes que regulan la respuesta al estrés y nuestras emociones.** ¡Sorpresa! La relación entre el estrés, las emociones y la obesidad también puede estar influida por algunos genes. Si recordamos, al hablar del hambre emocional comentamos que el cortisol, la hormona del estrés que corre por nuestras venas, cuando *se enchufa* en algunos receptores puede influir en cómo se almacena la grasa (especialmente en la región abdominal), en cómo se redistribuye la grasa y en cómo se regulan el apetito y la saciedad. Es decir, estar estresado no solo puede hacer que ganemos peso, sino que, además, puede hacerlo condicionado por tus genes. *Nombre para olvidar:* gen NR3C1 *(nuclear re-*

ceptor subfamily 3, group C, member 1). Este nombre es como para pedir cianuro. El pobre investigador que lo inventó definitivamente tenía un mal día.

Y ahora que sabemos con qué genes nos la jugamos en la obesidad, vamos con las preguntas del millón. Prepárate, porque el nivel de la siguiente sección es muy *pro* y, aunque no te convertirá en experto, aprenderás lo suficiente como para dar palique en tres o cuatro sobremesas.

Las preguntas del millón

¿Cuánto afecta realmente la genética en la obesidad?

Lo mucho o lo poco que la genética influya en la obesidad es diferente para cada persona. Y aquí es donde empieza el carajal, porque hay estudios para todos los gustos y colores. En general, se calcula que la genética puede contribuir entre un 40 y un 70 % al riesgo de desarrollar obesidad. Es decir, se sabe que influye, pero no se sabe cuánto. La horquilla es bastante amplia.

Los estudios en la población general nos dicen que, si buscamos el origen principal de la obesidad, es probable que la respuesta no esté en los genes. Sin embargo, conocer mejor cómo funcionan todos estos mecanismos puede ser útil para hacer un tratamiento individualizado con más éxito.

¿Qué es el *exposoma* del que tanto se habla?

Aunque es un término relativamente novedoso, fue acuñado por C. Wild en el año 2005 para hacer referencia a los factores ambientales a los que estamos expuestos ya en la tripa de nuestra madre. Son factores que pueden condicionar nuestro estado de salud o predisponernos a desarrollar alguna enfermedad.

Podemos distinguir tres niveles en el exposoma:

- **Factores externos generales.** Son factores que nos afectan de manera global. Por ejemplo, el famoso código postal en el que hayamos nacido o en el que estemos viviendo ahora condiciona nuestra salud mucho más de lo que pensamos. Dentro de estos factores está el tipo de entorno que nos rodea (urbano o rural), el tráfico, la contaminación ambiental, las zonas verdes, el clima, la luz o el ruido.
- **Factores externos específicos.** Son factores relacionados con los hábitos y el estilo de vida propios de cada persona. Por ejemplo, la alimentación, el tabaco, el alcohol, los medicamentos, hacer ejercicio físico, nuestro tipo de trabajo (más o menos sedentario, con más o menos exposición a xenobióticos), el estrés, el sueño, nuestro bolsillo o nuestras relaciones interpersonales.
- **Respuestas biológicas.** Son las respuestas que se generan en nuestro cuerpo debido a estos factores externos generales y específicos y que afectan la biología de diferentes maneras. Estos factores pueden, por ejemplo:
    - **Alterar la microbiota intestinal.** Recordemos que la alimentación influye en la proporción de bacterias

buenas y *malas*, y esto puede hacer que acumulemos más energía de la debida.

- **Inducir procesos inflamatorios y de estrés oxidativo.** Recordemos a nuestro pobre adipocito al que hacemos *bullying*.
- **Inducir modificaciones a nivel epigenético.**

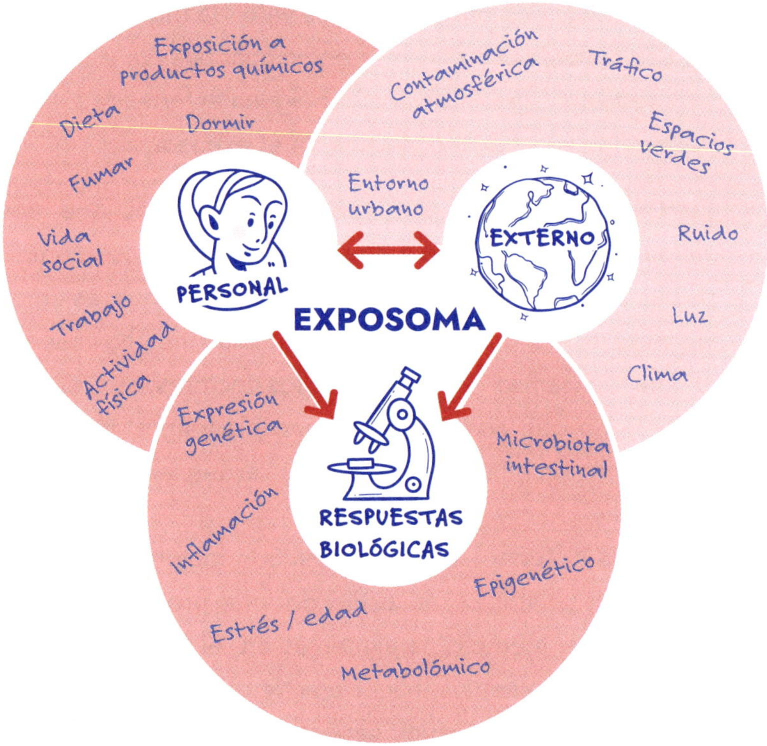

¿Qué factores pueden influir en la relación epigenética-obesidad?

Como comentábamos, la epigenética es una especie de *interruptor* que, en función de los factores externos, puede encender o apagar los genes. Estos son algunos de los factores que influyen en nuestros genes y que afectan al desarrollo de obesidad:

- **El efecto de la dieta materna durante el embarazo en los hijos.** Se ha demostrado que una dieta alta en grasas durante el embarazo puede influir en genes clave que afectan al control del apetito, el metabolismo de la glucosa y la acumulación de grasa en el feto.[49] En resumen, la dieta materna puede influir en cómo el cuerpo del niño procesa y almacena la energía, y esto puede aumentar su riesgo de desarrollar obesidad en el futuro.
- **El efecto de los tipos de alimentos que se consumen en la obesidad.** Un estudio[50] recopiló información sobre cuántas frutas y hortalizas comían sus participantes. Después, se tomaron muestras de sangre para analizar los genes específicos relacionados con el metabolismo y la obesidad. ¿El resultado? Los participantes que consumían más frutas y hortalizas tenían una menor metilación (un tipo de marca epigenética) en los genes relacionados con la obesidad[51] que los que comían menos. En resumen, una dieta rica en frutas y hortalizas puede influir —para bien— en los genes relacionados con la obesidad. Consume, al menos, medio kilo al día de frutas y hortalizas.

  Otros estudios han demostrado que la dieta mediterránea[52] (rica en frutas, verduras, pescado, aceite de oliva y frutos secos) también puede influir en los genes relacionados con la inflamación y el riesgo cardiovascular. Ya sabíamos que la dieta mediterránea era estupenda, pero todo apunta a que también puede tener efectos positivos a través de mecanismos epigenéticos.
- **El efecto del ejercicio físico en personas con obesidad.** En un estudio,[53] se reclutó a un grupo de personas con nivel bajo de actividad física y se los sometió a un programa de ejercicio durante un tiempo determinado. Se tomaron muestras de tejido adiposo (de las *chichas*) antes

y después del programa y se analizaron los interruptores epigenéticos en los genes relacionados con el metabolismo y la obesidad.

¿El resultado? El ejercicio físico llevó a cambios significativos en los genes relacionados con la obesidad en el tejido adiposo.

- **El efecto de la privación del sueño.** Estudios diversos[54] han vinculado la falta de sueño con cambios en el epigenoma, especialmente en genes que controlan el ritmo circadiano y desempeñan un papel en diversas funciones metabólicas, lo que podría contribuir al desarrollo de obesidad.

En resumen: no hemos descubierto América. Todos sabíamos ya que comer frutas y hortalizas, seguir una dieta mediterránea y hacer ejercicio es bueno para la salud. Pero ahora, además, sabemos que es bueno porque la alimentación no solo impacta sobre nuestro cuerpo, mente y músculos, sino que también afecta a nuestros genes.

La polémica: los test de intolerancias alimentarias

A diferencia de los test nutrigenéticos, que, como veremos a continuación, están basados en la evidencia científica, existen otros tipos de test llamados *test de intolerancias alimentarias* o *test de sensibilidad alimentaria,* sobre los que conviene poner la lupa.

Antes de empezar, tengo que aclarar que hay distintos tipos de test de intolerancias alimentarias. El primer tipo es *el bueno,* el que se realiza, por ejemplo, para diagnosticar si somos intolerantes a la fructosa, a la lactosa, etc. El segundo tipo, *el malo,* es el que nos promete que, con un cómodo pinchazo, sabremos cuáles de los alimentos de una larga lista nos sientan mal o *nos engordan.* También suelen llamarse *test de sensibilidad alimentaria.*

Basta una búsqueda rápida en Google para encontrar la primera ganga. En una web nos prometen que, por solo 290 euros, en diez días sabremos si somos *intolerantes* a alguno de los doscientos alimentos de la lista. Desde el buey hasta el tomate pasando por especias como el tomillo. En la siguiente web nos ofrecen lo mismo, pero con un descuento del 80 %.

¿Realmente sirven para algo estos test? No. No cuentan con evidencia científica. De hecho, no se emplean como herramienta dentro del sistema de salud público y están desaconsejados por numerosas sociedades científicas. Entre ellas están la Sociedad Canadiense de Alergia e Inmunología Clínica (CSACI) y la Academia Estadounidense de Alergia, Asma e Inmunología (AAAAI), que han criticado duramente estas pruebas por su falta de evidencia.

¿Qué diferencia hay entre una alergia y una intolerancia?

Cuando una persona presenta una alergia a un alimento, se genera una respuesta inmunitaria. Esto puede ser realmente peligroso y causar incluso la muerte.

Las intolerancias se producen por un mecanismo de acción muy diferente. Cuando el cuerpo no procesa o no digiere la comida de la manera adecuada, podemos experimentar malestar de distinta gravedad. Un ejemplo es la intolerancia a la lactosa, que causa distensión abdominal, dolor de tripa, gases, diarrea... Aunque de la intolerancia *no te mueres,* sí puede empeorar mucho la calidad de vida de quienes la sufren.

¿Qué miden estos test de intolerancia alimentaria?

Los test de intolerancia o de sensibilidad determinan los anticuerpos IgG en suero frente a proteínas de distintos alimentos de la dieta. El problema es que las pruebas de IgG no tienen especificidad para la intolerancia alimentaria y no miden ningún marcador clínicamente válido.

Nunca se ha probado científicamente que esta prueba sea capaz de lograr lo que promete. De hecho, se cree que la presencia de IgG es probablemente una respuesta normal del sistema inmunitario a la exposición a estos alimentos.

¿Qué problemas nos puede traer usar estos test?

Estos test tienen un precio suficientemente elevado como para pasar por *buenos,* pero sin dejar de ser relativamente asequibles. Esto lleva al paciente a preguntarse: «¿Qué puedo perder?». La realidad es que mucho, aparte del dinero, claro. Confiar en los resultados de estos test nos puede llevar a modificar el estilo de vida y de la dieta sin tener una justificación médica para ello. Por ejemplo, si no hay motivo para suprimir el gluten o los lácteos, eliminarlos de la dieta de una manera no controlada puede originar un déficit nutricional. O, simplemente, hacer que nos perdamos las ventajas de tomar yogures o cereales integrales. ¡Pobres bacterias buenas!

Por otro lado, hay quien confunde la velocidad con el tocino y deja de consumir los alimentos que les ha indicado suprimir el test porque piensa que le *engordan*. Dejar de comer lechuga o tomate porque *a mí me engorda el tomate* no solo puede llevarnos a deficiencias nutricionales, sino a trastornos de la conducta alimentaria de mayor envergadura.

¿Por qué se siguen vendiendo si no son eficaces? Porque estamos dispuestos a buscar formas de sentirnos mejor, pero nos gustan los atajos. Porque el ser humano sigue queriendo creer en la magia. Y porque, por encima de todo, necesitamos sistemas y leyes que nos protejan de los vericuetos legales que encuentran algunos para poder poner en el mercado test que inducen al error.

Herramientas presentes y futuras: nutrición personalizada

¿Qué son los test nutrigenéticos?

La nutrigenética es una rama de la ciencia que estudia cómo nuestros genes influyen en la forma en que nuestro cuerpo procesa los nutrientes. Por ejemplo, cuando te comes unas lentejas, en tus genes está escrito cómo van a ir digiriéndose y asimilándose sus componentes. Así que, aunque tu prima y tú os comáis el mismo plato de lentejas, no las vais a procesar igual.

Recordemos que en esas semillas *está escrito* si somos más eficientes para metabolizar los carbohidratos o las grasas. El objetivo de la nutrigenética es entender *de qué pie cojea* cada uno para establecer una estrategia nutricional personalizada.

Los test nutrigenéticos son pruebas que analizan las variantes genéticas que influyen en cómo se procesan los nutrientes en el organismo (es decir, en su metabolismo) y en cuál es la respuesta individual a la dieta. Estos test se realizan con una muestra de ADN que se obtiene a través de una muestra de saliva o de sangre.

Estos son los pasos de un test nutrigenético:

- **Recolección de la muestra.** Se toma una muestra de ADN del individuo, ya sea saliva o una extracción de sangre. La muestra se envía a un laboratorio especializado que realizará el análisis genético.
- **Análisis genético.** En el laboratorio, se extrae el ADN de la muestra y se analizan las regiones específicas del genoma relacionadas con el metabolismo de los nutrientes. Como hemos comentado, estas regiones pueden incluir genes relacionados con la digestión y absorción de los nutrientes, con el metabolismo de los hidratos de carbono, de las grasas o de las vitaminas, entre otros.
- **Interpretación de los resultados.** En los resultados se indica cuáles son las variantes genéticas específicas que se

han encontrado y se ofrece información sobre cómo estas variantes pueden influir en la respuesta individual a la dieta.

* **Asesoramiento nutricional.** Aquí es donde toda la información obtenida se aterriza y se convierte en menú. Un profesional de la salud interpretará los resultados y recomendará pautas dietéticas específicas para optimizar la ingesta de nutrientes y poder prevenir posibles deficiencias o necesidades nutricionales.

¡Importante! Como los test nutrigenéticos están en constante evolución, su utilidad y precisión son variables. Tampoco son *palabra de Dios*. Como ya hemos comentado, la genética no es el único factor que determina la salud y la respuesta a la dieta: el estilo de vida, el entorno y otros factores también desempeñan un papel importante.

En un mundo ideal, la nutrición personalizada, basada en estos test nutrigenéticos, sería la manera óptima de abordar la estrategia dietética. Pero, por ahora, existen algunos inconvenientes. En primer lugar, la nutrigenética es una rama reciente de la ciencia en la que es necesario seguir investigando. El valor que nos aportan por el momento estos test es muy interesante, pero limitado. En segundo lugar, las herramientas nutrigenéticas de las que disponemos hoy tienen un coste elevado y no están al alcance de todos los bolsillos.

Hasta que esto cambie, ¿qué intervenciones nutricionales podemos hacer para estar *in* basándonos en lo que nos chivan nuestros genes?

Intervenciones basadas en la nutrigenética: nutrición personalizada

Teniendo en cuenta lo que sabemos sobre cómo puede afectar la nutrición de manera específica en algunos de nuestros genes, estas intervenciones pueden estar orientadas a modificar distintos aspectos nutricionales o de nuestro estilo de vida que mejoren nuestra salud en general y la salud metabólica en particular. Algunos objetivos de las intervenciones nutrigenéticas son:

- **Prevenir la hipercolesterolemia.** Existen genes y variantes genéticas, como la APOE4, que pueden predisponer a una persona a tener el colesterol por las nubes.

  Si un test te dice que has resultado agraciado con esta variante, lo ideal es seguir pautas nutricionales encaminadas a prevenir o reducir la hipercolesterolemia.
- **Prevenir la obesidad.** Hay genes que nos dan pistas de una mayor probabilidad de desarrollar obesidad. Hemos hablado ya del jefazo FTO. Además de que, como ya comentamos, es responsable de gestionar el hambre o la termogénesis, se ha observado que las personas con variantes en este gen tienen una mayor preferencia por los alimentos ricos en carbohidratos (vamos, que, si te descuidas, se ponen finos de pasta) y, por rizar el rizo, una mayor tendencia a ganar peso si siguen una dieta alta en carbohidratos.

  Tener esta información sería genial para hacer una intervención nutricional que limite el consumo de hidratos de carbono refinados y se centre en fuentes más saludables (frutas, verduras y cereales integrales que, además, son alimentos más saciantes).

- **Ajustar las vitaminas y minerales.** Algunas personas pueden tener variantes genéticas que afecten a su capacidad para absorber o utilizar micronutrientes como la vitamina D, la vitamina B_{12} o el hierro. Sabiendo esto, podemos reforzar su ingesta con algunos alimentos o con suplementos.
- **Controlar la glucosa en sangre.** Hay estudios que apuntan a que las personas con determinadas variantes genéticas tienen un mayor riesgo de que sus células sean menos capaces de utilizar la insulina para transportar la glucosa desde la sangre a las células, provocando aumentos del azúcar en sangre. En estos casos, se puede recomendar una intervención nutricional con una menor carga glucémica y una distribución equilibrada de los hidratos de carbono para controlar los niveles de azúcar en sangre.
- **Personalizar la ingesta de grasas saturadas.** Dependiendo de los genes, la respuesta de una persona a las grasas saturadas podría ser diferente. Las personas que tienen mayor riesgo de sobrepeso y obesidad, cuando siguen una dieta alta en grasas saturadas, pueden verse beneficiadas de una intervención nutricional que limite su ingesta.[55]
- **Personalizar las proporciones de grasas e hidratos de carbono en la dieta.** Hay personas que, en función de sus genes, son más eficientes metabolizando las grasas o los hidratos de carbono. Dependiendo de esto, se pueden pautar dietas más bajas en uno u otro macronutriente.

Un ejemplo son las variaciones en el gen AMY1. Este gen codifica una enzima llamada *amilasa salival,* que se encarga de descomponer en la boca los hidratos de carbono (el almidón, de ahí *amilasa*). Algunas personas tienen más copias del gen AMY1 y, por lo tanto, producen más amilasa salival. Esto les permite descomponer y digerir los hidratos de carbono de manera más eficiente. El problema es que puede afectar a la rapidez con la que se sienten saciadas después de comer alimentos ricos en almidón. Algunas investigaciones sugieren que tener un número menor de copias del gen AMY1 podría estar relacionado con el riesgo de obesidad.

¿Cuántas tazas de café puedes tomar al día?

La respuesta también está en tus genes. Puede haber variantes específicas en el gen CYP1A2 que nos conviertan en *metabolizadores rápidos* o *metabolizadores lentos*. Hay gente que puede tomarse un café antes de irse a la cama y acto seguido troncharse como un lechón, y otra que, si se toma un café a las cinco de la tarde, ya no pega ojo hasta el día siguiente. Esto se debe a la presencia de variantes específicas en el gen CYP1A2.

Variación en el gen FNIP2 y los ratoncitos que adelgazaban

En un estudio colaborativo *made in Spain* entre el Instituto Madrileño de Estudios Avanzados IMDEA Alimentación y el Centro Nacional de Investigaciones Oncológicas (CNIO)[56] se observó que las personas portadoras de esta variante genética presentaban menor índice de masa corporal, menor peso y una disminución de una serie de parámetros relacionados con la obesidad.

Se crearon ratones modificados genéticamente a los que se introdujo esta variante en su genoma y se observó que estos animales acumulaban entre un 10 y un 15 % menos de grasa. Más allá de los ratones..., ¿podremos conseguir algo así para el ser-humano-cotidiano?

o o o

Intervenciones nutricionales basadas en las recomendaciones generales de salud

Como comentábamos al hablar de las dietas, ahora mismo la población general no tiene otra que encomendarse al *Zara de la nutrición,* que son las intervenciones basadas en las recomendaciones generales de salud. Es decir, hasta que estos test nutrigenéticos se conviertan en algo más depurado y *mainstream,* podemos y debemos seguir las recomendaciones que han demostrado ser más útiles para la mayoría.

Por otro lado, sabemos que existen variantes genéticas que se asocian con un riesgo mayor de osteoporosis y que esto puede detectarse en un test nutrigenético. Si yo soy consciente de que tengo mayor riesgo de desarrollar osteoporosis, prestaré especial atención a fortalecer el hueso y probablemente me cuidaré más aumentando la ingesta de omega 3, calcio y vitamina D, y haciendo ejercicio físico (entrenando la fuerza, etc.).

¿Qué ocurre si no me puedo hacer un test genético y no conozco esa predisposición? En realidad, si seguimos las recomendaciones generales de las guías nutricionales basadas en la evidencia, tanto de alimentación como de ejercicio físico, también conseguiremos un efecto protector. ¿Por qué? Porque todas ellas hacen hincapié en el consumo de alimentos ricos en omega 3, calcio y vitamina D y en la necesidad de hacer ejercicio físico de fuerza.

Mientras esperamos a que el futuro de la nutrigenética se convierta en presente, y aunque os suene *a lo de siempre,* hoy tenemos evidencia científica sólida de qué factores, en general, dejan huella, para bien o para mal. Sabemos que el tabaco, el alcohol, la mala alimentación, el sedentarismo, la falta de sueño o el estrés influyen de manera negativa en la salud. Nuestro objetivo, aunque sea a ciegas, debería ser trabajar sobre estos factores para intentar reducir el riesgo, incluso si no podemos aún poner nombre a los genes que nos afectan directamente.

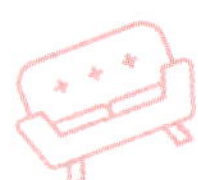

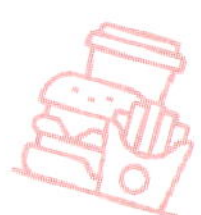

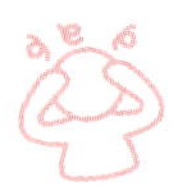

LAS OCHO REGLAS DE ORO
para cuidar de tus genes

1. **Come más frutas y hortalizas** (al menos medio kilo al día). Hay evidencia científica de que en las personas que comen más frutas y verduras no se activan tanto los genes relacionados con la obesidad como en las que comen menos.
2. **Haz ejercicio físico** (al menos los 20 minutos ligeros o 12 minutos intensos diarios que marca la OMS). El ejercicio puede influir en los genes del tejido adiposo relacionados con la obesidad, mejorando la capacidad del cuerpo para metabolizar la grasa y regular el peso.
3. **Evita el tabaco, el alcohol, la mala alimentación, el sedentarismo, la falta de sueño o el estrés.** Son los jinetes del apocalipsis para tus genes.
4. **Vigila el estrés.** Puede influir en los genes que regulan cómo se almacena la grasa y cómo se redistribuye y cómo se regulan el apetito y la saciedad.
5. **Cuida tu dieta si estás embarazada.** La dieta materna puede influir en cómo el cuerpo del niño procesa y almacena la energía y esto puede aumentar su riesgo de desarrollar obesidad en el futuro.
6. **Huye de los test de sensibilidad alimentaria que te dicen qué alimentos *engordan*.** No tienen evidencia científica.
7. **Si tienes posibilidad, hazte un test nutrigenético** con un especialista. Puede revelarte algún secreto valioso.
8. **Recuerda:** la genética carga el arma, pero los hábitos aprietan el gatillo. Toda acción puede tener su reacción.

5.

El mundo ha CAMBIADO

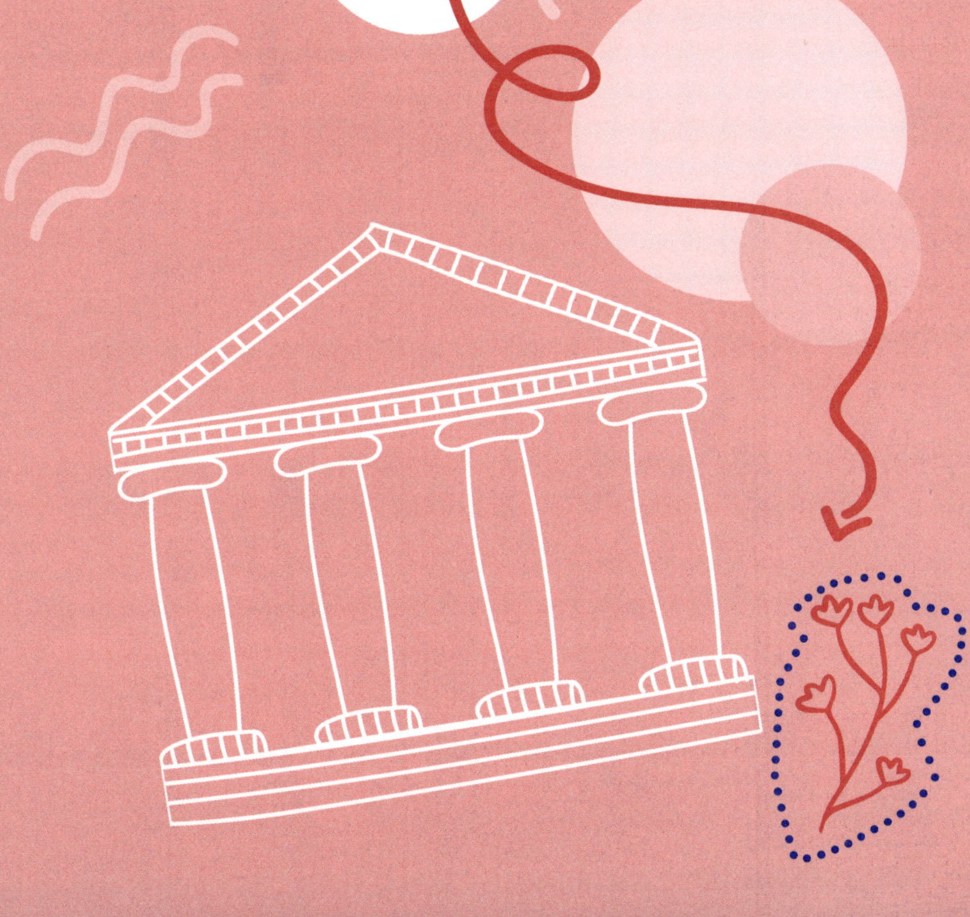

Las obras de nuestro Partenón han terminado.

Ya tenemos claro que para *construir nuestra salud* necesitamos una base sólida de actividad física sobre la que se levantan *los pilares de la dieta*. Y, gobernando todo desde arriba, el frontón, que es nuestra mente. Sabemos que la calidad de la piedra de la que esté hecho nuestro Partenón importa, y que las inclemencias del tiempo, también.

Para terminar, solo nos falta hablar de la acrópolis, es decir, de cómo afectan al Partenón sus vecinos y alrededores. ¿Hasta qué punto se aplica el «yo soy yo y mis circunstancias» de Ortega y Gasset a nuestra salud?

Érase una vez la vida moderna: explicación para un niño de diez años

Si le preguntamos a cualquier niño cuál es su día más feliz del año, probablemente dirá que el día de Reyes. ¿Hay algo mejor para ellos que la magia de abrir los regalos? Sin embargo, además de magia, el día de Reyes tiene su miga, y la cosa puede terminar mal si no se gestiona correctamente.

En las décadas de los años setenta y ochenta, en la mayoría de las familias, lo habitual era que los niños recibieran uno o dos regalos. Normalmente, los Reyes Magos traían algo que el niño necesitaba, como ropa o material escolar, y, con suerte, algún juguete que hubiera pedido en la carta y que le hiciera mucha ilusión. Por ejemplo, y por irnos directamente a los estereotipos, en aquella época era frecuente pedir la archiconocida Barbie —que ya ha cumplido cincuenta años—, un balón de reglamento o la famosa bicicleta que también pedían los hermanos Zipi y Zape y que nunca llegaba. Esos regalos se recibían con infinita ilusión y se utilizaban durante todo el año. Es más, durante muchos años.

Hoy ha cambiado el cuento. En la mayoría de las familias lo habitual es que, el día de Reyes, los niños no reciban uno, sino una pila de regalos. Al abrirlos, los niños se saturan y van saltando de un paquete a otro, sin tiempo para valorar cada uno como merece. De hecho, es frecuente que también acaben jugando con el envoltorio.

Con el tiempo, en un plano estrictamente material, esa acumulación de regalos genera un desperdicio, basura. Los juguetes que antes eran interesantes, cuando no tienen su espacio, pierden su función y se convierten en trastos. En lo emocional, los niños generan unas expectativas muy elevadas ante futuras celebraciones. Es posible que, en los próximos Reyes, si no reciben la misma cantidad de regalos, todo les sepa a poco y quieran más.

Y lo peor no es esto. Lo peor es que los niños pueden terminar enfocándose puramente en lo material y no en el valor que tiene la celebración de los Reyes Magos en familia.

Con la alimentación ha sucedido algo similar...

Hace cincuenta o sesenta años, los ultraprocesados empezaban a asomar la cabeza en los supermercados. No eran, ni de lejos, accesibles para toda la población. En general, se comía lo que se necesitaba y, por supuesto, había alimentos *de indulgencia* y caprichos, pero se consumían de forma mucho más ocasional. Alimentos como los refrescos azucarados o los dónuts no estaban presentes en el día a día.

El hecho de que los alimentos ultraprocesados actualmente estén tan disponibles también nos genera una saturación en los sentidos y hace que no nos detengamos a apreciar el valor de los alimentos. La cascada de emociones que provoca comer alimentos tan sabrosos puede hacer que cada vez deseemos comer más y todo nos parezca poco. Ya vimos que esto ocurría cuando aparecen el hambre hormonal y el hambre hedónica, ese momento en el que, debido al exceso de unos alimentos en concreto, las hormonas y los neurotransmisores se alteran.

Sabemos que una ingesta desproporcionada también conlleva una acumulación, en este caso no de juguetes, sino de grasa. Y que el adipocito sufre cuando se amontona. Al final, esa grasa almacenada, como los trastos viejos, estorba.

¿El problema? Que también corremos el riesgo de perder el foco y centrarnos únicamente en los aspectos físicos de nuestro cuerpo y no en la esencia, que es cuidarnos para vivir más y con mejor calidad de vida.

El término *ambiente obesogénico,* que, por cierto, es más feo que pegarle a un padre, se utiliza para describir en qué se ha convertido nuestro entorno a lo largo de los últimos cincuenta o sesenta años. No es que antes viviéramos en *La aldea del arce*, pero la sociedad ha ido evolucionando de manera que nuestro contexto actual es el caldo de cultivo perfecto para el sobrepeso y la obesidad. ¿Qué situaciones se dan hoy que nos arrastran hacia el lado oscuro?

Los siete pecados capitales de la vida moderna que influyen en la obesidad

Hoy es más fácil comer mal que comer bien

Vivimos rodeados de muchas galletas y pocas lentejas. Los ultraprocesados están por todas partes (desde las máquinas de *vending* hasta los desayunos de los hospitales). Los tenemos a mano, están ricos y son baratos. Y no es que comer saludable sea caro… Es que los ultraprocesados son insultantemente baratos.

Por si fuera poco, estos alimentos ricos en azúcar, grasas y sal juegan con nuestro cerebro y son capaces de estimular el hambre hedónica y el hambre Dragon Khan. El *efecto gofre con nata* no lo provoca una pera conferencia. Las cosas como son.

Son muchos los elementos en contra de conseguir una alimentación saludable. Pero no se vayan, que aún hay más. Capítulo aparte merece la publicidad de los alimentos ultraprocesados, que influye en gran medida en nuestras elecciones alimentarias, especialmente en el público infantil. Es el último pecado capital de la lista.

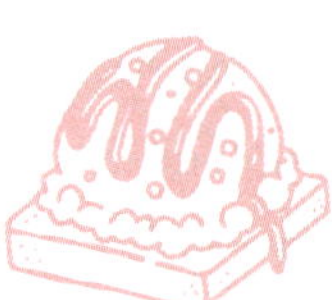

Supersizing: el tamaño (de las raciones) importa y ha aumentado

Una seña de identidad de los ambientes obesogénicos es que en los restaurantes, en cadenas de comida rápida o en establecimientos de comidas para llevar, las raciones sean excesivamente grandes. Esta situación nos lleva a un consumo desproporcionado de calorías que acaban acumulándose en forma de grasa y *rellenando* los adipocitos, con un desenlace fatal.

Todo es un contrasentido. Si tenemos en cuenta que hoy nos movemos menos que en los años cincuenta —y que, como hemos comentado en *los pilares de la dieta,* cada vez hay más evidencia de que *no comer demasiado* es bueno para la salud—, andar multiplicando el tamaño de las raciones por dos, por tres o incluso por seis no es lo más adecuado.

Esta gráfica de los CDC nos muestra cómo ha aumentado el tamaño de las raciones desde 1950.

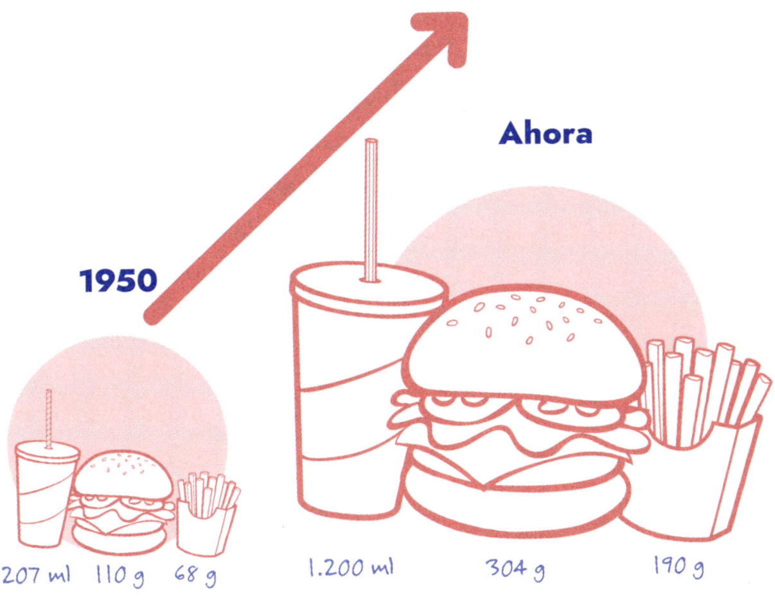

El *marketing* de la industria alimentaria es el nuevo coco

«¡Que viene el coco y te comerá!» Muchos crecimos con esta desafortunada amenaza por parte de algunos parientes y vecinos.

Hoy el *coco* es real y viene a por todos los niños en forma de publicidad de alimentos ultraprocesados. Es el lado oscuro de una buena parte de la industria alimentaria. Una industria muy grande, gracias a la cual podemos comer y vivir, pero en la que hay garbanzos negros. A veces, algunos de sus miembros se pasan de frenada y utilizan herramientas legales, pero de dudosa ética, para seducirnos a todos. Porque esto nos afecta como sociedad, pero los más vulnerables son los niños.

En un informe publicado en julio de 2023 por la Gasol Foundation gracias a la colaboración del Ministerio de Consumo y Unicef España,[57] se recoge que la gran mayoría de los niños y las niñas de ocho a dieciséis años está expuesta a publicidad de alimentos y bebidas no saludables y que, como consecuencia, acaba comiendo más alimentos de este tipo.

En las últimas décadas se han realizado muchos estudios que proporcionan evidencia científica de que la publicidad en televisión de alimentos ultraprocesados es más frecuente durante los horarios típicos de consumo infantil (en las vacaciones escolares, en canales infantiles o alrededor de la programación infantil). Las redes sociales han multiplicado esta tendencia. Los niños consumen horas y horas de pantalla en las que, entre capítulo y capítulo de *Peppa Pig,* suele haber publicidad. Pero es aún peor cuando llega la adolescencia y comienzan a navegar por las redes sociales: la publicidad llega entonces de la mano de los propios *influencers*. El contenido es, directamente, publicidad.

Y no es la industria alimentaria el único coco; los restaurantes y cadenas de comida rápida juegan en otra liga. Mis hijos han pasado de querer comprar un menú infantil, porque con él regalaban un muñequito Disney, a querer comprar un menú de adulto, porque llevaba el nombre de su cantante favorito.

Nos encontramos ante un verdadero problema de salud pública. Adultos y niños estamos sometidos a un continuo bombardeo, no solo de comida basura, sino, lo que es peor: de comida basura disfrazada de saludable. Los señores y las señoras que trabajan en los departamentos de *marketing* de la industria conocen bien la legislación y la estiran como un chicle para poder inducir al error.

Y esto no es algo que digamos cuatro nutricionistas que nos hayamos puesto el gorro de *quijotes* y queramos luchar contra el orden establecido. La OMS nos dice, literalmente, que la publicidad de ultraprocesados favorece el aumento de peso poco saludable, que la regulación de la publicidad es una de las medidas más costoefectivas para reducir la demanda de productos ultraprocesados y que la regulación y restricción de la publicidad de estos alimentos y bebidas es factible y está ocurriendo en muchos países.

¿Y en España *pa* cuándo?

En Portugal está prohibida desde 2019 la publicidad de ultraprocesados en espacios frecuentados por menores. En el Reino Unido también endurecieron sus políticas a partir de 2021 para limitar este tipo de anuncios. Mientras tanto, aquí seguimos esperando el cambio en las reglas del famoso código PAOS. Es urgente que alguien obre el milagro. Si es hoy, mejor que mañana.

Cervantes *dixit*

«Y manos a labor, que en la tardanza dicen que suele estar el peligro.»

El ingenioso hidalgo Don Quijote de la Mancha

Cada vez nos movemos menos

Con todas sus virtudes, es innegable que el desarrollo de la tecnología (desde las escaleras mecánicas hasta los teléfonos móviles pasando por la bici eléctrica) ha favorecido el sedentarismo. Estar mucho tiempo sin movernos hace que gastemos menos energía y aumente el riesgo de obesidad.

Las pantallas nos mantienen pegados al sofá y, desde allí, moviendo un solo dedo, nos permiten realizar actividades para las que antes teníamos que mover el culo. Es cierto que antes también existía la tele, pero, al menos, para cenar tenías que levantarte y cocinar. Ahora cualquier supermercado te trae la compra a casa a golpe de clic, e incluso la cena calentita, en menos de una hora.

La mayoría de las ciudades tampoco se han diseñado para acoger el movimiento humano. Faltan infraestructuras y espacios verdes que inviten a la práctica de ejercicio físico y, sobre todo, que ayuden a integrarlo en el día a día.

La exposición a xenobióticos ha aumentado

La palabra *xenobiótico* viene del griego *xeno* (ξενο, 'extraño') y *bio* (βιο, 'vida'). Son sustancias de síntesis artificial que no deberían estar pululando dentro de nuestro cuerpo.

Por ejemplo, en áreas urbanas o cerca de algunas industrias, el aire (o el agua del mar y de los ríos) puede estar aderezado con condimentos xenobióticos, como metales pesados o compuestos volátiles que se liberan durante la combustión. Pero no hace falta que nos vayamos a la Gran Vía o a un polígono gris: dentro de nuestra propia casa, que, en principio, es un entorno seguro, también convivimos con xenobióticos que están en los productos de limpieza, ambientadores, plásticos, textiles o en los propios alimentos (pesticidas, insecticidas, etc.).

Hay veces que no podemos escapar de los xenobióticos, pero muchas otras sí está en nuestra mano darles esquinazo. Veremos cómo en las preguntas del millón.

¿Por qué los xenobióticos influyen en el sobrepeso y la obesidad?

Cuando hablamos de xenobióticos, acaparan los titulares los efectos tóxicos neurológicos o cancerígenos. Por si fuera poco, también pueden influir en el sobrepeso y la obesidad, interactuando con algunos de los protagonistas que hemos ido conociendo a lo largo de este libro. Por ejemplo:

1. **Primas hormonas del hambre.** Los llamados *disruptores endocrinos* pueden alterar a las hormonas mensajeras

y provocar fallos en la regulación del apetito. También pueden alterar a las primas hormonas que regulan el metabolismo o el almacenamiento de la grasa o a las primas hormonas tiroideas.

2. **Adipocito.** A algunos xenobióticos que son lipófilos, es decir, que se disuelven en grasa, les encanta instalarse dentro del adipocito. Esto puede alterar la función del adipocito y la salud del tejido adiposo en general.
3. **Inflamación.** Otros xenobióticos son guerreros y tienen la mala costumbre de generar radicales libres, que, como hemos visto, son la chispa que prende la mecha de la inflamación en nuestro tejido adiposo.
4. **Microbiota.** Ya hemos aprendido que a nuestras pobres bacterias buenas les afecta casi todo (lo que comemos, lo que nos movemos, lo que nos estresamos...). Y, por supuesto, los xenobióticos también pueden influir en el ecosistema bacteriano, provocando un desequilibrio que favorezca la obesidad.
5. **Hígado.** A otros xenobióticos les encanta molestar en el hígado, que, como hemos visto, tiene un papel importante en el metabolismo de las grasas y del azúcar (forma el glucógeno, el trenecito con vagones de azúcar). Si se alteran estas funciones, también se puede favorecer la obesidad.

Vivimos estresados y con sueño

El estrés es el talón de Aquiles de nuestra era. La falta de sueño y el estrés crónico, con la hormona cortisol *on fire* dando instrucciones a diestro y siniestro, son factores que pueden influir en los hábitos alimentarios y en el metabolismo. Puedes repasar al detalle en el primer capítulo la compleja relación entre estrés, sueño y obesidad.

Desigualdad económica: una brecha en aumento

Los estudios socioeconómicos señalan que las familias con menos recursos tienen mayores índices de sobrepeso y obesidad. Esto se debe a varios motivos, por ejemplo, el hecho de que estas familias tengan un acceso limitado a alimentos saludables, menos oportunidades para hacer ejercicio físico o incluso falta de lo que podemos llamar *cultura alimentaria*.

El estudio ALADINO (ALimentación, Actividad física, Desarrollo Infantil y Obesidad en España) de 2019, realizado con más de 16.000 escolares españoles, reveló que el sobrepeso y la obesidad son más frecuentes entre los escolares de familias con menor nivel de ingresos (< 18.000 € brutos anuales) que en aquellos de familias con ingresos superiores. Un dato revelador es que, quizá por la comentada falta de cultura alimentaria, nueve de cada diez progenitores de escolares con sobrepeso consideran el peso de su hijo/a normal, y lo mismo ocurre con cuatro de cada diez progenitores cuyo hijo/a presenta obesidad.

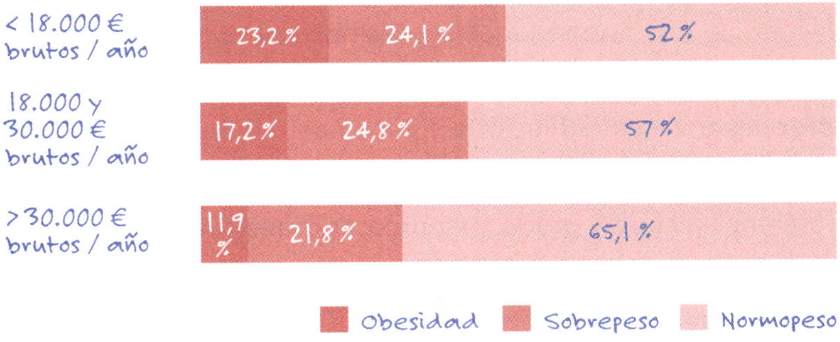

Las preguntas del millón

¿Cuánto han aumentado las cifras de obesidad en los últimos años?

Según los datos de la OMS, desde 1975 la obesidad se ha triplicado en todo el mundo. Las cifras son escalofriantes, especialmente las relativas a los niños:

- En 2016, más de 650 millones de adultos tenían obesidad en todo el mundo. Esto supone en torno a un 13 % de la población.
- En 1975, había menos de un 1 % de niños y adolescentes de cinco a diecinueve años con obesidad. En contraste, en 2016, había 124 millones de niños y adolescentes con obesidad, lo que representaba un 6 % de las niñas y un 8 % de los niños en ese grupo de edad.

¿Todos los ultraprocesados son el demonio?

No existe una norma legal que establezca una definición específica para el concepto de alimento ultraprocesado. Se han propuesto varias definiciones, pero han generado cierta controversia científica, porque en algunos casos la definición hace referencia al tipo y grado de procesado que sufren los alimentos, mientras que en otros casos se atiende a su formulación y composición.

Es muy importante considerar que el grado de procesamiento no se puede relacionar directamente con los efectos en la salud si no tenemos en cuenta también la composición del alimento. El hecho de que un alimento esté altamente procesado no implica necesariamente que sea *malo,* aunque en la mayoría de los casos sea así.

Algunas de las definiciones de los ultraprocesados indican que son aquellos en los que es difícil reconocer la materia prima de la que están compuestos. Por ejemplo, en el caso de unas salchichas, la carne está escondida en una amalgama de almidón, grasas, sal y aditivos varios. Estos alimentos son muy diferentes de los buenos procesados, de los que hoy hay cientos de opciones en el supermercado, como, por ejemplo, verduras ultracongeladas, legumbres *de bote,* gazpachos *de bote,* conservas de pescado, yogures naturales...

¿Qué efectos tienen los ultraprocesados en nuestra salud?

Los mecanismos biológicos que justifican un posible efecto perjudicial de los alimentos ultraprocesados —más allá del que directamente está relacionado con su composición nutricional— no se conocen del todo. Aunque muchas de las evidencias están basadas en estudios en animales, estas son algunas teorías. Como vemos, afectan directamente a muchos de los sistemas que hemos ido desgranando a lo largo de este libro:

- **Suelen ser alimentos hiperpalatables.** Están compuestos por una combinación de nutrientes que los hace especialmente apetecibles, y esto nos puede llevar a un consumo excesivo. Son esos alimentos con los que el hambre emocional y ambiental se frotan las manos.

- **Algunos tienen baja capacidad saciante,** como es el caso de las bebidas azucaradas. Hay autores que sostienen que las calorías líquidas no son capaces de desencadenar los mecanismos de saciedad del organismo y que producen adicción. Vamos, que a la leptina ni la mueven, pero a la dopamina la traen loca.
- **El procesamiento puede afectar de manera diferente a los macronutrientes.** Mientras que el procesado de los carbohidratos hace que estos se digieran más rápidamente y aparezcan picos de glucosa e insulina que se han asociado con un mayor riesgo de alteraciones cardiometabólicas, no parece que el procesado de las proteínas y de las grasas tenga impacto en su metabolismo.
- **Los alimentos ultraprocesados pueden afectar a la microbiota intestinal** aumentando su potencial proinflamatorio. Ya sabemos que a las pobres bacterias buenas les afecta todo.

¿Qué me puede pasar si no me muevo del sofá?

Los comportamientos sedentarios generan numerosos mecanismos negativos para nuestro organismo: reducen la actividad de la lipoproteína lipasa, la glucosa muscular y las actividades de los transportadores de proteínas, alteran el metabolismo de los lípidos y disminuyen el de los carbohidratos. Además, disminuyen el gasto cardíaco y el flujo sanguíneo sistémico, al tiempo que activan el sistema nervioso simpático, lo que reduce la sensibilidad a la insulina y la función vascular.

¿Y todo esto que suena tan terriblemente mal en qué se traduce? En un aumento de la mortalidad por todas las causas, especialmente por enfermedades cardiovasculares.

El sedentarismo también aumenta el riesgo de cáncer y de trastornos metabólicos como diabetes, hipertensión y dislipidemia. Además, aumenta el riesgo de trastornos musculoesqueléticos como artralgia y osteoporosis. Y la mente no se queda atrás: también se asocia con depresión y deterioro cognitivo. En el capítulo 3 vimos cómo romper el sedentarismo con los *kitkats* de ejercicio.

¿Debemos temer a los xenobióticos?

Debemos ser conscientes de que nuestra exposición a *sustancias raras* ha aumentado mucho en los últimos años. Es importante informarnos, formarnos y poner los medios que estén en nuestra mano para minimizar sus efectos. Por ejemplo, conocer las normas básicas de seguridad alimentaria (y un poquito de sentido común) nos puede proteger de muchos de los xenobióticos *de andar por casa*.

Es importante saber que en Europa, además, somos especialmente rigurosos con estas cuestiones y que los xenobióticos están siempre bajo la lupa. Por ejemplo, hay compuestos que son potencialmente tóxicos cuando la exposición ocurre de manera repetida o en dosis altas. En este caso, la legislación se encarga de protegernos del mal y por eso, entre otras cuestiones, se ha limitado la circulación de los coches contaminantes dentro de las ciudades. Otro ejemplo es que la ley nos protege restringiendo la concentración de algunos aditivos alimentarios o cosméticos que sí son seguros en las dosis permitidas.

¿Por qué, ante la duda, no se prohíben del todo algunos compuestos potencialmente perjudiciales?

En ocasiones, en el caso de los alimentos y de los cosméticos, se considera que es mayor el beneficio de usar algunos aditivos en concentraciones determinadas que el potencial riesgo (por ejemplo, el beneficio de usar conservantes para la seguridad alimentaria).

Y, por supuesto, cuando los señores de las agencias reguladoras que velan por nuestra salud tienen la mosca detrás de la oreja y no pueden establecer un nivel de uso seguro para algún compuesto, directamente lo prohíben. Por ejemplo, en España está prohibido instalar artículos con amianto desde el 14 de junio de 2002.

Dicho esto, no solo es necesario que estos señores que velan por nuestra salud estén muy atentos, sino que haya más inversión en investigación en muchos ámbitos para poder llegar al fondo de la cuestión lo antes posible. Y, por supuesto, que los organismos e instituciones que vigilan para que las normas se cumplan sancionen debidamente a quienes se las saltan. De nada sirve saber que determinados vertidos en el mar pueden actuar como disruptores endocrinos si se permite que ocurra.

La polémica: la quimiofobia es tendencia

Hoy estamos expuestos a muchas más sustancias potencialmente tóxicas que hace unos años, pero no debemos caer en la trampa de quienes han convertido esto en una oportunidad de negocio. A río revuelto, ganancia de estafadores que pretenden hacernos creer que *lo natural es más sano,* cuando, bajo el amparo de lo natural, se lanzan al mercado alimentos y productos que pueden ser incluso más peligrosos y contaminantes. Lo natural no es necesariamente más sano. *Natural* también es la cicuta (o las piretrinas, por poner como ejemplo un pesticida considerado natural y apto para la agricultura ecológica). ¿Cómo distinguimos la información real de los vendehúmos?

La información rigurosa en este sentido es más importante que nunca y este es un melón que da para escribir otro libro (así que, de momento, lo dejo aquí, porque este ya lo estamos terminando).

Manual de supervivencia para la vida moderna

Es muy complicado escapar de los siete pecados capitales de la vida moderna. De hecho, corresponde a los señores de ahí arriba (Gobiernos, instituciones...) tomar medidas para convertir esta acrópolis que es nuestro entorno en un mundo seguro donde vivir. El problema es que nuestros gobernantes a veces se despistan un poco, así que nos toca tomar cartas en el asunto y protegernos a nosotros mismos como buenamente podamos.

A lo largo de este libro hemos ofrecido herramientas para minimizar los efectos de esta eterna y excesiva Noche de Reyes en la que se ha convertido nuestra vida.

En el capítulo 1, hablamos de la alimentación consciente *(mindful eating)* y de otros aliados que pueden ayudarnos a luchar contra males de la vida moderna, como el *supersizing,* el estrés o la falta de sueño.

En el capítulo 2, levantamos *los pilares de la dieta:* nuestra biblia para ayudarnos a comer bien, aunque hoy en día comer mal sea más fácil que nunca.

En el capítulo 3, dedicado al miocito y al movimiento, te contamos paso a paso cómo aumentar el NEAT y revelamos las mejores estrategias de andar por casa (literalmente) para romper el sedentarismo. En primer lugar, con los *snacks* de ejercicio, y, después, con la guinda del pastel, que son los circuitos: el Tris, el Tras y el Cucú-tras.

«Comienza haciendo lo que es necesario, después lo que es posible y de repente estarás haciendo lo imposible.»

San Francisco de Asís

Nos quedan aún tres pecados capitales a los que meter mano: los xenobióticos, los cantos de sirena del *marketing*... y el más feo de todos: ¡los dineros!

¿Cómo podemos limitar la exposición a xenobióticos?

Hay sustancias extrañas que *nos vamos a tragar* sí o sí. Pero también podemos incorporar algunas estrategias en nuestro día a día para evitar que estos okupas de comportamiento imprevisible acampen en nuestro cuerpo:

1. Reducir, reciclar y reutilizar todo lo que podamos, especialmente los plásticos.
2. No consumir alimentos que hayan entrado en contacto con plásticos que no estén diseñados específicamente para ello.
3. No calentar comida en táperes o recipientes de plástico que no estén diseñados específicamente para ello.
4. Comprar solo alimentos y cosméticos cuyo origen (productores, establecimientos de compra) nos ofrezcan garantías.
5. Lavar bien los alimentos que vayan a consumirse crudos para evitar pesticidas e insecticidas.
6. Usar la protección adecuada en los trabajos de riesgo.
7. Ventilar para reducir los contaminantes en el hogar, como el humo del tabaco y los compuestos que liberan los objetos y la ropa.
8. No fumar.

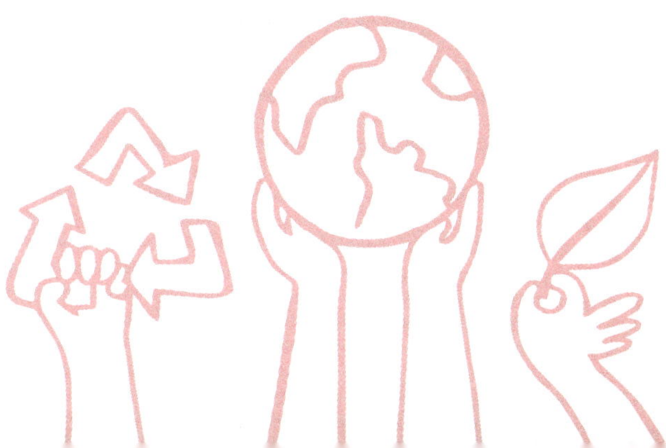

WARNING!

¿Cómo podemos saber si un táper es apto para microondas?

Si es apto para microondas, el fabricante lo indicará con la leyenda «apto para microondas» o con pictogramas como estos:

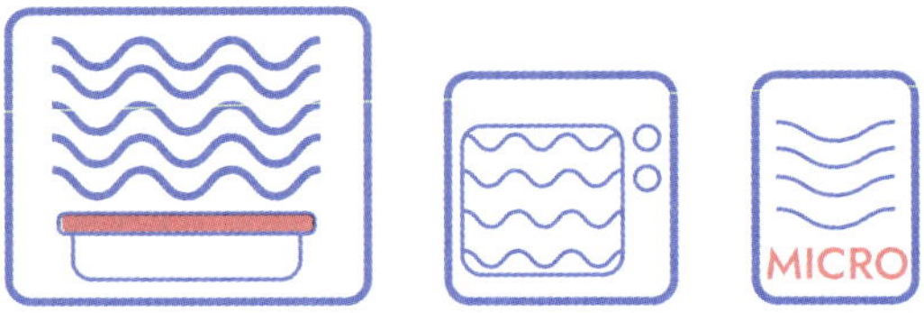

El pictograma de la copa y el tenedor indica que el material es apto para estar en contacto con alimentos, pero no necesariamente para calentar en el microondas.

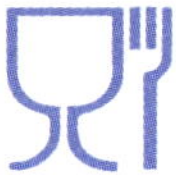

¿Cómo podemos evitar que los genios del *marketing* nos la cuelen?

No es fácil escapar a los cantos de sirena con los que nos intentan seducir los más listos de la clase, pero hay unos mínimos que debemos conocer para poner la lupa en la etiqueta y elegir de forma más inteligente en el supermercado.

- **Conoce las *declaraciones nutricionales* más frecuentes.** Las declaraciones nutricionales o *health claims* son afirmaciones que recoge la legislación y que pueden aparecer en el envase de los alimentos que cumplen algunas características concretas. Podríamos decir que la ley regula de qué puede presumir concretamente un alimento. Por ejemplo, solo podemos decir que es *light* si se han reducido en un 30 % sus calorías frente al producto estándar. Todas las declaraciones nutricionales pueden consultarse en la página web de la AESAN.

* **Dime de lo que presumes...** Muchos productos fardan de ayudarte a mantener a raya el colesterol o la tensión o mejorar las defensas. Cuando detectes estos mensajes, pon la lupa en la lista de ingredientes y en la tabla nutricional para ver si realmente son saludables. Por ejemplo, no tiene sentido comer galletas que son «buenas para el colesterol» si van cargadas de un 20 % de azúcar.
* **Identifica los *reclamos vendehúmos*.** A diferencia de las declaraciones nutricionales, hay palabras como *natural, casero* o *de la abuela* que no tienen una definición recogida en la legislación y que pueden darnos a entender que un producto es más sano de lo que es. Tampoco se encuentra en la legislación la palabra *york,* y por eso el jamón de York no existe.
* **Los superalimentos no existen.** Tampoco. Ningún alimento tiene propiedades nutricionales mágicas. Los coquitos de Brasil o la sal del Himalaya no son tan diferentes a sus primos hermanos españoles. Y sí generan una mayor huella de carbono. Hay que leer la letra pequeña, siempre.
* **Las apariencias engañan.** Además de las declaraciones nutricionales, los genios del *marketing* juegan con la estética. Que un producto esté envasado en cartón con motivos verdes no lo convierte en ecológico o sostenible. Y menos aún en saludable. Leer la etiqueta es siempre imprescindible, no negociable.

¿Cómo llenar el carrito de la compra de manera barata y saludable?

Como comentábamos al principio, no es que comer saludable sea caro, es que comer mal es excesivamente barato. Por supuesto, la inflación o la sequía son disparos a bocajarro sobre ese salvavidas que son los alimentos frescos. Y también es cierto que lo de llamar *oro líquido* al aceite de oliva ha pasado a ser algo literal. Sin embargo, hay muchos alimentos que son saludables y continúan teniendo un precio razonable.

Apunta estos diez mandamientos para llenar el carro de la compra de manera saludable sin dejarte un ojo de la cara.

1. **Más legumbres.** Estas grandes olvidadas son la manera más saludable, sostenible y económica de cubrir las necesidades de proteínas. Tanto en crudo como en conserva, aumentar el consumo de legumbres puede ser la llave para abaratar sustancialmente la cesta de la compra. No hay un alimento que dé más por menos.
2. **Más huevos.** Aportan la proteína de mayor calidad siendo baratos y muy versátiles (con la ventaja de que, además, están buenísimos y casi siempre apetecen). Olvidemos las viejas creencias de que no deben comerse más de tres huevos a la semana. Si la técnica culinaria es adecuada —y no los acompañamos de amigos como el beicon— no hay problema en consumirlos, incluso a diario.
3. **Verdura ultracongelada.** Desde el punto de vista nutricional, no pierde valor significativamente con respecto a la fresca, y sí es sensiblemente más económica. Desde el punto de vista organoléptico, un buen fresco siempre será un buen fresco, pero los vegetales congelados también son una gran opción.

4. **Pescado ultracongelado.** También conserva las propiedades nutricionales. Existen, además, especies intrínsecamente más económicas. Por ejemplo, dentro del pescado azul, el jurel, los boquerones, las sardinas, la caballa o la palometa; dentro del pescado blanco, la bacaladilla o la pescadilla; cefalópodos como la pota, o moluscos como los mejillones.
5. **Conservas de pescado.** Son un buen fondo de armario con larga fecha de caducidad. ¡Importante! Al elegir las conservas, vigila en la etiqueta la cantidad de sal, ya que por encima del 1,25 % un producto se considera *alto en sal*.
6. **Producto local y de temporada.** No solo la diferencia de precio puede ser grande, sino que, además, es la forma de alimentarnos más responsable con el planeta.
7. **Marca blanca.** Por suerte, hoy en día disponemos de opciones de marca blanca de gran calidad en muchos supermercados. Un grupo de alimentos donde podemos ahorrar de manera muy directa optando por la marca blanca son los lácteos.
8. **Planificación.** Hacer la lista de la compra antes de acudir al supermercado habiendo valorado previamente de qué alimentos disponemos aún en casa es fundamental. Tener el menú semanal colgado en la nevera, aunque no es imprescindible, es de matrícula de honor.
9. **Conservación adecuada de los alimentos.** Conocer algunas pautas básicas sobre cómo organizar la nevera, qué alimentos deben conservarse dentro y fuera de ella o cuáles nunca deben almacenarse juntos es clave para alargar su vida útil, evitar el desperdicio alimentario y no tener que reponer con tanta frecuencia.

10. **Las sobras, nuestras grandes aliadas.** No hace falta tener una estrella Michelin. Con un poco de imaginación y nociones básicas en los fogones, tener recursos para dar una segunda vida a los platos es la forma más económica de abaratar el siguiente carro de la compra.

LAS OCHO REGLAS DE ORO para sobrevivir a la vida moderna

1. **Reduce el uso de plásticos** y no seas perezoso con las normas de seguridad alimentaria para evitar los xenobióticos.
2. **Rompe el sedentarismo** cada hora o dos horas con los *snacks* o *kitkats* de ejercicio físico.
3. **Aumenta tu NEAT** siempre que sea posible.
4. **Trabaja la fuerza** con el Tris, el Tras y el Cucú-tras. ¡No sin tu circuito!
5. **Pon la lupa en el etiquetado de los alimentos** para evitar que los genios del *marketing* te la cuelen en el supermercado.
6. **La buena alimentación comienza en el carro de la compra:** si el bolsillo aprieta, incorpora más legumbres, huevos, conservas y ultracongelados.
7. **Gestiona el hambre hedónica** con herramientas como el *mindful eating*.
8. **Aprende técnicas para gestionar el estrés y la falta de sueño.** Si la cosa se pone cuesta arriba, se pone cuesta arriba.

Test Súper POP

Prevenir la obesidad es posible

Si, como yo, ya tienes una edad, estoy segura de que, al recordar la mítica revista *Súper Pop* con sus pósteres de Brad Pitt y sus test de personalidad, te brillan los ojillos y te invade la nostalgia. Sé que te encantaría poder revivir la ilusión de aquellos momentos, así que, para poner el broche a esta historia, he intentado hacer tus sueños realidad.

La mala noticia es que no hemos conseguido los derechos para poder incluir con este libro un póster desplegable a tamaño real de Brad Pitt. Siento deciros que el presupuesto solo nos llega para ilustraciones de adipocitos. La buena noticia es que sí tenemos un test de personalidad o, por ir con los tiempos, de autoconocimiento. Autoconocimiento de tu cerebro, de tus tripas y de tus músculos. ¿Qué os pensabais? Nadie dijo que la vida de adulto fuera fácil.

Atrévete a descubrir si eres un maestro *jedi* del hambre y vives a tope de superquinas o si tienes las primas hormonas del revés y tus adipocitos están pidiendo socorro.

1. **Son las once de la mañana y llevas un par de horas atascado en un asunto del trabajo. Tienes 127 mails por responder. Te apetece (mucho) algo de chocolate. ¿Qué haces?**

A. Me pongo a hacer un *kitkat* de quince sentadillas delante de toda la oficina. ¡No hay dolor!

B. Voy al baño y, de camino, me paso por el departamento de recursos humanos a preguntar si han aprobado ya mis vacaciones.

C. Saco del bolso unas galletas Oreo. Siempre llevo un paquetillo, por si las moscas.

2. **Es sábado por la noche y estás en el cumpleaños de tu prima. Ha preparado una fiesta en su casa y en el jardín hay una mesa con veinte aperitivos diferentes. ¿Qué haces?**

A. Cojo un plato, me sirvo solo unos cuantos canapés y me separo de la mesa.

B. Intento elegir los canapés que me parecen más sanos, porque la tarta no la perdono.

C. Cuento mentalmente si hay canapés suficientes para todos los que somos. A ver si me voy a quedar con hambre, que luego vienen las copas.

3. **Estás en el supermercado haciendo la compra a las ocho de la tarde y pasas por el pasillo de las *pizzas* precocinadas. Las miras con deseo. ¿Qué haces?**

A. Las dejo en su sitio. Cuando llegue a casa haré *pizza* con base de brócoli con mis hijos mientras suena Mozart de fondo.

B. Compro pan 100 % integral para hacerme un sándwich de atún con pimientos y una tableta de chocolate con 85 % de cacao.

C. Cojo la de cuatro quesos. El día ha sido durísimo y me lo merezco.

4. **En una revisión médica te comentan que la báscula marca unos kilos por encima de lo deseable. Sacan de un cajón unas fotocopias con una dieta y te las dan para que empieces cuanto antes. ¿Qué haces?**

A. No pienso volver jamás a ese centro médico. Y es bastante probable que monte un pollo.

B. Creo que también sería interesante hacerme un análisis de composición corporal para ver cuál es mi porcentaje de masa grasa y masa muscular... Pero, bueno, por probar la dieta que me ofrecen no pierdo nada.

C. En cuanto llegue a casa pego los folios con un imán en la nevera y hoy mismo empiezo la dieta (y mi pareja también, así sufrimos juntos).

5. **Viendo un partido con unos amigos abrís una bolsa de almendras crudas y alguien dice que no come frutos secos, porque engordan mucho. ¿Qué le respondes?**

A. Le explico que las almendras enteras crudas son más difíciles de digerir y que nuestro cuerpo solo es capaz de procesar aproximadamente dos tercios de sus calorías.

B. Le digo que las grasas de los frutos secos son saludables (aunque me alegro de que no coma, porque así tocamos a más).

C. Le digo que a mí me gustan mucho las almendras, pero solo las saladas (esas crudas no saben a nada).

6. Una amiga que escucha muchos pódcast te aconseja que empieces a hacer ejercicios de fuerza antes de que llegues a la menopausia. ¿Qué haces?

A. Empiezo a hacer dos sesiones de fuerza a la semana de 20-30 minutos donde voy a ir alternando entre ejercicios enfocados en el tren superior, el tren inferior y el *core*.

B. Empiezo a hacer una sesión de fuerza a la semana de 15 minutos. Me cuesta la vida sacar el tiempo.

C. Busco en Google qué son los ejercicios de fuerza. Uf, qué pereza. ¿No vale con andar?

7. Año nuevo, vida nueva. Has decidido empezar a andar para mejorar tu condición física. ¿Cuál es tu objetivo?

A. Soy consciente de que andar *está bien para no estar mal, pero no es suficiente para estar bien*. Mi objetivo es caminar más, pero también comenzar a hacer ejercicios cardiorrespiratorios y de fuerza de mayor intensidad.

B. Haré 10.000 pasos diarios, que, como todo el mundo sabe, es lo que recomienda la OMS. Y chimpún.

C. Yo teletrabajo (mucho) y no salgo apenas de casa, así que con hacer 6.000 pasos diarios cuando saque al perro creo que ya va bien la cosa.

8. Odias el gimnasio con todas tus fuerzas, pero sabes que tienes que aumentar el ejercicio físico. ¿Qué puedes hacer?

A. Hago circuitos como el Tris, el Tras y el Cucú-tras. Los hago en el salón de mi casa, varias veces por semana, en solo 12-15 minutos. Voy notando los resultados y la verdad es que me lleva poco tiempo.

B. Para motivarme he pensado apuntarme los findes a un deporte que me guste, como el pádel o el tenis.

C. Ir al gimnasio me parece una tortura, pero al menos me hago vídeos chulos para Instagram con mis mallas nuevas, así que, de momento, aguanto.

9. Tu hijo mayor quiere perder peso rápidamente y te pregunta cuál es el ejercicio que quema más energía. ¿Qué le contestas?

A. Le contesto que perder peso muy rápido puede que le lleve a perder masa muscular y, como consecuencia, al efecto rebote o yoyó. Le propongo acudir a un nutricionista.

B. Le sugiero que haga ejercicios que involucren varios grupos musculares al mismo tiempo. Cuanto más te mueves, más quemas, ¿no?

C. Le felicito por la decisión, ya era hora de que el chaval se lo tomara en serio.

10. Te has hecho un test de sensibilidad alimentaria y te dicen que eres intolerante al ajo. ¿Qué haces?

A. Los test de sensibilidad alimentaria no tienen evidencia científica. Es imposible que sea yo quien se haya hecho ese test.

B. Con lo bueno que es el ajo, y más el de Las Pedroñeras. Me suena un poco raro, así que pido una segunda opinión.

C. Me convierto automáticamente en vampiro y proscribo el ajo de mi dieta.

11. Todos los días te llevas el táper con la comida a la oficina y allí lo calientas en el microondas. ¿Cómo es tu táper? ¿Tiene el pictograma de «apto para microondas»?

A. Llevo un táper de vidrio. Pesa un poco más que los de plástico, pero es el material más inerte y, por supuesto, es apto para microondas.

B. Llevo un táper de plástico que tiene un simbolito con un microondas.

C. Llevo un táper de plástico monísimo que me compré en un bazar debajo de mi casa y tiene el simbolito de la copa y el tenedor.

12. Te cuesta llegar a fin de mes y necesitas ahorrar en la cesta de la compra, ¿cómo lo haces?

A. Comiendo alimentos que dan más por menos, como legumbres o huevos. Y tiro mucho de congelador, porque sé que las verduras y hortalizas ultracongeladas mantienen significativamente sus propiedades.

B. Comer sano es caro, pero no quiero renunciar... Así que me entretengo en buscar las ofertas.

C. Las salchichas, el jamón de York o los palitos de cangrejo son productos baratos y saben muy rico. No veo dónde está el problema.

Mayoría de respuestas A

¡Enhorabuena! Eres un maestro *jedi* del hambre. Regulas los niveles de leptina y grelina con escuadra y cartabón. Eres el auténtico rey del *kitkat,* del Tris y del Tras. Tus miocitos desbordan superquinas y tus adipocitos sonríen con la dentadura perfecta. De hecho, das un poco de asquete. Recuerda que no pasa nada si un día te relajas y te das algún capricho.

Mayoría de respuestas B

¡Vas por el buen camino! Eres plenamente consciente de la importancia que tiene cuidarse y tienes herramientas para tomar buenas decisiones, aunque a veces te falte información. Recuerda que aún puedes dar más cariño a tus miocitos y a tus adipocitos para construir un Partenón de la salud que perdure en el tiempo.

Mayoría de respuestas C

¡Estás en el fango y lo sabes! La dopamina gobierna tus decisiones y tus primas hormonas andan revolucionadas. Tus adipocitos piden SOS y tus miocitos viven en una siesta permanente. Pero ¡tranquilo! La mayoría de las personas se encuentran ahí, justo donde estás tú, en algún momento de su vida. Y la buena noticia es que hay estrategias para mejorar, muchas de ellas, en este libro. Vuelve a la casilla de salida y empieza de nuevo por el capítulo 1.

Agradecimientos

El 18 de octubre de 2022, en un directo en Instagram sobre obesidad, el **doctor Cristóbal Morales,** vocal de la junta directiva de la Sociedad Española de Obesidad (SEEDO), pronunció la palabra mágica: *adipocito*. Sorprendentemente, él hablaba del adipocito, una célula grasa que suele generar rechazo, con mucho cariño y con familiaridad. Como si fuera un personaje animado de *Érase una vez la vida*. Mi cerebro hizo clic y esa tarde, gracias a él, descubrí que esta célula a la que hacemos *bullying* tenía muchísimas historias que contar.

Durante ese mismo directo, el doctor Morales me invitó a un congreso en Barcelona donde tuve la suerte de conocer a **Javier Butragueño,** doctor en Ciencias de la Salud y el Deporte y coordinador del grupo de ejercicio y obesidad de la SEEDO. Yo tenía muchas ganas de conocerlo después de haberlo escuchado en el pódcast de mi amiga Cristina Mitre, así que nos hicimos un selfi, charlamos un rato y me regaló su libro *Entrena para la vida*. Leyéndolo llegó el segundo clic: descubrí que, además del adipocito, había otro personajazo llamado *miocito* al que hacíamos *ghosting*, y que tenía aún más historias que contar. ¿Por qué no escribir un libro donde estas dos células fueran protagonistas?

No tenía el teléfono del doctor Butragueño, pero le escribí por Instagram para proponerle tomar algo y profundizar en la vida y milagros del adipocito y del miocito. Él es un hombre educado que aún no me conocía lo suficiente, así que cometió la imprudencia de decirme que sí. Y ya no hubo vuelta atrás. En nuestro primer encuentro de muchos me quedé fascinada por la fisiopatología de la obesidad. Él me hablaba con naturalidad de conceptos —para él, básicos; para mí, casi revolucionarios— sobre los que hoy prácticamente nadie habla. Me enseñó la magia del movimiento. Pero lo mejor es que no fue cosa del primer día. Es imposible tener una conversación con el doctor Butragueño sin descubrir algo nuevo. A su lado te haces pequeña.

Gracias, Javi, por tu generosidad, por regalarme tanto tiempo y tanto conocimiento, pero especialmente por transmitirme algo que no se aprende en los *papers:* tu sensibilidad, tu delicadeza y tu firme convicción sobre que otra forma más respetuosa —y más científicamente rigurosa— de abordar el sobrepeso y la obesidad es posible. Conmigo has perdido muchos días que nunca podré devolverte, pero tengo claro que tú eres un Quijote en esta causa y que, a partir de ahora, no te vas a librar de esta Sancho Panza como fiel escudera. Intentaré que haya valido la pena.

¡Pero el adipocito y el miocito no son los únicos protagonistas de esta fiesta! *Destripar* la microbiota en este libro no hubiera sido posible sin la generosidad de la **doctora Pilar Esteban,** licenciada en Medicina y Cirugía y especialista en aparato digestivo. Pilar, tu entusiasmo por la ciencia es contagioso. Gracias por compartir tu sabiduría y tu rigor, pero, sobre todo, gracias por tu amistad, por empeñarte en hacerme mejor divulgadora y por esa sonrisa que siempre traspasa el teléfono. Mi hija llevaba razón..., tu *pelaje* es especial. Debe de ser cosa de familia. ☺ Digo que es cosa de familia porque, por poner un poco de salseo, Pilar es la *primísima* de una de las personas más inteligentes y generosas que conozco: **Gema Herrerías.** Hace diez años, siendo yo una pipiola y ella ya toda una *rockstar*, Gema me tendió la mano y no me la ha soltado hasta hoy. Aunque es una visionaria, lo que no se imaginó al tenderme esa mano es que acabaríamos recorriendo España del brazo. Gracias, Gema, y gracias, **Carlos,** porque, aunque sois más de sevillanas que de rumbas, vosotros sí que sois «amigos para siempre».

Gracias a mis padres, **Aquilino** y **María Ángeles,** por estar en primera fila siempre, pero no para aplaudir, sino para remar, que es más difícil. Sin vuestra incondicionalidad apoyando cada uno de los *fregaos* en los que me meto, no estaría hoy aquí. Gracias a mi hermano **Carlos,** porque, aunque desde Nueva York se pierde muchas primeras filas, está en la primera del corazón (y esta cursilada no se la digo yo a cualquiera). Gracias a mi tía **Mayte** por ser la reina de corazones, o sea, de los *likes*. Y a mis hijos, **Carlitos** y **Carmencita,** que tienen por castigo a una madre que no compra magdalenas, pero que los quiere por encima de todo en la vida.

Además, no podría dormir tranquila sin dar las gracias a un puñado de grandes mujeres que, por suerte, me acompañan en la vida, y que, cada una a su manera, han *metido mano* en este libro...

Porque si has podido leer estas páginas sin que se te hayan hecho bola ha sido gracias a **Natalia de Santiago.** Hermosa, este es mi séptimo libro al que le pasas tu boli amarillo. Ya no sé si lo tuyo es generosidad o síndrome de Estocolmo, pero, a estas alturas, no me sale a cuenta averiguarlo. Diez años y una ópera de Wagner después, parece que lo nuestro es *pa* siempre.

Ángeles Aguilera es la primera y última responsable de que yo haya escrito este libro con Planeta y, en agradecimiento, le he regalado alguna que otra cana. Gracias por tu paciencia, querida, pero, sobre todo, gracias por confiar en mí a lo Rocío Jurado: de una forma sobrehumana.

Si hay alguien que siempre va 10.000 pasos por delante en la divulgación del ejercicio físico es **Cris Mitre.** Gracias, amiga, por abrir el camino y por tu magia para hacer que te sienta siempre tan cerca a pesar de que vivas en la otra punta del mundo.

A **Mar y Bea,** porque sois la definición de excelencia y, además, lo más parecido a unas buenas vecinas que alguien puede tener en el centro de Madrid.

A los sospechosos habituales de la *adipocito rave*. Y a **Jesús,** amigo que nunca falla.

A la reina del *crossfit* y de las ideas felices, gracias por seguir tocándome las narices. Mal que me pese, **Susanita** de mis entretelas, sin ti este libro —y la vida— sería mucho peor.

Por regalarme una nueva perspectiva, desde tu mirada siempre rápida y brillante, gracias, **Su**.

A **Mechita,** por enseñarme que el movimiento se demuestra andando.

A **Anabel,** por enseñarme que, sin andar, también puede haber movimiento.

A **Irene,** por poner luz en todo esto.

Y en otro plano de la galaxia…, gracias a **Javi,** por no salir huyendo a pesar de tener los miocitos a tope de superquinas.

Bibliografía

1. Stephanie S. G. Brown, Margaret L. Westwater, Jakob Seidlitz, Hisham Ziauddeen, Paul C. Fletcher, «Hypothalamic volume is associated with body mass index», *NeuroImage: Clinical*, 2023, 39, 103478. Disponible en <https://pubmed.ncbi.nlm.nih.gov/37558541/>.

2. Katy A. van Galen, Anouk Schrantee, Kasper W. ter Horst, Susanne E. la Fleur, Jan Booij, R. Todd Constable, *et al.*, «Brain responses to nutrients are severely impaired and not reversed by weight loss in humans with obesity: a randomized crossover study», *Nature Metabolism*, 2023, 5, 1059-1072. Disponible en <https://www.nature.com/articles/s42255-023-00816-9>.

3. Patrick Wyatt, Sarah E. Berry, Graham Finlayson, Ruairi O'Driscoll, George Hadjigeorgiou, David A. Drew, *et al.*, «Postprandial glycaemic dips predict appetite and energy intake in healthy individuals», *Nature Metabolism*, 2021, 3 (4), 523-529. Disponible en <https://www.ncbi.nlm.nih.gov/pmc/articles/PMC7610681/>.

4. Francesco Rubino, Rebecca M. Puhl, David E. Cummings, Robert H. Eckel, Donna H. Ryan, Jeffrey I. Mechanick, *et al.*, «Joint international consensus statement for ending stigma of obesity», *Nature Medicine*, 2020, 26, 485-497. Disponible en <https://www.nature.com/articles/s41591-020-0803-x>.

5. NOVO NORDISK, *El trato a las personas con obesidad o sobrepeso en internet,* 2017, Cicero Comunicación. Disponible en <https://www.cicerocomunicacion.es/wp-content/uploads/2017/12/Informe-trato-personas-obesidad-sobrepeso-internet.pdf>.
6. SAMUEL E. JONES, JACQUELINE M. LANE, ANDREW R. WOOD, VINCENT T. VAN HEES, JESSICA TYRRELL, ROBIN N. BEAUMONT, *ET AL.*, «Genome-wide association analyses of chronotype in 697,828 individuals provides insights into circadian rhythms», *Nature Communications,* 2019, 10, 343. Disponible en <https://www.nature.com/articles/s41467-018-08259-7>.
7. JOHN P. H. WILDING, RACHEL L. BATTERHAM, SALVATORE CALANNA, MELANIE DAVIES, LUC F. VAN GAAL, ILDIKO LINGVAY, *ET AL.*, «Once-weekly semaglutide in adults with overweight or obesity», *The New England Journal of Medicine,* 2021, 384, 989-1002. Disponible en <https://www.nejm.org/doi/full/10.1056/NEJMoa2032183>.
8. ALEIX CASES, «Agonistas del receptor de péptido similar al glucagón tipo 1 (GLP-1) en el manejo del paciente con diabetes mellitus tipo 2. Una aproximación para el nefrólogo», *Nefrología,* 2023, 43 (4), 399-412. Disponible en <https://www.sciencedirect.com/science/article/pii/S0211699522001266>.
9. AGENCIA ESPAÑOLA DE MEDICAMENTOS Y PRODUCTOS SANITARIOS, *Informe de Posicionamiento Terapéutico de semaglutida (Wegovy®) como complemento a una dieta baja en calorías y un aumento de la actividad física para el control de peso, incluida la pérdida y el mantenimiento del peso, en adultos con obesidad, o sobrepeso y comorbilidades asociadas,* 25 de agosto de 2023. Disponible en <https://www.aemps.gob.es/medicamentosUsoHumano/informesPublicos/docs/2023/IPT-148-Wegovy-semaglutida.pdf>.

10. Ania M. Jastreboff, Louis J. Aronne, Nadia N. Ahmad, Sean Wharton, Lisa Connery, Breno Alves, *et al.*, «Tirzepatide once weekly for the treatment of obesity», *The New England Journal of Medicine*, 2022, 387, 205-216. Disponible en <https://www.nejm.org/doi/full/10.1056/NEJMoa2206038>.

11. Katy Tapper, «Mindful eating: what we know so far», *Nutrition Bulletin*, 2022, 47, 168-185. Disponible en <https://onlinelibrary.wiley.com/doi/full/10.1111/nbu.12559>.

12. Şengül Yaman-Sözbir, Sultan Ayaz-Alkaya y Burcu Bayrak-Kahraman, «Effect of chewing gum on stress, anxiety, depression, self-focused attention, and academic success: A randomized controlled study», *Stress Health*, 2019, 35 (4), 441-446. Disponible en <https://pubmed.ncbi.nlm.nih.gov/31125164/>.

13. Organización Mundial de la Salud, *En tiempos de estrés, haz lo que importa: una guía ilustrada*, Suiza, 2020. Disponible en <https://www.who.int/docs/default-source/mental-health/sh-2020-spa-3-web.pdf?sfvrsn=34159a66_2>.

14. National Heart, Lung, and Blood Institute, *Tu guía para un sueño saludable*, US Department of Health and Human Services, julio de 2013. Disponible en <https://www.nhlbi.nih.gov/files/docs/public/sleep/In_Brief_YG_to_Sleep_Spanish_Final.pdf>.

15. Liangyou Rui, «Brown and beige adipose tissues in health and disease», *Comprehensive Physiology*, 2017, 7 (4), 1281-1306. Disponible en <https://www.ncbi.nlm.nih.gov/pmc/articles/PMC6192523/>.

16. Vittoria Schirinzi, Carolina Poli, Chiara Berteotti y Alessandro Leone, «Browning of adipocytes: A potential therapeutic approach to obesity», *Nutrients*, 2023, 15 (9), 2229. Disponible en <https://www.ncbi.nlm.nih.gov/pmc/articles/PMC10181235/>.

17. Guolin Li, Cen Xie, Siyu Lu, Robert G. Nichols, Yuan Tian, Licen Li, *et al.*, «Intermittent fasting promotes white adipose browning and decreases obesity by shaping the gut microbiota», *Cell Metabolism*, 2017, 26 (4), 672-685. Disponible en <https://www.ncbi.nlm.nih.gov/pmc/articles/PMC5668683/>.

18. Grupo de trabajo Epidemiología de la Sociedad Española de Diabetes, *Estudio di@bet.es*, Sociedad Española de Diabetes, 2006. Disponible en <https://www.sediabetes.org/cientifico-y-asistencial/investigacion/proyectos-de-investigacion/estudio-dibet-es/>.

19. Ilaria Morella, Massimo Negro, Maurizia Dossena, Riccardo Brambilla, Giuseppe D'Antona, *et al.*, «Gut-muscle-brain axis: Molecular mechanisms in neurodegenerative disorders and potential therapeutic efficacy of probiotic supplementation coupled with exercise», *Neuropharmacology*, 2023, 240, 109718. Disponible en <https://www.sciencedirect.com/science/article/pii/S0028390823003088>.

20. Ziyi Zhou, John Macpherson, Stuart R. Gray, Jason M. R. Gill, Paul Welsh, Carlos Celis-Morales, *et al.*, «Are people with metabolically healthy obesity really healthy? A prospective cohort study of 381,363 UK Biobank participants», *Diabetologia*, 2021, 64 (9), 1963-1972.

21. Rishi Caleyachetty, G. Neil Thomas, Konstantinos A. Toulis, Nuredin Mohammed, Krishna M. Gokhale, Kumarendran Balachandran y Krishnarajah Nirantharakumar, «Metabolically healthy obese and incident cardiovascular disease events among 3.5 million men and women», *Journal of the American College of Cardiology*, 2017, 70 (12), 1429-1437. Disponible en <https://pubmed.ncbi.nlm.nih.gov/28911506/>.

22. Sonja Chiappetta, Arya M. Sharma, Vincenzo Bottino y Christine Stier, «COVID-19 and the role of chronic inflammation in patients with obesity», *International Journal of Obesity (London)*, 2020, 44 (8), 1790-1792. Disponible en <https://www.nature.com/articles/s41366-020-0597-4>.
23. David Furman, Judith Campisi, Eric Verdin, Pedro Carrera-Bastos, Sasha Targ, Claudio Franceschi, *et al.*, «Chronic inflammation in the etiology of disease across the life span», *Nature Medicine*, 2019, 25 (12), 1822-1832. Disponible en <https://pubmed.ncbi.nlm.nih.gov/31806905/>.
24. Francesco Rubino, Rebecca M. Puhl, David E. Cummings, Robert H. Eckel, Donna H. Ryan, Jeffrey I. Mechanick, *et al.*, «Joint international consensus statement for ending stigma of obesity», *Nature Medicine*, 2020, 26 (4), 485-497. Disponible en <https://www.ncbi.nlm.nih.gov/pmc/articles/PMC7154011/>.
25. Michael Rosenbaum y Gary Foster, «Differential mechanisms affecting weight loss and weight loss maintenance», *Nature Metabolism*, 2023, 5 (8), 1266-1274. Disponible en <https://pubmed.ncbi.nlm.nih.gov/37612402/>.
26. Rafael de Cabo y Mark P. Mattson, «Effects of intermittent fasting on health, aging, and disease», *The New England Journal of Medicine*, 2019, 381, 2541-2551. Disponible en <https://www.nejm.org/doi/full/10.1056/nejmra1905136>.
27. Agencia Española de Seguridad Alimentaria y Nutrición, *Recomendaciones dietéticas saludables y sostenibles complementadas con recomendaciones de actividad física para la población española*, Ministerio de Consumo, diciembre de 2022. Disponible en <https://www.aesan.gob.es/AECOSAN/docs/documentos/nutricion/RECOMENDACIONES_DIETETICAS.pdf>.

28. U.S. Department of Agriculture y U.S. Department of Health and Human Services, *Dietary Guidelines for Americans, 2020-2025*, 9.ª edición, diciembre de 2020. Disponible en <https://www.dietaryguidelines.gov/sites/default/files/2021-03/Dietary_Guidelines_for_Americans-2020-2025.pdf>.

29. María D. Ballesteros Pomar, *Todo lo que deberías saber sobre la dieta DASH*, Sociedad Española de Endocrinología y Nutrición. Disponible en <https://www.seen.es/ModulGEX/workspace/publico/modulos/web/docs/apartados/1867/281220_031756_7928853835.pdf>.

30. Livsmedelsverket, The Swedish Dietary Guidelines, *Find your way to eat greener, not too much and be active*, Kalmar (Suecia), Lenanders Grafiska AB, 2015. Disponible en <https://www.livsmedelsverket.se/globalassets/publikationsdatabas/andra-sprak/kostraden/kostrad-eng.pdf>.

31. Agencia de Salud Pública de Cataluña, *Pequeños cambios para comer mejor*, Barcelona, Agencia de Salud Pública de Cataluña, 2019. Disponible en <https://salutpublica.gencat.cat/web/.content/minisite/aspcat/promocio_salut/alimentacio_saludable/02Publicacions/pub_alim_salu_tothom/Petits-canvis/La-guia-peq-cambios-castella.pdf>.

32. Maria Chiara Maiuri y Guido Kroemer, «Therapeutic modulation of autophagy: which disease comes first?», *Cell Death & Differentiation*, 2019, 26, 680-689. Disponible en <https://www.nature.com/articles/s41418-019-0290-0>.

33. Ju Young Kim, «Optimal diet strategies for weight loss and weight loss maintenance», *Journal of Obesity & Metabolic Syndrome*, 2021, 30 (1), 20-31. Disponible en <https://www.ncbi.nlm.nih.gov/pmc/articles/PMC8017325/>.

34. Jaecheol Moon y Gwanpyo Koh, «Clinical evidence and mechanisms of high-protein diet-induced weight loss»,

Journal of Obesity & Metabolic Syndrome, 2020, 29 (3), 166-173. Disponible en <https://pubmed.ncbi.nlm.nih.gov/32699189/#:~:text=Several%20clinical%20trials%20have%20found,calorie%20and%20standard%2Dcalorie%20diets>.

35. DANIEL DE LUIS, OLATZ IZAOLA Y DAVID PRIMO, «Nutrición personalizada, una herramienta para el tratamiento del paciente obeso», *Nutrición Clínica en Medicina,* 2021, XV (3), 138-152. Disponible en <http://www.aulamedica.es/nutricionclinicamedicina/pdf/5103.pdf>.

36. TIM SNIJDERS, THORBEN AUSSIEKER, ANDY HOLWERDA, GIANNI PARISE, LUC J. C. VAN LOON Y LEX B. VERDIJK, «The concept of skeletal muscle memory: Evidence from animal and human studies», *Acta Physiologica,* 2020, 229 (3), e13465. Disponible en <https://onlinelibrary.wiley.com/doi/full/10.1111/apha.13465?fbclid=IwAR3zCt2bHdVoHoaTG85znsjqerLB4qIAyjUt6W-1qjqfrGGJflyylUOPjZc>.

37. LAURA MAGLIULO, DANILO BONDI, NICCOLÒ PINI, LORENZO MARRAMIERO Y ESTER SARA DI FILIPPO, «The wonder exerkines—novel insights: a critical state-of-the-art review», *Molecular and Cellular Biochemistry,* 2022, 477 (1), 105-113. Disponible en <https://www.ncbi.nlm.nih.gov/pmc/articles/PMC8755664/>.

38. THOMAS HO-YIN LEE, DOUGLAS AFFONSO FORMOLO, TAMMIE KONG, SAMANTHA WING-YAN LAU, CHARLOTTE SZE-LOK HO, RACHEL YAN HEI LEUNG, *ET AL.*, «Chapter Fourteen - Potential exerkines for physical exercise-elicited pro-cognitive effects: Insight from clinical and animal research», *International Review of Neurobiology,* 2013, 147, 361-395. Disponible en <https://www.sciencedirect.com/science/article/abs/pii/S0074774219300224>.

39. OMS, *Guías para la actividad física y el comportamiento sedentario,* 25 de noviembre de 2020. Disponible en <WHO guidelines on physical activity and sedentary behaviour>.

40. Lisa S. Chow, Robert E. Gerszten, Joan M. Taylor, Bente K. Pedersen, Henriette van Praag, Scott Trappe, *et al.*, «Exerkines in health, resilience and disease», *Nature Reviews Endocrinology,* 2022, 18 (5), 273-289. Disponible en <https://pubmed.ncbi.nlm.nih.gov/35304603/>.

41. Borja del Pozo Cruz, Matthew N. Ahmadi, I-Min Lee y Emmanuel Stamatakis, «Prospective associations of daily step counts and intensity with cancer and cardiovascular disease incidence and mortality and all-cause mortality», *JAMA Internal Medicine,* 2022, 182 (11), 1139-1148. Disponible en <https://jamanetwork.com/journals/jamainternalmedicine/fullarticle/2796058>.

42. Borja del Pozo Cruz, Matthew Ahmadi, Sharon L. Naismith y Emmanuel Stamatakis, «Association of daily step count and intensity with incident dementia in 78.430 adults living in the UK», *JAMA Neurology,* 2022, 79 (10), 1059-1063. Disponible en <https://jamanetwork.com/journals/jamaneurology/article-abstract/2795819>.

43. Amanda E. Paluch, Shivangi Bajpai, David R. Bassett, Mercedes R. Carnethon, Ulf Ekelund, Kelly R. Evenson, *et al.*, «Daily steps and all-cause mortality: a meta-analysis of 15 international cohorts», *The Lancet,* 2022, 7 (3), E219-E228. Disponible en <https://www.thelancet.com/journals/lanpub/article/PIIS2468-2667(21)00302-9/fulltext#seccestitle140>.

44. K. E. Foster-Schubert, C. M. Alfano, C. R. Duggan, L. Xiao, K. L. Campbell, A. Kong, *et al.*, «Effect of diet and exercise, alone or combined, on weight and body composition in overweight-to-obese post-menopausal women», *Obesity (Silver Spring),* 2012, 8, 1628-1638. Disponible en <https://pubmed.ncbi.nlm.nih.gov/21494229/>.

45. Damon L. Swift, Joshua E. McGee, Conrad P. Earnest, Erica Carlisle, Madison Nygard y Neil M. Johannsen, «The effects of exercise and physical activity on weight loss and maintenance», *Progress in Cardiovascular Diseases,* 2018, 61 (2), 206-213. Disponible en <https://www.sciencedirect.com/science/article/abs/pii/S0033062018301440>.

46. Herman Pontzer, David A. Raichlen, Brian M. Wood, Melissa Emery Thompson, Susan B. Racette, Audax Z. P. Mabulla, *et al.,* «Energy expenditure and activity among Hadza hunter-gatherers», *American Journal of Human Biology,* 2015, 27 (5), 628-637. Disponible en <https://pubmed.ncbi.nlm.nih.gov/25824106/>.

47. Sean Wharton, David C. W. Lau, Michael Vallis, Arya M. Sharma, Laurent Biertho, Denise Campbell-Scherer, *et al.,* «Obesity in adults: a clinical practice guideline», *Canadian Medical Association Journal,* 2020, 192 (31), E875-E891. Disponible en <https://www.cmaj.ca/content/192/31/E875>.

48. Steef W. Bredeweg, Sjouke Zijlstra e Ida Buist, «The GRONORUN 2 study: effectiveness of a preconditioning program on preventing running related injuries in novice runners. The design of a randomized controlled trial», *BMC Musculoskeletal Disorders,* 2010, 11, 196. Disponible en <https://www.ncbi.nlm.nih.gov/pmc/articles/PMC2936887/>.

49. Archana Dhasarathy, James N. Roemmich y Kate J. Claycombeb, «Influence of maternal obesity, diet and exercise on epigenetic regulation of adipocytes», *Molecular Aspects of Medicine,* 2017, 54, 37-49. Disponible en <https://www.ncbi.nlm.nih.gov/pmc/articles/PMC5357455/>.

50. Fang Fang Zhang, Alfredo Morabia, Joan Carroll, Karina Gonzalez, Kimberly Fulda, Manleen Kaur, *et al.,* «Dietary patterns are associated with levels of global genomic DNA

methylation in a cancer-free population», *Journal of Nutrition,* 2011, 141 (6), 1165-1171. Disponible en <https://www.ncbi.nlm.nih.gov/pmc/articles/PMC3095144/>.

51. **Abeer M. Mahmoud,** «An overview of epigenetics in obesity: The role of lifestyle and therapeutic interventions», *International Journal of Molecular Sciences,* 2022, 23 (3), 1341. Disponible en <https://www.ncbi.nlm.nih.gov/pmc/articles/PMC8836029/>.

52. **Montserrat Fitó y Valentini Konstantinidou,** «Nutritional genomics and the Mediterranean diet's effects on human cardiovascular health», *Nutrients,* 2016, 8 (4), 218. Disponible en <https://www.ncbi.nlm.nih.gov/pmc/articles/PMC4848687/>.

53. **Tina Rönn, Petr Volkov, Cajsa Davegårdh, Tasnim Dayeh, Elin Hall, Anders H. Olsson,** ***et al.,*** «A six months exercise intervention influences the genome-wide DNA methylation pattern in human adipose tissue», *PLOS Genetics,* 2013, 9 (6), e1003572. Disponible en <https://www.ncbi.nlm.nih.gov/pmc/articles/PMC3694844/>.

54. **Abeer M. Mahmoud,** «An overview of epigenetics in obesity: The role of lifestyle and therapeutic interventions», *International Journal of Molecular Sciences,* 2022, 23 (3), 1341. Disponible en <https://www.ncbi.nlm.nih.gov/pmc/articles/PMC8836029/>.

55. **Rosalind Fallaize, Carlos Celis-Morales, Anna L. Macready, Cyril F. M. Marsaux, Hannah Forster, Clare O'Donovan, Clara Woolhead,** ***et al.,*** «The effect of the apolipoprotein E genotype on response to personalized dietary advice intervention: findings from the Food4Me randomized controlled trial», *The American Journal of Clinical Nutrition,*

2016, 104 (3), 827-836. Disponible en <https://pubmed.ncbi.nlm.nih.gov/27510539/>.

56. Lara P. Fernández, Nerea Deleyto-Seldas, Gonzalo Colmenarejo, Alba Sanz, Sonia Wagner, Ana Belén Plata-Gómez, *et al.*, «Folliculin-interacting protein FNIP2 impacts on overweight and obesity through a polymorphism in a conserved 3 untranslated region», *Genome Biology*, 2022, 23, 230. Disponible en <https://genomebiology.biomedcentral.com/articles/10.1186/s13059-022-02798-5>.

57. Gasol Foundation Europa, *Publicidad, alimentación y derechos de la infancia en España*, junio de 2023. Disponible en <https://www.consumo.gob.es/sites/consumo.gob.es/files/gf_informe_marketing_alimentacion_2023_v332.pdf>.